"十四五"时期国家重点出版物出版专项规划项目

腰痛

中医常见及重大疑难病证专辑文献研究丛书

丛书总主编 王春艳 贾 杨

丛书总主审 张如青

主 编 顾钧青 叶明柱

主 审 石印玉 刘立公

上海科学技术出版社

图书在版编目（ＣＩＰ）数据

腰痛 / 顾钧青，叶明柱主编. -- 上海 ： 上海科学
技术出版社，2023.1
（中医常见及重大疑难病证专辑文献研究丛书 / 王
春艳，贾杨总主编）
ISBN 978-7-5478-5989-6

Ⅰ. ①腰… Ⅱ. ①顾… ②叶… Ⅲ. ①腰腿痛－研究
Ⅳ. ①R274.915

中国版本图书馆CIP数据核字(2022)第212612号

本套丛书由上海市进一步加快中医药事业发展三年行动计划(2018—
2020)项目"中医常见病证专辑文献研究"[项目编号：ZY(2018—2020)-
CCCX‐3001]资助出版。

腰痛

主编　顾钧青　叶明柱

上海世纪出版(集团)有限公司 出版、发行
上海科学技术出版社
(上海市闵行区号景路 159 弄 A 座 9F‐10F)
邮政编码 201101　　www.sstp.cn
山东韵杰文化科技有限公司印刷
开本 787×1092　1/16　印张 21.25
字数 340 千字
2023 年 1 月第 1 版　2023 年 1 月第 1 次印刷
ISBN 978‐7‐5478‐5989‐6/R·2651
定价：132.00 元

本书为"中医常见及重大疑难病证专辑文献研究丛书"中的一种,围绕腰痛历代经典古籍文献展开论述。腰痛是指腰部感受外邪,或因劳伤,或由肾虚而引起气血运行失调,脉络绌急,腰府失养所致的以腰部一侧或两侧疼痛为主要症状的一类病证。本书包括上、下两篇,上篇为腰痛专病历代文献精粹,包括疾病概述、病因病机、特色方药、中成药与验方、针灸治疗文献研究;下篇为腰痛专病历代名家经验,包括历代名医医论医话、历代名医典型医案。本书旨在从古籍文献中挖掘整理、系统分析历代医家诊治腰痛的学术和实践精华,从古籍文献中寻找理论根基和临床实践的源泉。

本书可供中医临床工作者、中医文献研究者、中医院校师生及中医爱好者参考阅读。

内
容
提
要

中医药发展已上升为国家战略，《中华人民共和国中医药法》规定："国家采取措施支持对中医药古籍、著名中医药专家的学术思想和诊疗经验以及民间中医药技术方法的整理、研究和利用。"《中医药事业中长期发展规划(2016—2030)》明确："实施中医药传承工程，全面系统继承历代各家学术理论、流派及学说，全面系统继承当代名老中医药专家学术思想和临床诊疗经验，总结中医优势病种临床基本诊疗规律。"《中共中央 国务院关于促进中医药传承创新发展的意见》指出："挖掘和传承中医药宝库中的精华精髓。加强典籍研究利用，编撰中华医藏，制定中医药典籍、技术和方药名录，建立国家中医药古籍和传统知识数字图书馆。"习近平总书记多次提到要"深入发掘中医药宝库中的精华"，而中医药古籍文献正是这一宝库的真实载体和精华所在。

尤其《中医药"十四五"发展规划》还明确："开展国家中医优势专科建设，以满足重大疑难疾病防治临床需求为导向，做优做强骨伤、肛肠、儿科、皮肤科、妇科、针灸、推拿及脾胃病、心脑血管病、肾病、肿瘤、周围血管病等中医优势专科专病，巩固扩大优势，带动特色发展。制定完善并推广实施一批中医优势病种诊疗方案和临床路径，逐步提高重大疑难疾病诊疗能力和疗效水平。"可见系统开展历代医家诊治各类疑难杂病、常见病的学术思想、临床经验、流派特色的挖掘研究和转化应用已成行业共识，必将迎来一个研究高潮，其中文献研究更是理论策源的根基，不可缺少，至关重要，将中医古今文献的挖掘研究与当代临床实践紧密结合,也必将成为未来中医药事业发展的一条重要路径。

上海市中医文献馆自1956年建馆以来从未间断对历代名医名著的临床经验挖掘研究,本丛书是在既往工作经验基础上,立足于对当代临床常见病及重大疑难病证的古籍文献的系统性、综合性挖掘研究,实乃创新之举。其目标是对历代名家关于当代临床多发病及重大疑难病证的古籍文献进行全方位、系统性归类整理和分析研究。

本丛书从整理挖掘历代中医药文献(包括从中医书籍、期刊、讲义、未刊抄本等)入手,对历代医家的医论医话、经典发微、医史研究、典型医案、临床经验等进行挖掘,对其中的学术观点、有效方剂、用药特色、辨证思维、加减化裁、特色技术、适宜技术等加以挖掘汇聚、分类整理和比较研究。各分册内容大体包括疾病概述、专病病因病机、专病辨证论治、专病特色方药、专病其他特色疗法(针法、灸法、外治法、推拿按摩、民间偏验方、食疗养生方、治未病与康复),以及专病历代名家经验(包括历代名医医论医话、历代名医经典医案)。各分册根据各自特点或增加个性化章节2~3章。

本丛书包括《喘证》《臌胀》《肿瘤》《崩漏》《胎漏胎动不安》《绝经前后诸证》《不寐》《腰痛》《胁肋痛》《青盲》《丹毒》《口疮》《湿疹》《瘾疹》《小儿疳证》《小儿惊风》等内外妇儿伤等各科疾病的16个分册,在当代中医药常见病及重大疑难病证文献研究方面具有代表性,总计300余万字,丛书及各分册主审均为相关领域的文献研究专家与临床专家,有效确保了本丛书的编撰质量。

本丛书承续上海市中医文献馆在建馆之初组织编写的《中医专病专辑》丛书及其在全国产生广泛影响的历史经验,创新编写体例,突出名医—名流—名著—名术—名方—特色方药的经验传承,突出特色诊疗技术和理论创新,与时俱进;利用现代检索等研究手段,聚焦于医家诊疗中具有特色优势的专病诊疗经验,从历代文献中挖掘整理、系统分析提炼临证精华。通过文献研究进行全方位、系统性归类整理和比较研究,从古籍文献中寻找理论根基和临床实践的源泉,力争做到古今文献深度融合、药物和非药物疗法结合、内服外用方药结合、繁简用方用药结合、名医医论医话与典型医案结合、原文和编者按有机结合、文献与临床研究相结合。

作为上海市中医药三年行动计划项目的重要成果,本丛书的研究编写始终坚持研究与传播相结合、项目建设与人才培养结合、馆内外专家结合。以成果为导向,目的是培养一批具有较高学术水平的中医临床文献研究人员和中医临床专家,突破文献馆研究资源的局限,将中医临床文献研究的主编和编委队伍向馆外优秀中医文献研究机构和各大临床机构的骨干专家拓展,通过团结合作有效提升项目的参与度,提高研究成果的质量。

文献是中医药宝库精华的重要传播载体,是挖掘宝库精华的根基所在和理论创新源泉。希望通过本丛书的出版,进一步深化与提升中医药临床文献研究的底蕴和价值,为构筑起一座沟通融合中医文献与临床之间的桥梁做出积极探索。

编　者

2022 年 8 月

一、本书辑录的文献资料截止到当代。

二、凡是有一定影响和学术价值的，或言之有理而自成一家的，对中医临证治疗有参考价值的文献资料，均依原文录入，其有雷同者则不赘录。

三、本书按照疾病概述、病因病机、特色方药、中成药与验方、针灸治疗文献研究、历代名医医论医话、历代名医典型医案等进行分类整理。

四、引用文献由于版本不同，难尽一致，因此，本书主要引用书目附于书末，以备读者稽考。

五、本书所载犀角等中药材，根据国发〔1993〕39 号，卫药发〔1993〕59 号文，属于禁用之列，均以代用品代替，书中所述犀角等相关内容仅作为文献参考。

编写说明

目 录

目
录

第七章　历代名医典型医案 ·············· 226

第一节　古代名医典型医案(内治篇) ·············· 226

腰·痛

上 篇

腰痛专病历代文献精粹

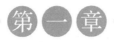

疾 病 概 述

第一节 病名源流与演化

腰,上连背膂、下连尾尻、中为脊柱、其两侧平脐部位即是,腰部也是为一身持以转动开合之枢纽。《中国骨伤科学辞典》中的描述为"腰,腹后壁,臀上背下的部位,为人体屈伸旋转侧弯的枢要"。腰痛是指腰部感受外邪,或因劳伤,或由肾虚而引起气血运行失调,脉络绌急,腰府失养所致的以腰部一侧或两侧疼痛为主要症状的一类病证。腰痛一年四季都可发生,其发病率较高,国外有报道认为世界人口的80%患过腰背痛,本病为中医门诊较为常见的病种之一,各类中医疗法对本病均有较好的疗效。腰痛既是一个独立的病症,又可以是其他很多疾病的兼症,本书所讨论的腰痛,仅限于以腰痛为主要表现的中医病证。

古代医籍中关于腰痛的论述颇为丰富。《说文》云:"腰位于身之中部。"张景岳云"平脐周围曰腰""腰,臀骨上曰腰"。在《内经》之前,马王堆出土的西汉帛书《阴阳十一脉灸经》中就已经有了"要(腰)痛"描述,其曰:"足巨阳之脉……其所产病:头痛,耳聋,项痛……北(背)痛,要(腰)痛。"这也是目前所见最早有关腰痛的医学描述。在现存最早的病案《史记·扁鹊仓公列传》中,也提到了"要(腰)胁痛"和"要(腰)脊痛"的症状名称,并更进一步提到了"病方今客肾濡,此所谓肾痹也",将该类"要(腰)胁痛"和"要(腰)脊痛"的症状根据其病因命名为"肾痹"。

最早将"腰痛"作为病名并专门予以阐述的是《内经》,这个病名影响深远。《素问·六元正纪大论篇》又称本病为"腰椎痛",但最常用的病名还是"腰痛",《素问·刺腰痛论篇》专门论述了腰痛一病的经络和针刺治疗,自此"腰痛"的病名为后世所宗,一直沿用至今。在后世的大量文献中,以"腰痛"为专门的一个病名进行论述的占据了绝大多数。

除了"腰痛"的病名之外,历代文献中对该病亦有其他的命名。收集古代医学文献主要是经典著作中关于腰痛病名,有多种表述,如腥腰、闪挫腰痛、沥血腰痛、肾痹(骨痹)、阴痹、历节、痹、肾风、背偻、寒湿腰痛、腰重痛、肾着、风腰痛、湿腰痛、湿热腰痛、风湿腰痛、寒腰痛、骨痿、久腰痛、腰软、卒腰痛、腰背痛等。

汉代张仲景《金匮要略》提出"肾着"病名,影响广泛,成为"肾着腰痛"之名来源。隋代巢元方《诸病源候论》以"腰背病诸候"为专篇论述腰痛。《针灸资生经》和《普济方》则论及了"腰强",清代董西园在《医级》中则提出了"腰痹"之名,著名医家王清任在《医林改错》把腰痛归为痹病论述,曰:"凡肩痛、臂痛、腰疼、腿疼,或周身疼痛,总名曰痹证。"这一些论述和命名,进一步丰富了对于腰痛的疾病本质认识。此外,根据腰部疼痛所牵涉的具体部位不同,腰痛又有不同的称谓,在《内经》中,即有腰背痛、腰尻痛、腰脊痛、腰腿痛、腰胁痛、腰腹痛、腰股痛等不同部位的命名论述。在《素问·刺腰痛论篇》中,则更是根据经络将腰痛细分为了太阳腰痛、少阳腰痛、阳明腰痛、少阴腰痛、厥阴腰痛、解脉腰痛、同阴脉腰痛、阳维脉腰痛、衡络脉腰痛、会阴脉腰痛、飞阳脉腰痛、昌阳脉腰痛、散脉腰痛、肉里脉腰痛等。在《脉经》中,也提到了奇经八脉所对应的腰痛。

总体而言,腰痛的病名自《内经》提出以后,其疾病的命名和分类一直较为规范,在历代得到了较好的传承。历代的医书,亦多将"腰痛"列为专门的分类单独记述,一直沿用至今日通行的教科书,这个给我们对该病的总结和传承提供了很大的便利。

当然,自《内经》以后的医籍中,"腰痛"和"痹"之间,始终存在复杂交错的情况,也有部分医籍将腰痛纳入"痹"或"风"的范畴之中,这一点,还是需要我们注意的。

(顾钧青)

第二节　腰痛的历代演变

一、秦汉两晋南北朝时期

在《史记·扁鹊仓公列传》中,司马迁记载了历史上第一个腰痛医案,西汉淳于意治齐王后弟宋建"肾痹"一案,不仅有详细的问诊过程,还有对疾病的预后判断,更主要的是,给出了病名的诊断和对症的方药,虽然其整个的诊疗过程和治疗思路与后世诊疗的理法方药有着很大的差异,我们现在已经很难还原当时的治疗过程,但说明至少在西汉早期,在《内经》成书的同时代前后,古人对于腰痛的认识已经到了一个非常成熟的阶段。

《内经》是我国现存最早的医学典籍,传统医学四大经典著作之首,对于中医学理论的形成发展起到了决定性的作用。同样,《内经》中也有很多篇幅提到了腰痛,这些对腰痛的认识也深刻影响到了后世医家。《素问·脉要精微论篇》有"腰者,肾之府,转摇不能,肾将惫矣"的记载,奠定了腰痛从肾论治的理论基础。《灵枢·百病始生》"虚邪之中人,传舍四肢则肢节痛,腰脊乃强"与《素问·热论篇》"伤寒一日,巨阳受之,故头项腰脊强"等篇则从外邪的角度,阐述了腰痛的病因。在治疗方面,《内经》主要详细阐述了经络辨证,《素问·刺腰痛论篇》认为腰痛主要属于足六经之病,并分别阐述了足三阳、足三阴及奇经八脉经络病变时发生腰痛的特征和相应的针灸治疗。《灵枢·经脉》的"是动病"与"所生病"对此均有大量篇幅的阐述,《内经》在具体的治法上,腰痛的针刺治疗主要以局部取穴为主,如《素问·骨空论篇》云:"腰痛不可以转摇,急引阴卵,刺八髎与痛上,八髎在腰尻分间。"特别值得一提的是,《内经》对腰痛的刺络放血治疗已经非常成熟,《素问·刺腰痛论篇》中"刺解脉,在膝筋肉分间郄外廉之横脉出血,血变而止"以及"刺解脉,在郄中结络如黍米,刺之血射以黑,见赤血而已"的描述非常具有临床指导意义。委中穴刺血治疗腰痛,刺络需达到"血变"方为足够的刺激量,一直到现在也被临床广泛应用。《灵枢·经筋》提道:"故阳病者腰反折不能俯,阴病者不能仰。治在燔针劫刺,以知为数,以痛为输,在内者,熨引饮药。"除了被后世所详知的经筋病"燔针劫刺,以知为数,以痛为输"的治疗原则,还提到了火针与热敷、中药内服几个方法合用以治疗腰痛,已经具备了现在临床上综合治疗的概念。

《金匮要略》是东汉医学家张仲景所著《伤寒杂病论》中论述杂病的部分,开创了后世脏腑气血辨证的雏形,该书同样开创了对腰痛进行内服方药的辨证论治,将《内经》从肾论治,祛邪论治治疗腰痛的方法由抽象的理论落实到了具体的方药。《金匮要略·血痹虚劳病脉证并治》:"虚劳腰痛,小腹拘急,小便不利者,八味肾气丸主之。"《金匮要略·五脏风寒积聚病脉证并治》:"肾著之病,其人身体重,腰中冷,如坐水中,形如水状,反不渴,小便自利,饮食如故。病属下焦,身劳汗出,衣里冷湿,久久得之。腰以下冷痛,腹重如带五千钱。甘姜苓术汤主之。"八味肾气丸和甘姜苓术汤作为《金匮要略》中治疗不同类型腰痛的两首代表性方剂,一直被后世所沿用,尤其是"肾气丸",更是在后世衍生化裁出了很多补肾的方剂,在临床具有非常重要的地位。此外,在《金匮要略·中风历节病脉证并治》中的乌头汤及其他一些方剂,在现在的临床上,对于腰腿痛的患者,特别是下肢症状明显的患者,也有非常广泛的应用。

西晋皇甫谧所撰的《针灸甲乙经》是目前现存最早的针灸学专著,它总结吸收了魏晋以前的针灸学成就和精华,在《内经》规范了经络理论后,《针灸甲乙经》进一步规范并增加了腧穴的数量,它和《内经》一起给后世的针灸学理论奠定了框架。在卷九《肾小肠受病发腹胀腰痛引背少腹控睾》篇章中,在《素问·刺腰痛论篇》的基础上,丰富了腰痛辨证辨经论治的内容,特别是将《内经》中刺某某经的治疗方法具体为刺具体的穴位,使临床操作更有可行性,如"腰痛控睾、小腹及股,卒俯不得仰,刺气街。腰痛不得转侧,章门主之。腰痛不可以久立俯仰,京门及行间主之",对针灸治疗腰痛的临床有着很重要的指导意义。

晋代医家葛洪的《肘后备急方》对于腰痛的认识和治疗也做出了非常大的贡献,"肾气虚衰,腰脊疼痛,或当风卧湿,为冷所中,不速治,流入腿膝为偏枯冷痹",这些描述,明确指出该病乃本虚标实之证,以肾虚在先为本,后为风寒湿邪入侵为标。其症见初起腰部疼痛,并逐渐向下肢放射,以致下肢发生疼痛麻木,最后发展到肌肉萎缩,行动无力。这些描述已经和当下现代医学中腰椎间盘突出症所引起坐骨神经痛的症状非常类似。而且,葛氏所提出的一系列治疗方药,尤其是其中治疗"肾气虚衰,腰脊疼痛"证候的独活、附子、杜仲、茯苓、桂心、牛膝、秦艽、防风、川芎、芍药、细辛、干地黄等十二味,是对后世影响较大的《千金》独活寄生汤的祖方,也是后世治疗慢性腰腿痛的常用药物,至今仍为临床广泛应用。另外,葛洪的方药中很多均是单方,例如单用鹿角、鳖甲、威灵仙、杜仲、菟丝子、补骨脂等,这些单方药物的应用至今仍在民间验方中被广泛应用。南北朝时期陈延之所著的《小品方》也收录了治疗肾虚腰痛的多首方剂,而其中的方剂基本都为酒剂,酒剂在治疗腰痛的各类中药剂型中占有重要地位,这也是《小品方》治疗腰痛的一个重要特色。

晋代王叔和所著的《脉经》是现存最早的脉学著作,其中对于腰痛的诊断和治疗依旧占有一定篇幅。"尺脉牢而长,关上无有,此为阴干阳,其人苦两胫重,少腹引腰痛。寸口脉壮大,尺中无有,此为阳干阴,其人苦腰背痛,阴中伤,足胫寒。""尺脉沉,腰背痛,宜服肾气丸,针京门补之。"《脉经》在《内经》和《难经》的基础上,继承了独取寸口的理论,以尺脉论述诊断腰痛,是其一大特色。

总体而言,秦汉两晋时期,以《内经》《伤寒杂病论》《针灸甲乙经》等为代表的一系列中医经典著作的诞生,对整个中医学理论的奠基开创有着极为重要的意义。对腰痛而言,《内经》奠定了腰痛从肾论治的总体原则,并详细阐述了腰痛一病的经络辨证治疗。《金匮要略》则将补肾的抽象理论落实到了具体的方药治疗,给腰痛的中医内科治疗开创了先河,《针灸甲乙经》将《内经》中经络辨证的理论更具体为穴位的治疗,在针灸临床中更具实际指导意义。其他,在《肘后备急方》《小品方》中更是提出了一系列治疗腰痛的临床有效的方药和各类不同方法,中医在这个时期对于腰痛的认识已经基本成型。

二、隋唐时期

隋代巢元方在大业年间所著的《诸病源候论》,是现存最早的病因证候学专著,在病因学上,自《内经》之后,再次详细论述了腰痛,书中首次明确提出了"肾主腰脚",强调"三阴三阳、十二经、八脉,有贯肾络于腰脊者",为腰痛的治疗,提供了重要的理论依据。本书还专门列有"腰背病诸候",论有"腰痛候""腰痛不得俯仰候""风湿腰痛候""卒腰痛候""久腰痛候""肾着腰痛候""腰候""腰脚疼痛候""背偻候""胁痛候"10 种腰痛的病因与证候表现。在"妇人妊娠病诸候"中还论有"妊娠腰痛候""妇人产后病诸候""产后腰痛候"等。《诸病源候论》首次明确本病病因病机,并按病因分为 5 种腰痛,"凡腰痛有五:一曰少阴,少阴申也,七月万物阳气伤,是以腰痛;二曰风痹,风寒着腰,是以痛;三曰肾虚,役用伤肾,是以痛;四曰暨腰,坠堕伤腰,是以痛;五曰寝卧湿地,是以痛",非常全面细致地阐述了腰痛的原因。在治疗方面,《诸病源候论》特别重视腰痛的养生导引法,"互跪,长伸两手,拓席向前,待腰脊须转,遍身骨解气散,长引腰极势,然始却跪使急,如似脊内冷气出许,令臂膊痛,痛欲似闷痛,还坐,来去二七",类似这样的导引法在书中记载颇多,类似于现在的腰部功能训练,在缓解腰痛方面有着重要的意义。

唐代孙思邈所著的《备急千金要方》,在《诸病源候论》论述腰痛病因和《肘后备急方》较为丰富的治疗学方法的基础上,又提出了 16 首治疗腰痛的方剂,7 种治疗腰痛的针灸方法和 1 种导引法,进一步丰富了腰痛的理论认识与治疗方法。在治疗腰痛的方剂中,除了丹参丸、杜仲酒之外,萆薢的应用在很多方剂中都有提到,当然,对后世影响最大的还是源自《肘后备急方》中治疗"肾气虚弱,卧冷湿当风得之""若有腰痛挛,脚重痹急"的独活寄生汤,至今仍在临床被广泛应用。在针灸方面,《备急千金要方》则更为注重灸法和刺血的应用,"宜针决膝腰勾画中青赤路脉,出血便瘥",是对《内经》刺血法的一个发展,在当今的临床上依旧广泛应用。

《外台秘要》又名《外台秘要方》,是由唐代王焘辑录而成的综合性医书。该书收集了唐代以前的大量医学文献,在腰痛病因方面,因袭了《诸病源候论》的分类方法,在治疗腰痛方面,各类中药方剂达到了 37 首,其中内服方剂 29 首,外用方剂 8 首。分为腰痛方、风湿腰痛方、肾着腰痛方、肾虚腰痛方、卒腰痛方、久腰痛方、腰胯痛方、腰脚痛方、腰胯痛冷方等多个类别,根据病因及症状整理,保留了唐代以前大量卓有临床疗效的验方。类似寄生汤、独活汤、寄生散、积年痛者方、生石斛酒等均很有价值。在外治方面,"取黄狗皮裹腰痛处,取暖彻即定""桂心,上一味捣末,以苦酒和涂痛处"等均很有特色,在用药治疗腰痛的同时,《外台秘要》还十分注重患者的忌口,"忌人苋菜""忌海藻、菘菜、生葱、猪肉、冷水、桃李、雀肉等"等忌口的类似条文多次出现,亦是该书的一个特色。

《仙授理伤续断秘方》是我国现存第一部骨伤科专著,对于后世骨伤科学的发展起到了奠基的作用。其中的《又治伤损方论》中记载了"治腰痛不可忍"的定痛丸,从骨伤科气血理论入手,方中的药物着重以理气活血为主,其确切的效果至今仍为临床所常用。

在隋唐时期,古人对于腰痛一病有了更深刻的认识,尤其在诊断上,总结了散见于《内经》各章节关于腰痛的病因理论,规范系统地提出了腰痛的五种病因,在腰痛治疗上,也进一步发展了前代的论述,方药的治疗方面更为充实,针刺、艾灸、刺血、外治、导引等方法也得到了充分的重视,隋唐时期对于腰痛的论述已经日臻成熟。

三、宋金元时期

宋代是我国医学发展的又一个黄金时期,尤其是官方主持的对各类医学文献的系统整理,对医学的发展起了很重要的作用。北宋初年的《太平圣惠方》是我国第一部由政府组织编修的大型综合性方书,除了记载了大量治疗腰脚痛的有效方剂之外,《太平圣惠方·食治腰脚疼痛诸方》认为"宜以食治之也",记载了包括"梅实仁粥方""羊脊骨羹方"等九首食疗方剂,以食疗的方法治疗腰痛,亦是该书的一大特色。成书于北宋政和年间的《圣济总录》,由太医院组织编撰,收医方近两万首,内容非常丰富,在腰痛统论方面,分为"腰痛""卒腰痛""风湿腰痛"等六大部分,收录治疗腰痛的各类中药方剂 62 首,是收录腰痛方剂较多的方书。

南宋陈无择的《三因极一病证方论》创造性地将三因理论用于腰痛,"夫腰痛,虽属肾虚,亦涉三因所致",将腰痛分为外因腰痛(太阳腰痛、阳明腰痛、少阳腰痛、太阴腰痛、少阴腰痛、厥阴腰痛)、内因腰痛(失志伤肾、郁怒伤肝、忧思伤脾)和不内外因腰痛(肾着腰痛,及房劳疲力,耗竭精气),在《内经》及《诸病源候论》之后,对后世医家的腰痛病因分类亦有一定影响。在治疗上,《三因极一病证方论》沿袭了前代的有效医方,着重"补肾"与"祛风",其中用猪腰子治疗"打扑腰痛"已经具备了明显的"以形补形"的思想。另外,《三因极一病证方论》中针对年干和年支详细而具体地开出了治疗五运太过不及和六气司天所致病证的 16 首方剂。这是将《内经》运气学说的治疗原则首次具体落实到方药上,其中的附子山茱萸汤、五味子汤、备化汤、正阳汤等均为治疗腰痛的有效方剂。南宋陈自明的《妇人大全良方》是我国第一部完整的妇产科专著,在各类方论中,专门辟有"妇人腰痛方论"和"妇人腰脚痛方论",并提出了"酸枣仁散""骨碎补散"等治疗妇人"血气风虚"引起的腰痛。同时期严用和的《济生方》方论结合,议论丰正,书中收方广泛,汉、唐、宋以来诸家名方及民间验方均有采录,因其制方既切实用,又不峻猛,柔中有刚,兼顾全面,故很受后世医家推崇。在《济生方》中设有"腰痛门",收录治疗腰痛的方剂 7首,着重从肾虚、气滞、湿冷入手,选方较为稳妥全面。"今之人每患腰痛,不问虚实,多进牵牛之药,殊不知牵牛之为性,能伤肾气,肾气先有所损矣",对唐末五代以来滥用牵牛子等攻伐药物作为治疗腰痛特效药的现象提出了批评。

南宋王执中撰写的《针灸资生经》是一部重要的针灸临床学专著,在其第五卷"腰痛""腰脚痛""腰脊痛"等章节中,记载了大量治疗腰痛的针灸方法。"申脉治腰痛不能举体,足胫寒不能久立,坐如在舟车中;昆仑治腰尻痛(《千金》作踵),足肿不得履地;下昆仑疗腰疼,偏风半身不遂,脚重痛不得履地(《明》);膀胱俞疗腰足不仁(见脊);仆参疗腰痛不可举;承山下重,脚痿(《下》)",书中不仅详细列举了治疗方法的由来和出处,而且对各个穴位主治腰痛的症状差别做了细致的描述。尤为难得的是,《针灸资生经》还结合王执中自身的临床经验记载了大量的病案,保留了宋以前针灸治疗腰痛的宝贵经验,对于后世临床治疗的指导非常实用和翔实。

金元时期,学术争鸣兴盛,以四大家为代表的诸医家,无论在理论上,还是在临床上,其突出的创新成就,对明清乃至今日中医学的发展,都有重要影响。张子和在《儒门事亲》中,记载了腰胯痛的数个病案,从风寒湿痹等外邪着手论治,具体方剂则以承气汤、禹功散等下法方药为主,并也应用了针刺阳陵泉和刺血的外治方法,体现了其特有的"攻下派"的学术特色。李东垣在《兰室秘藏·腰痛门》中记载了治疗腰痛的10张方剂,其中的川芎肉桂汤、独活汤、地龙散、拈痛汤等广为后世流传,李东垣重视脾胃升阳药物的应用,也重视从风病论治,除黄芪、人参、炙甘草等"实元气"的药物以外,亦常选取升麻、柴胡、羌活、防风等风药取其"生升之性",达到"风药已能胜湿"的效果。朱丹溪在《丹溪心法·腰痛》中对腰痛做了非常经典而详细的阐述,他指出腰痛病因有"湿热、肾虚、瘀血、挫闪、痰积","湿热腰疼者,遇天阴或久坐而发者是也;肾虚者,疼之不已者是也;瘀血者,日轻夜重者是也"的论述对于临床鉴别很有实用价值。"肾气虚,凡冲寒、受湿、伤冷、蓄热、血涩气滞、水积堕伤,与失志、作劳,种种腰疼,叠见而层出矣。脉若弦而沉者为虚,沉者为滞,涩者瘀血,缓者为湿,滑与伏者是痰"的这段论述,不仅强调了脉诊的重要意义,更强调了多种致病因素混杂在腰痛中的重要影响作用,其中尤以湿热和痰积为朱丹溪所重视。"凡诸痛皆属火,寒凉药不可峻用,必用温散之药。诸痛不可用参,补气则疼愈甚"也成为影响后世的经典论述,而朱丹溪治疗徐质夫的坠马腰痛病案也成了治疗伤痛"补接为先"的经典病案。

窦汉卿的《针经指南》则标志着《内经》之后对于针刺手法的重新重视与兴起,他十分重视八脉交会穴的应用,并总结了下针十四法,完善了针法内容,被后世推崇为下针法之宗。而其中涉及腰痛的内容多以"人中除脊膂之强痛""肾俞把腰疼而泻尽"等歌赋形式出现,现在的针灸临床用人中和肾俞治疗腰痛依旧被广泛应用。罗天益在《卫生宝鉴·诸腰痛筋骨冷疼》中收录了11张治疗腰痛的有效方剂,丸药剂型占了大多数,并在"灸腰痛法"中记载了很有特色的"张仲文传神仙灸法"的操作。

总体而言,宋金元时期,由于官方对医学的重视,医籍所保留和记载的腰痛治疗方剂和方法的数量超过了前代,学术争鸣的兴盛,对于腰痛的发病机制和治疗思路,都较前代有了进一步的认识和创新,中医对于腰痛的认识在宋金元时期已经趋于完善。

四、明清时期

明代初年,由朱橚、滕硕、刘醇等编撰的《普济方》,是我国现存最大的方书,在《普济方·身体门》中,关于"腰痛"的附论多达十个章节,记载了历代以来治疗腰痛的有效方剂300余首,是收集腰痛治疗方剂数量最多的古代医籍。并且,该书还收录了前代不少有价值的医论和医案,在总结明代以前对腰痛的治疗方面很有价值。虞抟的《医学正传》在"腰痛"一节中,总结了《内经》以来的论述,其中尤为推崇朱丹溪和李东垣的学说,其中总结治法这一段,有具体药物应用的举例,"虚者补之,杜仲、黄柏、肉桂……之类。风者散之,麻黄、防风……之类。寒者温之,肉桂、附子……之类。挫闪者行之,当归、苏木、乳香……之类。瘀血者逐之,大黄、牵牛……之类。湿痰流注者消导之,苍术、抚芎、香附……之类",对现在的临床依旧很有帮助。李梴《医学入门·腰痛》之正文以歌赋形式撰写,朗朗上口,易于记忆。其中"腰痛新久总肾虚""外感暴痛寒背拘"等条文高度精炼概括了腰痛的病因病机。注释中则根据腰痛不同的伴随症状罗列对应的方剂与药物加减,条理清晰,简明实用,对后世医家的临床实践有着极实用的指导价值。李中梓的《医宗必读》以《内经》理论为纲,病因病机上重视肾虚房劳对于腰痛的影响,条理清晰,选方大多切于实用,在中医门径书中卓有影响。

除此之外,明代的医学全书类书籍较多,徐春甫的《古今医统大全》、楼英的《医学纲目》也有腰痛专篇，收集了大量明代以前腰痛的经典论述和治疗方法。而同为医学全书类的《景岳全书》对腰痛的论述，则对后世影响更大。"腰痛之虚证，十居八九""凡病腰痛者，多由真阴之不足，最宜以培补肾气为主"，张景岳在继承前代医家对腰痛认识的基础上，在肾虚的基础上，进一步细化强调了肾阴不足是腰痛发病中的重要因素，在治疗中，"凡肾水真阴亏损，精血衰少而痛者，宜当归地黄饮，及左归丸、右归丸为最"，以左归丸、右归丸治疗肾虚腰痛，在今日的临床实践中仍被广泛使用。王肯堂编撰的《证治准绳》收罗广博，是17世纪流传最广的医学著作之一，其对腰痛的论述，也以"补肾"为核心，"有风、有湿、有寒、有热、有挫闪、有瘀血、有滞气、有痰积，皆标也。肾虚其本也""大抵诸腰痛皆起肾虚，既挟邪气，则须除其邪。如无外邪积滞而自痛，则惟补肾而已"。除肾之外，"虽然宗筋聚于阴器，肝者肾之同系也。五脏皆取气于谷，脾者肾之仓廪也。郁怒伤肝则诸筋纵弛，忧思伤脾则胃气不行，二者又能为腰痛之寇，故并及之"，王肯堂还强调了肝肾不足与脾肾亏虚和腰痛的密切关系，"郁怒伤肝发为腰痛，宜调肝散主之。忧思伤脾发为腰痛，宜沉香降气汤合调气散，姜、枣煎主之"，对于五脏引起的腰痛，还给出了具体的方药。明代也是针灸学术发展的重要时期，《针灸大全》《针灸聚英》《针灸大成》等著作相继问世，总结了明以前针灸治疗腰痛的经验，尤其是很多歌赋中对于腰痛治疗的总结，朗朗上口，易于记忆。例如《席弘赋》"委中专治腰间痛……气滞腰疼不能立，横骨大都宜救急"，《灵光赋》"两足拘挛觅阴市，五般腰痛委中安"，《玉龙赋》"心俞肾俞，治腰肾虚乏之梦遗；人中委中，除腰脊痛闪之难制"等针灸口诀，对于现代针灸治疗腰痛的临床有着非常重要的指导价值。

明嘉靖年间江瓘父子所编撰的《名医类案》是我国第一部医案类著作，为中医医案学的奠基之作。其中第六卷《腰痛》一篇中收集了腰痛医案七篇，散见在其他篇目中的有关腰腿痛病案有十余篇，上自淳于意，下讫明代医家，医案记录间有江瓘评论，揭示病机治疗之理，遣方用药之妙，具有很高的临床与文献价值。

清代，对腰痛病因病机和证治规律已有系统的认识和丰富的临床经验。《七松岩集·腰痛》指出："然痛有虚实之分，所谓虚者，是两肾之精神气血虚也，凡言虚证，皆两肾自病耳。所谓实者，非肾家自实，是两腰经络血脉之中，为风寒湿之所侵,闪肭挫气之所碍,腰内空腔之中,为湿痰瘀血凝滞不通而为痛,当依据脉证辨悉而分治之。"对腰痛常见病因和分型作了概括。李用粹的《证治汇补》以内科杂病为主,详而不繁,备而不见,深为临床医家所称便。在"腰痛"篇中,其"唯补肾为先,而后随邪之所见者以施治,标急则治标,本急则治本,初痛宜疏邪滞,理经隧,久痛宜补真元,养血气",这种分清标本先后缓急的论述,对临床很有意义,而其所述的脉法"腰痛之脉,必沉而弦,沉弦而紧者寒,沉弦而浮者风,沉弦而濡细者湿……"也对腰痛的诊断很有价值。《张氏医通》为综合性医书,其选辑较前代的医学全书更为精审,在"腰痛"和"脊痛脊强"篇中,张璐在阐发前代医家论述之余,还结合个人临床经验,并附有自己的医案,"肝气不条达,睡至黎明,觉则腰痛,频欲转侧,晓起则止。宜柴胡疏肝散,或二妙散加柴胡、防风,即东垣苍术汤""腰痛牵引足膝,青娥丸加蝎尾最妙,以补肾兼补肝也"等,这些论述,对于临床都有很好的实用指导价值。《医宗金鉴》为乾隆年间清朝政府组织编修之大型医学全书,是清代医学标准教科书,具有很权威的学术价值,其对"腰痛"的论述主要集中在《杂病心法要诀》《正骨心法要旨》《针灸心法要诀》中,叙述精炼,七言成句,类似"腰痛肾虚风寒湿,痰饮气滞与血瘀,湿热闪挫凡九种"等这类对腰痛的论述非常容易掌握和记忆。吴尚先《理瀹骈文》开启了内病外治法,记载了药物点眼治疗腰痛等法,对后世影响颇大。

《续名医类案》是成书于乾隆年间一本重要的医案类著作,因鉴于明代《名医类案》所选资料尚多缺漏,而明后新见医案亦颇繁,乃"杂取近代医书及史传地志、文集说部之类,分门排纂"。在腰痛病案的收集方面,《续名医类案》收集了历代 40 个精彩腰痛病案,在病案收集的数量方面大大超越了明代的《名医类案》,给后世留下了很多宝贵的腰痛医案资料。《临证指南医案》则是记录著名医家叶天士临床经验的一本名医医案专著,全面地展现了叶天士在各科杂病方面的诊疗经验。其中在"腰痛"篇中收集了十几个腰痛的医案,叙述很精炼,但同时又很真实。"腰痛麻木者,他人必用滋填固涩等药,先生断为湿凝伤脾肾之阳,用苓桂术姜汤,以驱湿暖土。有老年腰痛者,他人但撮几味通用补肾药以治,先生独想及奇经之脉,隶于肝肾用血肉有情之品。鹿角、当归、苁蓉、薄桂、小茴,以温养下焦",都非常鲜明地点出了叶天士独特的治疗用药思路,特别是叶天士用"血肉有情之品"通补奇脉的方法,极大地影响着后世的临床。

明清时期，学说纷繁，各种类型的医学著作层出不穷，且很多都流传至今，对于拓展今日临床诊疗思路尤为重要。对于腰痛的认识，明清时期的众多医家总结了从《内经》以来历代的学说，对于"肾虚"一说尤为重视，在腰痛学说的理论上更为细致翔实和规范，在临床实践上，明代开创了医案类著作的先河，一个个生动鲜明的医案对于腰痛的临床实际有着更为具体实际的指导作用。

五、近现代时期

近代以后，随着西学东渐日盛，西医的影响也越来越大。特别是解剖学的传入和普及，近代医家对于腰痛的病因病理认识更趋于科学客观，相应的，各类诊断和治疗技术的出现，也给腰痛带来了各类新的治疗认知和手段。

《医学衷中参西录》是 20 世纪初中国重要的临床综合性名著，其对腰痛的论述中，重视督脉的作用，"凡人之腰疼，皆脊梁处作疼，此实督脉主之。督脉者，即脊梁中之脊髓袋，下连命门穴处，为人之副肾脏（是以不可名为肾之府）。肾虚者，其督脉必虚，是以腰疼"，张锡纯在对督脉的描述认知中，已经结合了西医的解剖概念。在其治疗中，张锡纯还是坚持了传统的补肾强督之法，并拟定了"益督丸"作为治疗肾虚腰痛的对症方药。1940 年，发表于《各国医学杂志节略》的《腰痛坐骨神经痛及崤椎间纤维软骨之破裂》一文介绍了腰椎间盘突出症与腰腿痛的关系，在国内较早地提到了"腰椎间盘突出症"的概念，而在 1946 年，骨科的先驱者方先之率先在天津开展了国内第一台腰椎间盘突出症的手术治疗，也标志着国内对于腰痛手术治疗时代的开启。1948 年，由张永霖编译，发表于《华西医药杂志》的《腰痛论》则较为系统地介绍了现代医学对于腰痛的认识，特别是详述了其中日本学者的观点，强调了神经、筋肉、炎症在腰痛中的作用，对于汉方医学中的治疗腰痛的有效方剂也做了介绍，对 20 世纪 40 年代以前各类对于腰痛的治疗手段也进行了论述。在民国时期，以地域特色为主的中医流派发展迅猛，尤其是在各伤科流派中，如河南的平乐正骨、上海的石氏伤科及魏氏伤科、天津的苏氏伤科、北京的宫廷正骨等流派，都从内服方药到手法治疗，对腰痛的治疗进行了富有特色的探索。针灸方面则出现了李培卿陆瘦燕父子、方慎安、杨永璇等针灸大家，衷中参西，海纳百川，形成了海派针灸，对腰痛的治疗则以温针疗法为特色。

中华人民共和国成立以后，中西医结合成为医学发展的指导方针，由政府组织，抢救整理保存了大量古代医籍资料和名老中医的学术经验，对于中医药文化的继承和发展，起到了极为重要的作用。在中医科研方面，20世纪六七十年代开始的"肾本质"研究和"针刺镇痛"的研究，都给腰痛的传统中医治疗从现代医学方面给予了合理的机制阐释，对于腰痛治疗的中医现代化认识意义重大。由政府组织编写的中医教材中，在内科、针灸、推拿、骨伤等教材中，包括各类诊疗常规、技术手册中，都专门设有"腰痛"的章节，这也使腰痛的中医治疗在基层更为普及和规范化。

进入21世纪以后，随着医学科学的快速发展，对腰痛一病的认识也更为深入。一方面，随着解剖学和影像技术的发展，人们对于腰痛的疾病分类也越来越细致，在治疗方面，各类物理治疗方案的日趋成熟，各类骨科手术日趋精细与微创，各类康复手段的日新月异，都为腰痛的治疗提供了越来越多的选择。另一方面，由于生活和工作节奏的变化，电脑和手机的日益依赖，久坐久立的不良姿势，使腰痛的发病率大大增加。从盘源性学说、软组织源性学说，到肌筋膜触发点学说等，每个新的学说都在解决一部分腰痛患者的痛苦，但却又无法涵盖所有腰痛的治疗。

从《内经》开始，中医对腰痛的认识和实践已经经历了两千多年，这其中蕴含着很多的智慧和经验还在等待我们去挖掘。相信在我们中西医结合的正确道路上，日新月异的现代医学与古老中医的一次次碰撞，一定会最后战胜腰痛，使"患者腰痛，医生头痛"的行内俗语彻底变为历史。

（顾钧青，叶明柱）

第三节　现代研究进展

（一）腰痛概述

腰痛（LBP）范围于肋缘以下、臀下皱襞以上，对应的现代医学疾病根据影像学检查主要可分为：① 腰椎疾病，如腰椎骨质增生、腰椎间盘突出症。② 腰部肌肉疾病，如腰肌劳损。③ 免疫系统相关疾病，如强直性脊柱炎。这些疾病临床可伴其他症状，在腰部表现通常为局部的酸困、疼痛不适，喜揉喜按,劳累时加重,休息后能自行缓解,有时亦伴有下肢的不适症状。现代医学对这些疾病的发病尚缺少共识,目前被广泛接受的是因长时间的不当姿势引起的腰部肌肉、韧带、筋膜等软组织的劳损性慢性损伤,或急性损伤后未休息、治疗不当或失治而导致。

现代医学治疗方法包括药物治疗、物理疗法、康复治疗、手术治疗等。其中药物可经口服或局部注射,口服药物以非甾体抗炎药为主,然而这些药虽能缓解患者疼痛症状,但其作用时间有限,经肠道吸收,长期服用副作用可见消化道溃疡并出血、高血压进行性加重等。局部药物注射治疗又称封闭疗法,或神经阻滞治疗,其特点是见效快,但复发率较高,一旦复发其腰痛症状会再一次加重。物理疗法具有疼痛较小、副作用小、无创伤的特点,是现代医学治疗腰部疼痛的一种常用方法,其疗效慢需要长期坚持以维持疗效。康复治疗是一种有效且安全的治疗方法,需在专业医师指导下进行。在美国,只有相当一小部分的慢性腰痛(CLBP)患者会寻求手术,判断手术指征要建立在此患者是否已接受了非手术的治疗和管理而疼痛没有显著地缓解的基础上,在 CLBP 患者接受充分彻底的影像学和临床检查,以及诊断评估后,接受和承认非手术管理后仍未见明显效果,可以考虑手术。任何潜在的干预都必须以手术的四个主要目标为背景:① 神经元素的减压。② 关节融合。③ 解决不稳定。④ 复位对线。患者有明确的影像学病理变化和对应的临床症状,精确满足术前目标但依然考虑保守治疗者,可以归于符合手术指征并有相当的临床症状缓解潜力者进行干预和管理。

(二)腰痛造成的社会经济负担

以小国马耳他为例,据统计其腰痛患者 2 万多人,伴活动受限者中男性 6.4%、女性 7.3%,女性的腰痛负担(739/100 000)较男性(693/100 000)更重,较全球疾病负担数据库(GBD)2017 研究结果(1 829/100 000)低,腰痛给马耳他人带来了很大负担。腰痛对西班牙也造成严重的社会经济负担。其男性腰痛发病率 17.1%,女性为 24.5%,数据与年龄、体重指数成正比,与教育程度成反比,也与缺乏体育锻炼、自评健康低有关联。腰痛的成本约 89.456 亿欧元(2014 年间),直接成本约占 74.5%,相当于 0.68% 的西班牙国内生产总值(GDP)。在墨西哥,腰痛也是最常见的肌肉骨骼疾病之一和主要的致残原因。

墨西哥政府推荐的护理操作和普通的健康干预之间的对比提示循证的差距和改善护理条件的驱动性,了解了需要重视此类肌肉骨骼疾病的重要性。采取减轻经济负担的措施不仅会使腰痛患者受益,还可以对墨西哥的经济和社会有帮助。在日本,最妨碍工作的常见健康状况是颈痛或肩僵、腰痛和精神疾病,每个病种假性出勤的年费用分别为 414.05 美元、407.59 美元和 469.67 美元。国家花费在每个假性出勤病种的成本估计都在 270 亿美元以上。

(三) 腰痛的一般治疗

经骶硬膜外腔镜激光减压术(SELD)是一种非侵入性手术方法,对于老年患者和运动员人群来说不但有效,也是将侵入性损害降到最低的治疗方法,这个方法对诊断为腰痛(LBP)伴 MRI 下高强度区域(HIZ)者也可以应用。Zenya Ito 等调查临床 SELD 结果,SELD 可以将手术侵入减到最低,并可以在多脊椎行手术,对于 MRI 下显示 HIZ,SELD 可以作为治疗盘源性LBP 的有效手段。

腰内支神经一直以来都是治疗节突源性慢性下腰痛的消融技术所关注的焦点。近期靶向腰内支神经调节领域的发展,使我们可以在更多的 CLBP人群中实现镇痛和功能重塑效应。2019 年 9 月,Christopher A. Gilmore 等以聚焦 LBP 的 PNS 技术为关键词进行搜索,确认腰内支背支的 PNS 技术主要有两种:① 经皮绕线暂时植入术。② 永久植入系统。两种技术的相同点是都靶向腰内支背支,不同点体现在留置时间、刺激参数、治疗时长、图像指引、侵入程度。两种方法的临床疗效都是肯定的。

内镜方法治疗腰椎管狭窄的优势之一是保留脊柱稳定性和相邻的解剖结构,相邻节段的椎间盘退化也会减轻。Peigen Xie 等讨论经皮椎间孔入路内镜减压术治疗腰椎管狭窄(LSS)的临床效果,回顾从 2012 年 9 月至 2017年 6 月,45 位诊断为 LSS 并接受经皮椎间孔入路内镜减压术(PTED),最终显示,PTED 法对 LSS 疗效是肯定的,但是对于其中腰椎不稳定以及行同节段修复术的患者效果较差。

根据现有澳大利亚治疗指南,腰痛的治疗从适当的非药物策略开始。临床资源与采用被动物理疗法如针刺、经皮神经电刺激(TENS)治疗 LBP 病例相冲突,然而也有患者接受热疗和医疗性按摩后能暂时缓解疼痛。在非药物治疗选项之后，一些现行的国际指南建议简单的止痛剂对乙酰氨基酚作为急性和局部非特异性腰痛的首选治疗方法，其作用机制可能是通过抑制前列腺素合成和调节抑制性降压 5-羟色胺能途径来减轻疼痛症状。在几乎所有的病例中，腰痛没有一个已知的病理解剖原因，因此没有特异性腰痛治疗。然而，腰痛常常导致周围肌肉层的炎症，而炎症会使症状加重和恶化。目前大量的临床证据表明，使用非甾体抗炎药（NSAID）靶向治疗 LBP 可以更好更有效地缓解症状，尤其是与对乙酰氨基酚相比。进一步的研究还表明，有腰痛症状的患者通常对使用 NSAIDs 如布洛芬、阿司匹林和双氯芬酸反应良好。澳大利亚的临床资源最近进行了更新，反映出 NSAID 作为一线治疗选择的地位。虽然许多国际临床资源也强调，NSAIDs 即便更有效也不是没有伤害，但澳大利亚的临床指南已经降低了对乙酰氨基酚作为一线治疗选择的地位，取而代之的是 NSAID。

有的急性腰痛患者在急性疼痛后 6 周内恢复，而一些会经历反复发作的过程或发展成慢性疼痛。指南推荐避免靠床背休息、早期预防性活动、患者宣教、重视患者的社会心理因素、使用止痛药物等方法。Brit Long 等回顾 NSAIDs 对于急性腰痛的疗效，发现在急诊使用的药物中 NSAIDs 的质量数据和应用性皆为最高，与安慰剂相比，NSAIDs 的绝对疗效增加了 8%。美国医师协会的临床实践指南根据 NSAIDs 镇痛和抗炎的属性推荐其作为一种治疗的选择。

腰椎间盘切除术后的慢性下腰痛（CLBP）较常见。现有的治疗方案包括保守治疗和手术治疗，但是这两种治疗的作用机制都没有明确。前期文献有作过以下假设，有症状的椎间盘环形破裂可以使用破裂局部注射生物因子的方法替代椎间盘切除术。Petros N. Karamanakos 等曾接诊一例 33 岁男性患者，用富血小板血浆（PRP）注射取得效果。术后神经根损伤伴感觉障碍是最为常见的腰椎内镜经椎间孔椎间盘切除术后的后遗症。Paulo Sérgio Teixeira de Carvalho 等认为神经监测方法实现了经椎间孔置放内镜工作导管过程中的背根神经节压迫的术中诊断，能减少后遗症的发生概率。

（四）腰痛的物理康复

已有不少研究评价坐姿时外力负荷加诸脊柱带来的身体改变。为了改善身体改变,补偿上身压力来稳定腰椎非常重要。腹部收缩法(ADIM)技术主要锻炼躯干深层肌群。采用躯体深层肌群的激活手段来促进脊柱压迫的缓解,比如采用腹部肌肉收缩法。治疗师及医生可以在临床指导患者进行腹部的收缩法技术,由此不但缓解了患者的下腰痛,还可以促使患者在坐位时养成自我康复管理的习惯。

Ismail Saracoglu 等调查针对慢性下腰痛(CLBP)患者,行疼痛神经科学教育(PNE)、手法治疗(MT)并结合改善疼痛程度、背部活动、残疾、运动恐惧症目的的家庭锻炼项目(HEP),结果显示结合 PNE、MT、HEP 的多模式治疗项目在短期和远期对于腰部活动、疼痛、残疾以及运动恐惧症都有改善作用。

针对慢性腰痛(CLBP)患者的麦肯齐法,又称机械诊断和治疗(MDT)。与其他传统物理疗法干预,效果是否有差异? Enrique Sanchis-Sánchez 等设计随机对照试验可以对其验证。MDT 包括基于综合诊断分类系统的治疗方法。纳入 14 项研究,其中提供数据的 11 项参加 *meta* 分析,独立评审者对试验合格性、数据提炼、偏倚风险作出评估,对主要结果的研究指标是疼痛和残疾。结果发现持续减轻疼痛时与其他主动治疗相比 MDT 未见显效,在疼痛和残疾指标下与其他被动治疗相比也是如此。有低到中等质量的证据显示,MDT 在治疗 CLBP 疼痛和残疾中与传统物理治疗方法比较未见明显优越的效果。

急性腰痛症状有一定的自愈性。运动疗法治疗急性腰痛的有效性尚不明确,系统性回顾中的循证呈现一定的矛盾性,因此运动疗法疗效需要一个系统性的评估。Marc Karlsson 等回顾了 2 602 条记录,结果显示,运动疗法与假超声、常规护理、脊柱手法治疗、活跃的建议和宣教手册比较,在疼痛或残疾方面没有显著的重要差异。与其他运动疗法相比,麦肯齐疗法和稳定性疗法都没有呈现重要的疗效差异。在临床实践中患者诉求和医生专业性都应纳入考虑,这决定了是否采用和何时采用运动疗法作为治疗急性下腰痛。

(五)腰痛的心理康复

自我关怀的冥想,在痛苦的时候关怀自己,在疼痛相关功能活动发生时给人希望,但是其相关作用机制尚不清楚。Michael P. Berry 等用纵向探索性预初试验来调查在 CLBP 疼痛发生时,用简单自我关怀培训法,对大脑处理疼痛相关信息产生的影响,结果发现,培训结束后临床疼痛程度和残疾显著缓解,自我关怀质量和内感受认知水平显著提高。这提示了对于 CLBP 可以靶向自我关怀行心理治疗,当然还需要进行深入探索评估自我评估疗法的特异性。

CLBP 疼痛增加时会出现个体心理恐惧(运动恐惧症,或担心行动带来损伤),并可以进一步恶化发展成长期残疾。逐级暴露(GEXP)协议用成功地避免活动但拥有活动参与感来帮助个体克服对运动的恐惧。Rebecca White Hennessy 等寻找发展 GEXP 系列的虚拟现实(VR)模拟步行来增加 CLBP 伴运动恐惧症患者在显示场景中的曝光和参与。GEXP 系列的 VR 模块应用提供了渐进性身体挑战的曝光,可以作为潜在的治疗手段。显著的疼痛感觉和疼痛恐惧的变化也说明参加者可以安全完成 VR 的各个运动暴露模块。

慢性疼痛会负面影响心理功能,比如自我知觉。自我同情可以提高慢性疼痛自体相关功能,可是对神经机制的了解尚有限。Jacqueline Lutz 等利用 fMRI 检查,提示初期自我同情技巧也许主要通过靶向自我批判上调背外侧额前叶皮质(dlPFC)兴奋。进一步的慢性疼痛人群自我安慰训练对照研究旨在拓展本研究结果。

(六)腰痛相关的负荷因素

在很多运动中,背部都会受到很大的压力。约 20% 的运动项目会涉及下腰痛或者颈项痛。重复动作及强冲击力(跑步、体操、滑雪)、强负荷运动(举重)都会影响下腰部。躯干扭转(高尔夫、网球)则会影响腰部及胸椎。颈椎损伤在接触性运动(拳击、橄榄球)中多发。增加运动员损伤机会的因素之一是过量和迅速增强的训练负荷。Erika Zemková 等以标记记录训练负荷和背痛伴或不伴损伤之间关系的文献,特别是个人或团队运动中急慢性负荷比例(ACWR)与背腰部问题的关系为目标,展开范围调查,发现运动员背腰部问题发生的原因之一是脊柱超负荷引起的躯干肌乏力,更精确地说,高强度训练和重复运动是背腰部问题高发的主要原因。Heath P. Gould 等设计回顾性队列研究表明,腰椎部分缺陷是美国职业棒球手腰痛的常见原因,大多数受累运动员都可以返回竞技场,并且并没有显著的退步表现。

工作相关的肌肉骨骼疾病包括肌肉、肌腱、滑膜、神经、筋膜、韧带单独或合并的损伤，部分可被证实是工作原因导致。临床表现为疼痛、感觉异常、重胀乏力感，可造成工作能力短暂或永久的丧失。退行性矢状位失衡形成的主要原因之一是某些生活习惯，比如农业工作中及日常生活活动中长时间前屈位。前期研究发现，矢状位失衡疾病多见于"东方"国家的农业地区，比如韩国和日本。因此，通过 MRI 检查、肌肉体积、压缩性骨折以及实验室检查结果等评价韩国老年人口中农业工作相关因素与脊柱矢状位失衡之间的关系。Jong-Hwan Hong 等招募矢状垂直轴（SVA）＞5 cm 的老年志愿者进行队列研究。结果表明，虽然农业工作从事者的肌肉骨骼因素和常规实验室检查结果与其他职业人群没有显著差异，但是与工作时间成正比的矢状位失衡及腰部疼痛更为显著。说明农业工作中长时间保持前屈位姿势是严重矢状位失衡的风险因素之一。

长期坐姿也会引发运动障碍。对于久坐引起亚临床功能障碍者，建议进行同质亚群分型，以早期发现机械性危险因素，并进行健康和功能干预。Pooriput Waongenngarm 等招募 40 名健康志愿者让他们坐在工作站连续 4 h 内键盘输入统一标准的文本分析坐姿时间和感知不适以及姿势变化次数之间的关系。根据柏格氏 CR-10 量表在志愿者 10 个部位（颈、肩、肘、腕、上腰部、下腰部、臀、股、膝、踝）评估感知不适的情况。坐位过程中，使用一个坐姿压力垫收集坐位压力数据，其中双侧坐骨结节处的坐姿压力数据经分析后用来说明姿势偏移。研究结果提示，连续长时间坐姿会引起肌肉骨骼感觉不适，不适感最强烈的部位为下腰部、臀、上腰部、股、颈。在连续坐姿的前 2 h，两个阈值级别的姿势偏移发生都有增加，而从坐位的后 2 h，只有阈值±20％的姿势偏移发生，这个结果拓宽了对久坐行为的理解。

（七）腰痛发生的其他风险因素

腰痛在老年人群中非常常见，主要从身体和心理两方面对患者造成损害。相关研究发现，老年人群中，高龄、低教育水平和低知识储备、抽烟、低收入、健康服务限制、多基础疾病等因素都可造成腰痛带来的疼痛和残疾多发。

Hironobu Kakihana 等调查了超重与腰背和膝盖疼痛之间的关系，以及高血压状态对其的影响，发现超重和慢性肌肉骨骼疼痛之间的关系可能因解剖位置而异,并因高血压状态而改变。无论高血压状态如何,超重都与慢性膝关节疼痛的总体和严重程度有关,超重与腰痛的相关性在重度腰痛中更为明显。超重和重度腰痛之间的关系在非高血压患者中很明显,然而超重和轻度腰痛之间的差异并不明显。高血压可通过压力反射系统抑制脊髓疼痛的传导。因此,高血压可以减轻超重和腰痛之间的关系。

腹横肌(TrA)收缩与关节灵活性相关。关节灵活性是关节损伤的危险因素,肌肉功能可以起到代偿作用。Ulrike H. Mitchell 等研究提示,我们在教练运动员或者治疗功能性脊柱失稳患者时,应当注重腹横肌损伤与关节活动性之间的关系。

腰痛(LBP)是妊娠期常见的肌肉骨骼问题,据估计患病率为30%至78%。这些症状通常在分娩后逐渐消失,但有些女性甚至在以后的生活中还会有持续的问题。

(八) 腰痛的评估方法

Nico Sollmann 等揭示 DIXON 脂相序列可以取代常规 T_1 加权成像。对于下腰痛患者,摒弃 T_1 加权序列只使用矢状位 T_2 加权 DIXON 序列的 MRI 检查足以精确观察到常规退行性改变,并且诊断置信度高。

Dong-sik Chae 等介绍了一种利用去中心化卷积神经网络(CNN)以精确衡量脊柱骨盆参数的自动化方法,可以有效替代现有的对读片医生要求高且难以处理和容纳大数据信息爆炸的手动技术过程。去中心回归分析 CNN 算法衡量的关键放射摄片参数包括腰椎前弯角(LIA)、腰骶关节角(LSA)、骨盆倾斜角(PTA)、骨盆入射角(PIA)、骶骨倾斜角(SSA)。LIA 是 L_1 AB 上边与 L5 CD 下边形成角。

数字化转换技术提供了评估腰椎退化性椎间盘疾病(DDD)患者的客观功能障碍(OFI)的可能性,Nicolai Maldaner 等研究针对腰椎 DDD 患者的基于 App 的 6 min 行走测试(6WT)来评估应用的心理测量属性,并检查 DDD 患者的 OFI。用最大 6 min 行走距离(6WD)评价腰椎 DDD 患者。腰椎 DDD 患者平均 6WD 为 370 m。观察到 6WD 与背部核心结果测量指数、苏黎世跛行问卷(ZCQ)症状严重程度、ZCQ 身体功能、背部疼痛视觉模拟量表(VAS)以及下肢 VAS 有显著的交互作用。6WT 保持着好的重测信度,测量标准误差为 58.3 m。

Sean Sadler 等通过赤足走路时健康人群与慢性非特异性下腰痛(CNLBP)内部试验者表面肌电图(EMG)评估臀中肌,并确认其可靠性。Anke Hofste 等通过健康参与者腰椎多裂肌和竖脊肌(次最大)自愿收缩试验,探讨肌内肌电图(iEMG)与表面肌电图的相关性(sEMG)。腰肌功能是腰椎稳定的重要组成部分,其中腰椎多裂肌起着重要作用(LM)。这一稳定系统的损伤是导致(慢性)腰痛的原因。

(九)腰痛的相关机制研究

亚属前扣带皮层(sgACC)对于疼痛调节非常重要。Natalie R Osborne 等提出假说:慢性疼痛人群里,其异常 sgACC FC 中存在一种性别特异性模式,并观察了静止状态下的 fMR 检查数据,他们观察到女性强直性脊柱炎伴慢性疼痛患者中有独特的异常 sgACC 神经电路,而男性中没有,性别中的这种差异性可以对靶向 sgACC 治疗慢性疼痛有指向性。

Elham Sadat Banimostafavi 等评估 LBP 患者和健康人血清中两者的水平。腰椎间盘退变是腰椎间盘突出症的主要病因。与健康组相比,LBP 组血清 IL-17 和 IL-10 水平的差异可能表明炎症和自身免疫过程在椎间盘损伤中的作用,这些发现可能在未来的研究中用于开发新的腰痛治疗策略。

葡萄籽提取物(GSEs)是一种天然的富含类黄酮的复合物,拥有抗氧化和抗炎的特性。Ogunlade B 等使用环形穿刺致兔椎间盘退化,观察 GSE 对其的抑制和代谢作用。研究表明,GSE 通过防止椎间盘组织内胶原纤维退化来保护和重建穿刺所致的椎间盘退化。

(吕瑛)

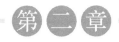

病 因 病 机

一、战国、秦汉、魏晋、南北朝时期

《史记·扁鹊仓公列传》:"齐王黄姬兄黄长卿家有酒召客……往四五日,君腰胁痛,不可俯仰,又不得小溲,不亟治,病即入濡肾,及其未舍五脏,急治之……即复置之。暮腰脊痛,不得溺,至今不愈……十八日所而病愈。"

《素问·刺腰痛篇》:"足太阳脉令人腰痛,引项脊尻背如重状,刺其郄中太阳正经出血,春无见血。少阳令人腰痛,如以针刺其皮中,循循然不可以俯仰,不可以顾,刺少阳成骨之端出血,成骨在膝外廉之骨独起者,夏无见血。阳明令人腰痛,不可以顾,顾如有见者,善悲,刺阳明骭前三痏,上下和之出血,秋无见血。足少阴令人腰痛,痛引脊内廉,刺少阴于内踝上二痏,春无见血,出血太多,不可复也。厥阴之脉,令人腰痛,腰中如张弓弩弦,刺厥阴之脉,在腨踵鱼腹之外,循之累累然,乃刺之,其病令人善言,默默然不慧,刺之三痏。"

"解脉令人腰病,痛引肩,目䀮䀮然,时遗溲,刺解脉,在膝筋肉分间郄外廉之横脉出血,血变而止。解脉令人腰痛如引带,常如折腰状,善恐;刺解脉,在郄中结络如黍米,刺之血射以黑,见赤血而已。同阴之脉,令人腰痛,痛如小锤居从其中,怫然肿,刺同阴之脉,在外踝上绝骨之端,为三痏。阳维之脉令人腰痛,痛上怫然肿,刺阳维之脉,脉与太阳合腨下间,去地一尺所。衡络之脉令人腰病,不可以俯仰,仰则恐仆,得之举重伤腰,衡络绝,恶血归之。刺之在郄阳筋之间,上郄数寸,衡居,为二痏出血。会阴之脉令人腰痛,痛上漯漯然汗出,汗干令人欲饮,饮已欲走,刺直阳之脉上三痏,在跷上郄下五寸横居,视其盛者出血。飞阳之脉令人腰痛,痛上怫怫然,甚者悲以恐,刺飞阳之脉,在内踝上五寸,少阴之前,与阴维之会。昌阳之脉令人腰痛,痛引膺,目䀮䀮然,甚则反折,舌卷不能言,刺内筋为二痏,在内踝上大筋前,太阴后上踝二寸所。散脉令人腰痛而热,热甚生烦,腰下如有横木居其中,甚者遗溲,刺散脉,在膝前骨肉分间,络外廉束脉,为三痏。肉里之脉令人腰痛,不可以咳,咳则筋缩急,刺肉里之脉为二痏,在太阳之外,少阳绝骨之后。"

《素问·厥论篇》:"厥阴厥逆,挛腰痛……少阳厥逆,机关不利,机关不利者,腰不可以行,项不可以顾……手太阳厥逆,耳聋泣出,项不可以顾,腰不可以俛仰。"

《灵枢·杂病》:"厥挟脊而痛至项,头沉沉然,目䀮䀮然,腰脊强,取足太阳腘中血络。"

《灵枢·厥病》:"厥头痛,项先痛,腰脊为应。"

《灵枢·五邪》:"邪在肾,则病骨痛阴痹。阴痹者,按之而不得,腹胀腰痛。"

《素问·刺疟篇》:"足太阳之疟,令人腰痛头重……足厥阴之疟,令人腰痛,少腹满。""肾疟者,令人洒洒然,腰脊痛宛转,大便难。"

《灵枢·经脉》:"足少阴之别,名曰大钟,当踝后绕跟,别走太阳;其别者,并经上走于心包下,外贯腰脊。其病气逆则烦闷,实则闭癃,虚则腰痛。""肝足厥阴之脉……是动则病腰痛不可以俯仰。"

《灵枢·经筋》:"足少阴之筋……病在此者主痫瘈及痉,在外者不能俯,在内者不能仰。故阳病者腰反折不能俯,阴病者不能仰。"

《素问·骨空论篇》:"腰痛不可以转摇,急引阴卵,刺八髎与痛上。""腰痛,不可以顾。""腰痛,腰中如张弓弩弦。""腰痛不可俛仰。"

《灵枢·五癃津液别》:"阴阳不和,则使液溢而下流于阴,髓液皆减而下,下过度则虚,虚故腰背痛而胫酸。"

《素问·疟论篇》:"疟之始发也,先起于毫毛,伸欠乃作,寒栗鼓颔,腰脊俱痛。""巨阳虚则腰背头项痛。""邪……中于腰脊者,气至腰脊而病。"

《素问·标本病传论篇》:"肾病少腹腰脊痛。"

《素问·至真要大论篇》:"太阴之胜,火气内郁……燥化乃见,少腹满,腰脽重强。""太阳之复,厥气上行,水凝雨冰……腰脽反痛,屈伸不便,地裂冰坚,阳光不治,少腹控睾,引腰脊。""厥阴在泉,客胜则大关节不利,内为痉强拘瘈,外为不便;主胜则筋骨繇并,腰腹时痛。""少阳在泉,客胜则腰腹痛而反恶寒。""岁太阳在泉,寒淫所胜,则凝肃惨慄。民病少腹控睾,引腰脊……太阳在泉,寒复内余,则腰尻痛,屈伸不利,股胫足膝中痛。""太阴司天,湿淫所胜,则沉阴且布,雨变枯槁。胕肿骨痛阴痹,阴痹者按之不得,腰脊头项痛时眩。"

《素问·脉要精微论篇》:"按之至骨,脉气少者,腰脊痛而身有痹也。""腰者,肾之府,转摇不能,肾将惫矣。""肾脉搏坚而长,其色黄而赤者,当病折腰。"

《素问·六元正纪大论篇》:"感于寒,则病人关节禁固,腰脽痛。""凡此少阴司天之政……寒厥入胃,心痛腰痛,腹大,嗌干肿上。初之气,地气迁,燥将去,寒乃始,蛰复藏,水乃冰,霜复降,风乃至,阳气郁,民反周密。关节禁固,腰脽痛。"

《素问·标本病传论篇》:"脾病身痛体重,一日而胀;二日少腹腰脊痛,胫酸……肾病少腹腰脊痛,胻酸,三日背脊筋痛,小便闭;四日腹胀……胃病胀满,五日少腹腰脊痛,胻酸。""肾病少腹腰脊痛,胻酸"。

《素问·气交变大论篇》:"岁水不及,湿乃大行……民病腹满,身重,濡泄,寒疡流水,腰股痛发,腘腨股膝不便……甚则胕肿。""岁火不及,寒乃大行……民病胸中痛……胁下与腰背相引而痛。""岁水不及,湿乃大行……民病腹满,身重……腰股痛发……"

《素问·宣明方论篇》:"肾脏风寒湿骨痹,腰脊痛不得俯仰。"

《素问·五常政大论篇》云:"太阴司天,湿气下临,肾气上从,黑起水变……当其时,反腰脽痛,动转不便也。"

《素问·刺热篇》云:"脾热病者……热争则腰痛,不可用俯仰……肾热痛者,先腰痛胻酸,苦渴数饮,身热。热胜则项痛而强,胻寒且酸,足酸热。""脾热病者……热争则腰痛,不可以俯仰。"

《素问·刺要论篇》云:"骨伤则内动肾、肾动则冬病胀腰痛。""骨伤则内动肾,肾动则冬病胀腰痛。"

《素问·脉解篇》云:"太阳所谓肿腰脽痛者,正月太阳寅,寅太阳也,正月阳气出在上而阴气盛,阳未得自次也,故肿腰脽痛也。""少阴所谓腰痛者,少阴者肾也,七月万物阳气皆伤,故腰痛也。""厥阴……所谓腰脊痛不可以俯仰者,三月一振,荣华。万物,一俯而不仰也。"

《素问·咳论篇》:"肾咳之状,咳则腰背相引而痛。"

《素问·痿论篇》:"肾气热,则腰脊不举,骨枯而髓减,发为骨痿。"

《素问·病能论篇》:"有病厥者,诊右脉沉而紧,左脉浮而迟……冬诊之,右脉固当沉紧,此应四时;左脉浮而迟,此逆四时。在左当主病在肾,颇关在肺,当腰痛也。"

《灵枢·本脏》:"肾下则腰尻痛,不可以俯仰。""肾偏倾则苦腰尻痛也。"

《灵枢·胀论》云:"肾胀者,腹满引背央央然,腰髀痛……小肠胀者,少腹䐜胀,引腰而痛。"

《灵枢·本神》:"肾盛怒而不止则伤志,志伤则喜忘其前言,腰脊不可以俯仰屈伸。"

《灵枢·杂病》:"心痛引腰脊,欲呕,取足少阴。""腰痛,痛上寒,取足太阳阳明;痛上热,取足厥阴;不可以俯仰,取足少阳。"

《灵枢·邪气脏腑病形》:"脉急甚为癫疾;微急为肺寒热,怠惰,咳唾血,引腰背胸。"

《灵枢·本脏》:"肾小则脏安难伤;肾大则善病腰痛,不可以俯仰,易伤以邪。肾高则苦背膂痛,不可以俯仰;肾下则腰尻痛,不可以俯仰,为狐疝。肾坚则不病腰背痛,肾脆则善病消瘅易伤。肾端正则和利难伤,肾偏倾则苦腰尻痛也。"

《灵枢·五癃津液别》:"五谷之津液,和合而为膏者,内渗入于骨空,补益脑髓,而下流于阴股。阴阳不和,则使液溢而下流于阴,髓液皆减而下,下过度则虚,虚故腰背痛而胫酸。"

《灵枢·百病始生》:"是故虚邪之中人也,始于皮肤,皮肤缓则腠理开,开则邪从毛发入,入则抵探,深则毛发立,毛发立则淅然,故皮肤痛……留而不去,则传舍于输,在输之时,六经不通,四肢则肢节痛,腰脊乃强。"

《金匮要略·水气病脉证并治》:"黄汗之病……又从腰以上必汗出,下无汗,腰髋弛痛,如有物在皮中状,剧者不能食,身疼重,烦躁,小便不利,此为黄汗。桂枝加黄芪汤主之。""肾水者,其腹大,脐肿腰痛,不得溺,阴下湿如牛鼻上汗,其足逆冷,面反瘦。"

《金匮要略·痰饮咳嗽病脉证并治》:"膈上病,痰满喘咳吐,发则寒热,背痛腰疼。"

《中藏经·论肾脏虚实寒热生死逆顺脉证之法》:"阴邪入肾则骨痛,腰上引项脊背疼,此皆举重用力及遇房汗出,当风浴水,或久立则伤肾也。"

《中藏经·论心脏虚实寒热生死逆顺脉证之法》:"心病则胸中痛,四肢满胀，肩背臂膊皆痛。虚则多惊悸，惕惕然无眠，胸腹及腰背引痛。"

《内照法·五脏相入》："心病入肾，心风入肾，脚气热，吸吸无力，手足骨节酸疼，头痛。心气入肾，连脐酸疼，兼膀胱及腰脚痛不可忍。肾气入脾，腰脚背疼及胸两胁妨，痛甚嗝气。肾冷入脾，腰背疼及痹，脚气疼、白虫、蛲虫。肾虚入脾，腰脚无力、虚吸吸、四肢困闷、顽痹。肾病入肺，肾风入肺，头旋、鼻塞、梁疼、头重、脚酸。肾虚入肺，耳聋塞、口干、酸疼、腰膝无力。"

《内照法·脏腑相入》："肾病入膀胱，肾风入膀胱，小便无度、头旋恶心、眼昏、脚酸疼。肾气入膀胱，膀胱夹脐及背脊两胁肋，痛极成结气。肾冷入膀胱，遗溺气、腰痛、白虫、蛲虫滞下。"

《脉经·平三关阴阳二十四气脉》："左手关后尺中阴实者，肾实也……右手关后尺中阳实者，膀胱实也。苦少腹满，引腰痛。刺足太阳经，治阳……右手关后尺中阴实者，肾实也。苦骨疼，腰脊痛，内寒热。刺足少阴经，治阴。"

《脉经·平人迎神门气口前后脉》："肾实，左手尺中神门以后脉阴实者，足少阴经也。病苦膀胱胀闭，少腹与腰脊相引痛……病苦舌燥，咽肿，心烦……腰背强急……膀胱实，左手尺中神门以后脉阳实者，足太阳经也。病苦逆满，腰中痛不可俯仰，劳也……肾实，右手尺中神门以后阴实者，足少阴经也。病苦痹，身热，心痛，脊胁相引痛，足逆，热烦。"

《脉经·肾足少阴经病证》："肾病，其色黑，其气虚弱，吸吸少气，两耳苦聋，腰痛，时时失精，饮食减少，膝以下清。"

《针灸甲乙经》卷十："腰以下至足，清不仁，不可以坐起，尻不举，腰俞（督脉脉气所发）主之……足下热，胫痛不能久立，湿痹不能行，三阴交（足太阳经）主之……腰胁相引痛急，髀筋瘛，胫痛不可屈伸，痹不仁，环跳（足少阴经）主之。"

二、隋唐五代时期

《诸病源候论》卷一："风腲退者，四肢不收，身体疼痛，肌肉虚满，骨节懈怠，腰脚缓弱，不自觉知是也。"

《诸病源候论》卷四："肾弱髓虚，为风冷所搏故也。肾居下焦，主腰脚，其气荣润骨髓，今肾虚受风寒，故令膝冷也。久不已，则脚酸疼屈弱。""劳伤血气,肤腠虚疏,而受风冷故也。肾主腰脚,肾虚弱,则为风邪所乘,风冷客于髀枢之间,故痛也。""夫劳损之人,体虚易伤风邪。风邪乘虚,客于半身,留在肌肤,未即发作;因饮水,水未消散,即劳于肾,风水相搏,乘虚偏发,风邪留止,血气不行,故半身手足枯细,为偏枯也。"

《诸病源候论》卷五:"凡腰痛有五,一曰少阴,少阴肾也。十月万物阳气伤,是以腰痛。二曰风痹,风寒着腰,是以痛。三曰肾虚,役用伤肾,是以痛。四曰臀腰,坠堕伤腰,是以痛。五曰寝卧湿地,是以痛。""一、腰病候:肾主腰脚,肾经虚损,风冷乘之,故腰痛也。又邪客于足少阴之络,令人腰痛引少腹,不可以仰息。诊其尺脉沉,主腰背痛。寸口脉弱,腰背痛。尺寸俱浮直上直下,此为督脉腰强痛……二、腰痛不得俯仰候:肾主腰脚,而三阴三阳十二经八脉,有贯肾络于腰脊者,劳损于肾,动伤经络,又为风冷所侵,血气击搏,故腰痛也。阳病者不能俯,阴病者不能仰,阴阳俱受邪气者,故令腰痛,而不能俯仰。三、风湿腰痛候:劳伤肾气,经络既虚,或因卧湿当风,而风湿乘虚搏于肾,肾经与血气相击而腰痛,故云风湿腰痛。四、臀腰候:臀腰者,谓卒然伤损于腰,而致痛也。此由损血(因伤致损,血渗成瘀)搏于背脊所为,久不已,令人气息乏少,面无颜色,损肾故也。五、卒腰痛候:夫劳伤之人,肾气虚损。而肾主腰脚,其经贯肾络脊,风邪乘虚,卒入肾经,故卒然而患腰痛。六、久腰痛候:夫腰痛,皆由伤肾气所为。肾虚受于风邪,风邪停积于肾经,与血气相击,久而不散,故久腰痛。七、肾着腰痛候:肾主腰脚。肾经虚则受风冷,内有积水,风水相搏,浸积于肾,肾气内着,不能宣通,故令腰痛。其病状,身重腰冷,腰重如带五千钱,如坐于水,形状如水,不渴,小便自利,饮食如故。久久变为水病,肾湿故也。八、腰脚疼痛候:肾气不足,受风邪之所为也。劳伤则肾虚,虚则受于风冷,风冷与真气交争,故腰脚痛。九、背偻候:肝主筋,而藏血。血为阴,气为阳。阳气精则养神,柔则养筋。阴阳和同,则血气调适,共相荣养也,邪不能伤。若虚,则受风,风寒搏于脊膂之筋,冷则挛急,故令背偻。"

《诸病源候论》卷十三:"脚气之病,有挟风毒,风毒则搏于筋,筋为挛。风湿乘于血气,故令痹挛也。"

《诸病源候论·臀腰候》:"臀腰者,谓卒然伤损于腰而致痛也。此由损血搏于背脊所为。"

《诸病源候论·卒腰痛候》云："夫劳伤之人,肾气虚损。而肾主腰脚,其经贯肾络脊,风邪乘虚,卒入肾经,故卒然而患腰痛。"

《诸病源候论·痄蠚候》："三是蛲痄,食人脊膂,游行五脏,体重浮肿。四是痄蠚,食人下部疼痒,腰脊挛急……凡五痄……腰痛嗜睡。""其初患之状,手足烦疼,腰脊无力。""五蒸者……为病大体略同,皆令人腰疼心满,虚乏无力。"

《诸病源候论·黄病候》："若其人眼睛涩疼,鼻骨疼、两膊及项强腰背急,即是患黄。"

《诸病源候论·月水不通候》："肝脉沉之而急,浮之亦然,时小便难,苦头眩痛,腰背痛……左手关上脉,足厥阴经也,沉为阴,阴虚者,主月经不利,腰腹痛。"

《诸病源候论·八瘕候》："若经血未尽而合阴阳,即令妇人血脉挛急,小腹重急,支满,胸胁腰背相引。""燥瘕者……腰背重,喜卧盗汗,足酸疼痛,久立而痛。""血瘕病……令人腰痛,不可以俯仰……背膂疼,深达腰腹下挛。""狐瘕者……小腹瘀血,胸胁腰背痛。""蛇瘕者……腰背痛,难以动作,若寒热,月水或多或少。""鳖瘕者……腰背亦痛,不可以息,月水不通。"

《诸病源候论·妊娠腰痛候》："肾主腰脚,因劳损伤动,其经虚,则风冷乘之,故腰痛。妇人肾以系胞,妊娠而腰痛甚者,多堕胎也。""肾主腰脚,其经虚,风冷客之,则腰痛,冷气乘虚入腹,则腹痛,故令腰腹相引而痛不止,多动胎,腰痛甚者,则胎堕也。"

《诸病源候论·妇人难产病诸候》："产妇腹痛而腰不痛者,未产也;若腹痛连腰甚者,即产。所以然者,肾候于腰,胞系于肾故也。"

《诸病源候论·产后腰痛候》："肾主腰脚,而妇人以肾系胞。产则劳伤肾气,损动胞络,虚未平复,而风冷客之,冷气乘腰者,则令腰痛也。若寒冷邪气,连滞腰脊,则痛久不已。后有娠,喜堕胎,所以然者,胞系肾,肾主腰脊也。"

《备急千金要方·肾脏方·腰痛》："五曰取寒眠地,地气所伤,是以腰痛,痛不止,引牵腰脊皆痛。"

三、宋辽金元时期

《圣济总录·腰痛》："论曰腰者一身之要,屈伸俯仰,无不由之,或风寒所

第二章   病因病机

客,或肾气损伤,使筋脉拘急动摇转侧不得,故腰痛也。"

《圣济总录》卷第五十二:"肾脏风毒流注腰脚者,其状腰脚沉重,筋脉拘急,或作寒热,或为疼痛,或发疮疡是也。盖肾主腰脚,风邪客于肾经,久而不去,风毒流注,发于下部,故变脚弱之证。""腰脚冷痹:论曰痹之为病,在骨则重,在皮则寒,在肉则不仁,在筋则屈而不伸,在脉则血凝而不流,腰脚得之,谓之冷痹者,亦由风寒湿杂合而成也。盖肾主腰脚,其经为寒邪冷气所客,注于腰脚,则膝胫髀腨腰脊冷痛,肌肉不仁,故以名焉。"

《普济本事方》卷二:"盖肾气自腰夹脊上至曹溪穴(风府穴),然后入泥丸宫……肾气不足,气逆上行、头痛不可忍,肾气上攻,攻背不能倒转。"

《扁鹊心书·大病宜灸》:"腰足不仁,行步少力,乃房劳损肾,以至骨痿。中年以上之人,腰腿关节作痛,乃肾气虚惫也。"

《三因极一病证方论·腰痛叙论》:"夫腰痛,虽属肾虚,亦涉三因所致。在外则脏腑经络受邪,在内则忧思恐怒,以致房劳坠堕。"

《三因极一病证方论·内因腰痛论》云:"失志伤肾,郁怒伤肝,忧思伤脾,皆致腰痛者。以肝肾同系,脾胃表里,脾滞胃闭,最致腰痛。"

《三因极一病证·三阴并合脚气治法》:"肝肾脏虚,风湿进袭,流注腿膝,行步艰难。"

《察病指南·辨七表八里九道七死脉》:"右手尺内脉沉,主患水病,腰脚沉重而弱,沉而紧,主腰脚寒疼。"

《脾胃论·脾胃胜衰论》:"形体劳役则脾病……脾病则下流乘肾……则骨乏无力,是以骨痿。令人骨髓空虚,足不能履地,是阴气重叠(太阴、少阴),此阴盛阳虚之症。""如脚膝痿软,行步乏力或疼痛,乃肾肝中伏湿热。"

《严氏济生方·腰痛论治》:"《素问》云,腰者肾之府,转摇不能肾将惫矣。审如是说,则知肾系于腰,多因嗜欲过度,劳伤肾经,肾经既虚,喜怒忧思,风寒湿毒得以伤之,遂致腰痛。"

《严氏济生方·腰痛论治》:"又有坠堕闪肭,气凝血滞,亦致腰痛……坠堕闪肭以致气凝血滞而痛者,脉多沉弦而实也……夫腰痛者属乎肾也。多因劳役伤肾,肾脏气虚,风寒冷湿得以袭之,恚郁忧思得以伤之,皆致腰痛。前论悉已备载。但堕坠闪肭,血气凝滞而痛者,未有药也,萆薢丸主之。"

《仁斋直指方论(附补遗)》卷十八:"腰者肾之外候,一身所恃,以转移阖辟者也。盖诸经皆贯于肾而络于腰脊,肾气一虚,凡冲风受湿伤冷,蓄热血沥,气滞水积,堕伤与夫失志作劳种种,腰疼叠见而层出矣。"

《儒门事亲·痛证》:"腰者肾之府,为大关节血气不行,则沉痛不能转侧,世人多服补肾药,鲜有效者,惟用牵牛、甘遂大泻其湿。其痛可止。""夫妇人腰胯疼痛两脚麻木,恶寒喜暖者,乃是风寒湿痹。"

《仁斋直指方论(附补遗)》卷十八:"冲风者,汗出乘风,风邪风毒之胚胎也。受湿者,践雨卧湿,重着肿滞之萌蘖也。腰间如水为伤冷,发渴便闭为蓄热,血沥则转侧如锥之所刺,气滞则郁郁闷闷而不伸。积水沉重则小肠不得宣通。坠堕损伤,则瘀血为之凝结。沮锉失志者,肾之蠹;疲精劳力者,肾之戕。举是数证,肾家之感如此,腰安得而不为痛乎。《内经》曰:腰者肾之府,转摇不能,肾将惫矣。如是则痛在少阴,必究其受病之原而处之为得,虽然宗筋聚于阴器。肝者,肾之同系也,五脏皆取气于谷。脾者,肾之仓廪也。郁怒伤肝,则诸筋纵弛。忧思伤脾,则胃气不行,两者又能为腰痛之冠,故并及之。""忧思伤脾,则伤腰,忿怒伤肝亦作腰痛,俱宜沉香降气汤……"

《东垣试效方·腰痛门》:"然有房室劳伤肾虚腰痛者,是阳气虚弱,不能运动故也。《经》言:腰者肾之府,转摇不能,肾将败矣。宜肾气丸、鹿茸茴香丸类,以补阳之不足也。如膏粱之人,久服阳药,醉以入房,损其真阴肾气热,肾气热则腰脊痛而不能举,久则髓减骨枯,骨枯发为骨痿,宜六味地黄丸、温肾丸、封髓丹之类,以补阴之不足也。"

《东垣试效方·腰痛论》:"夫邪者,是风热寒湿燥皆能为病,大抵寒湿多而风热少。"

《金匮钩玄·腰痛》:"湿热腰痛者,遇天阴或久坐而发者是也;肾虚者,疼之不已者是也;瘀血者,日轻夜重是也。"

《脉因证治》卷上:"风寒湿流注经络,结凝骨节,气血不和而痛。"

《丹溪心法·腰痛附录》:"肾气一虚,凡冲寒、受湿、伤冷、蓄热、血涩、气滞、水积、堕伤与失志、作劳,种种腰痛,叠见层出矣。"

《丹溪治法心要·腰痛》:"肾虚、瘀血、湿热、痰积、闪挫。"

《丹溪手镜·腰痛》:"由肾虚而起于内,盖失志伤肾、郁怒伤肝、忧心伤脾,皆致腰痛也。故使气结而不行,血停不散,遂成虚损,气血赢乏。又房劳太过、失志者,虚赢不足而黑,远行久立,身不能任。郁怒者,腹急、胁胀、目魂眈眈。忧思者，肌肉濡渍，痹而不仁，饮食不化，肠胃胀满。房劳者，精血不足，转摇不得。""有湿热为病，亦因肾虚而生，肾虚水涸，相火而炽，无所荣制，故湿热相搏而成。亦有虚劳外感湿气，内热不行而党瘤。湿热者，四肢缓，足寒腰冷如水汗，精滑疝痛。"

四、明清时期

《证治要诀》卷五云："腰者肾之所附，皆属肾，有寒有湿，有风有虚，皆能作痛。""血虚，妇人去血过多，及素患血虚致腰痛者，当益其血。""腰痛者……忧愁思虑而痛者，气之虚也。"

《奇效良方》卷二十七："《六元正纪论》曰，太阳所至为腰痛。又曰，巨阳即太阳也，虚则腰背头项痛。夫肾肝为病，则腰滞而痛。故《经》云：腰乃肾之府，转摇不能，肾将惫矣。盖诸经皆贯于肾，而终于腰脊，肾气一虚，邪气易入，或风寒暑湿客之，或血凝气滞，郁郁闷闷而不伸，积水沉重，则小肠不得宣通，其证遂作。"

《医学入门》卷四："五脏皆取气于谷，脾者胃之仓廪也，忧思伤脾，则胃气不行。腰痛连腹胁，胀满，肉痹不仁……""宗筋聚于阴器，肝者肾之同系也，怒伤肝则诸筋纵弛，腰痛连胁，聚香饮子调肝散。"说明腰虽属于肾，而肝肾同源。肝主疏泄，若郁怒而痛者，肝郁气滞也；若腰痛引及少腹，或腰酸痛而伴有阴茎疼痛，睾丸胀痛，会阴不舒者，肝经气滞也；气停血滞，亦可发展为瘀血腰痛，皆属实证。若劳动即痛，悠悠戚戚，屡发不已者，肝肾之衰惫也。

《医林绳墨》卷四："《脉经》曰，腰痛之脉，皆沉而弦，兼浮者风，兼紧者寒，濡细者湿……迂卧不能转身，迂行重痛无力者，湿也。四肢怠惰，足寒逆冷，洒淅拘急者，寒也。自汗发热，腰脚沉重者，湿热也……无形作痛，发热恶寒者，外感也。""夫痛之不已，乏力而腰酸者，肾虚也。""劳役奔驰，内伤元气，动摇不能转彻，有若脱节者，气虚也。房劳太过，精竭髓伤，身动不能转移，酸痛而连脊重者，血虚也。""日轻夜重，不能动摇者，瘀血也；有形作痛，皮肉青白者，痰也。"

《景岳全书·腰痛论治》："腰痛证旧有五辨，一曰阳虚不足，少阴肾衰；二曰风痹，风寒湿着腰痛；三曰劳役伤肾；四曰坠堕损伤；五曰寝卧湿地。虽其大约如此，然而犹未悉也。盖此证有表里、虚实、寒热之异，知斯六者，庶乎尽矣,而治之亦无难也。""腰痛证凡悠悠戚戚,屡发不已者,肾之虚也……腰痛之虚证十居八九,但察其既无表邪,又无湿热,而或以年衰,或以劳苦,或以酒色斫丧,或七情忧郁所致者,则悉属真阴虚证。凡虚证之候,形色必清白,而或见熏黑,脉息必和缓,而或见细微,或以行立不支,而卧息少可,或以疲倦无力,而劳动益甚。凡积而渐至者,皆不足。""暴而痛甚者,多有余……外感邪实者,多有余……若邪火蓄积腰肾,而本无虚损者,心痛极,必烦热,或大渴引饮,或二便热涩不通,当直攻其火。""腰痛之表证,凡风寒湿滞之邪,伤于太阳少阴之经者,皆是也。若风寒在经,其证必有寒热,其脉必见紧数,其来必骤,其痛必拘急兼酸,而多连脊背。"

《瘟疫明辨·腰痛》:"时疫初起,腰痛兼发热者,太阳受病也……又有即夹肾虚阴伤者。腰痛独甚于周身,兼酸痿无力。若尺脉无力,后来传变必危……盖腰乃肾府,为先天根本,腰痛则肾虚,不可不察。要知此时疫初起,腰痛尚有虚实之分,若汗下后而见腰痛,其为肾虚,不待言矣。宜六味,四物。不可疏通。"

《辨证录·腰痛门》:"大病之后,腰痛如折者,乃脾湿而非肾虚也……"

《辨证录·腰痛》:"人有腰痛,日重夜轻,小水艰涩,饮食如故者,人以为肾经之虚,谁知是膀胱之水闭乎。膀胱为肾之府,火盛则水不能化,而水反转入于肾之中。膀胱太阳之经也,水火虽犯肾阴,而病终在阳而不在阴,若不治膀胱而惟治肾,用补精填水,或用添薪益火,适足以增其肾气之旺,阴旺而阳亦旺,肾热而膀胱益热。致水不流而火愈炽,膀胱之火愈炽,必更犯于肾宫,而腰之痛何能痊乎。"

《张氏医通·腰痛》:"按《内经》言太阳腰痛者,外感六气也。言肾经腰痛者,内伤房劳也。""其有风、寒、湿、热,闪挫,瘀血,滞气,痰积,皆为标病,而肾虚则其本也。""气滞而痛,脉沉弦或结伏……痰注而痛,脉滑或沉伏,动作便有痰,或一块作痛。""肝气不条达,睡至黎明,觉则腰痛,频欲转侧,晓起则止。""诸般腰痛,皆由肾虚。""如无他证而腰肢痿弱,隐隐作痛,身体疲倦,脚膝酸软者,总属肾虚,然须分寒热主治。脉细而弱,或虚浮,力怯短气,小便清利,属阳虚火衰。""脉大而软,或细数,小便黄,属阴虚火炎。""寒痛者,其腰如冰,其脉必紧,得热则减,得寒则增。""内蓄风热痛者,脉必洪数,口渴便闭……两腰偻废,乃热邪深入,血脉久闭之故。""但痛者可治,偻废而不痛者,不可治也。"

《张氏医通·诸痛门》:"腰痛如以带束引痛,此属带脉为病,用辛味横行而散带脉之结,甘味舒缓带脉之急,调肝散。"

《医门八法·腰痛》:"他如瘟疫初起,腰痛独甚,传变多危,治瘟药中,宜重用知母。天花初起,腰痛独甚,其证亦危。治痘药中,亦宜重用知母"。

《医学心悟·腰痛》:"大抵腰痛,悉属肾虚,既挟邪气,必须祛邪,如无外邪,则惟补肾而已。然肾虚之中,又须分辨寒热二证,如脉虚软无力,溺清便溏,腰间冷痛,此为阳虚,须补命门之火,则用八味丸。若脉细数无力,便结溺赤,虚火时炎,此肾气热,髓减骨枯,恐成骨痿,斯为阴虚,须补先天之水,则用六味丸,合补阴丸之类,不可误用热药以灼其阴,治者审之。"

《医宗金鉴·腰痛总括》:"腰痛肾虚风寒湿,痰饮气滞与血瘀,湿热闪挫凡九种,面忽红黑定难医。"

《临证指南医案·腰腿痛》:"内伤不外肝、脾、肾三者之虚,或补中,或填下,或养肝,随病以致治。古来治腰腿足痛之法,大略如此也。今阅案中,有饮酒便溏,遗精不已,腰痛麻木者,他人必用滋填固涩等药,先生断为湿凝伤脾、肾之阳,用苓桂术姜汤,以驱温暖土……有饱食则哕,两足骨骱皆痛者,人每用疏散功劫,先生宗阳明虚(足阳明胃)不能束筋骨意,用苓姜术桂汤,以转旋阳气。""腰者,肾之府,肾与膀胱相表里,在外为太阳,在内属少阴。"

《金匮翼》:"食积腰痛者,食滞于脾而气传于肾也。夫肾受脾之精而藏焉者也,若食不消,则所输于肾者,非精微之气,为陈腐之气矣。而肾受之,乱气伤精,能无痛乎。亦有醉饱入房太甚,酒食之积,乘虚流入少阴,腰痛难以俯仰者,疏渝其源,澄清其流,此大法也。"

《杂病源流犀烛·腰脐病源流》:"腰痛,精气虚而邪客病也……经邪则六气之邪客之,以致痛也。而六气所害,惟寒湿居多。""且人之腰者,乃一身之大关节,六经所系,支络其经,多虚少实,或房劳之过度,或四气之所袭,因虚则邪相搏,以为痛也。《巢氏》与《千金方》两家之论,腰痛有五,所感不同:一曰阳气不足,少阴肾衰,是以腰痛。二曰风痹,风寒湿着腰而痛。三曰肾虚,劳伤肾而痛。四曰弯腰作实伤腰而痛。五曰寝卧湿地而痛。此论受病各因,陈无择云:又有三因而分之。盖太阳、少阴多中寒,少阳、厥阴多中风,阳明、太阴多中燥湿,若此六经腰痛者,为外之所因也。若失志伤肾,郁怒伤肝,忧脾伤脾,若此腰痛为内之所因也。大抵此病未尝不由肾虚,而或以《内经》推足三阴三阳,十二经八脉,有贯络于腰肾而痛者,则经中各有刺法治之;或风寒湿蓄热,与失志房劳,及坠伤闪肭,气滞血滞而痛者,当于五种三因而推之,不过发其所由,用汗下补泻之法以疗之。若脉浮弦为风,弦紧为寒,沉细为湿,沉实为热,沉涩为气与血也,治法识六经五种三因之病,则必胸了然,用药收十全之功也。"

《医学从众录·腰痛》:"用而不效,则束手无策。而不知肝脾胃及督脉、带脉,皆有此病,须当细心分别……带脉为病,关部左右弹、主腰溶溶如坐水中,须当针灸之法,李濒湖《奇经考》极有发明,宜熟读之。""至于督脉为病,尺寸中央俱浮(三部俱浮)直上直下(弦长之象),主腰强痛。"

《医碥·腰痛》:"膀胱脉抵腰,肾脉入腰。又《经》曰:腰者,肾之府也,转摇不能,肾将惫矣。是腰痛乃肾与膀胱之病也。太阳经虚,则风寒湿诸客邪皆得为患。"

(刘兰兰,曹前)

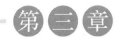

特 色 方 药

1. 肾虚腰痛方《小品方》

【组成】丹皮二分（去心），萆薢三分，白术三分，桂心三分。

【主治】肾虚腰痛。

【用法】上四味捣筛，以酒服方寸匕，日三，亦可作汤服之，忌生葱、胡荽、桃、李、雀肉等。《必效》《备急》、范汪同。

2. 陶氏肾气丸《备急千金要方》

【组成】干地黄五分，续断五分，人参五分，萆薢三分，阿胶三分。

【主治】主短气，腰痛身重，调中补筋脉不足。

【用法】上五味捣筛，蜜和丸如梧子大，以酒下十丸，加至二十丸，日再服，忌芜荑、生冷。

3. 必效寄生散《备急千金要方》

【组成】桑寄生，炙鹿茸，杜仲。

【主治】肾虚腰痛。

【用法】上三味，各一分作散，酒服方寸匕，日三服，又方：炙鹿茸作散，酒服方寸匕，一味任多少为之。

4. 独活寄生汤《备急千金要方》

【组成】独活三两，寄生（《古今录验》用续断）、杜仲、牛膝、细辛、秦艽、茯苓、桂心、防风、川芎、人参、甘草、当归、干地黄各二两。

【主治】诸处风湿亦用此法，新产竟便患腹痛不得转动，及腰脚挛痛不得屈伸痹弱者，宜服此汤除风消血。

【用法】上十五味㕮咀，以水一斗，煮取三升，分三服，温身勿冷。风虚下利者，除干地黄。服汤取蒴叶火燎浓安席上及热眠上，冷复燎之。冬月取根，春取茎熬卧之佳。其余敷熨不及蒴蒸为愈也。

【方论】夫腰背痛者，皆由肾气虚弱、卧冷湿地当风得之，不时速治，喜流入脚膝为偏枯,冷癖缓弱疼重,或腰痛挛脚重擦,宜急服此方。

5. 杜仲酒方《备急千金要方》 ....

【组成】杜仲八两,石楠二两,羌活四两,大附子五枚。

【主治】腰脚疼痛不遂风虚。

【用法】上四味㕮咀,以酒一斗渍三宿,每服二合,日再。偏宜冷病妇人服之。

6. 集验秦艽散《外台秘要》

【组成】秦艽四分,白术十四分,桔梗四分,干姜五分,炮附子三分,熬牡蛎,防风六分,人参四分,茯苓四分,汗椒子二分,黄芩三分,桂心五分,细辛三分,炙甘草三分,杜仲三分。

【主治】风冷虚劳,腰脚疼痛诸病,悉主之。

【用法】上十五味捣筛为散,以酒服方寸匕,日再服,一方加钟乳粉一两,亦好。忌桃李、雀肉、生葱、生菜、猪肉、冷水。

7. 肾着汤方《外台秘要》

【组成】甘草、白术各二两,干姜、茯苓各四两。

【主治】腰以下冷痛,腹重如带五千钱。

【用法】上四味,以水五升,煮取三升,分温三服,腰中即温(《古今录验》名甘草汤,干姜三两,炮;《经心录》方,甘草一两,干姜二两,余同;《千金》名肾着汤)。

【方论】肾着之为病,其人身体重,腰中冷,如坐水中,形如水状,反不渴,小便自利,食饮如故,病属下焦,身劳汗出,衣里冷湿,久久得之,腰以下冷痛,腹重如带五千钱,甘姜苓术汤主之(《金匮要略·五脏风寒积聚病脉证并治》)。

【附录】《经心录》肾着散方:桂心三两,白术四两,茯苓四两,炙甘草二两,泽泻二两,牛膝二两,干姜二两,杜仲三两。上八味捣筛为散,每服三方寸匕,酒一升煮五六沸,去滓,顿服之,日三。忌生葱、桃、李、雀肉、海藻、菘菜、酢物。

8. 独活汤方《外台秘要》 ....

【组成】独活三两,生姜六两,干地黄五两,芍药四两,防风三两,桂心三两,瓜蒌三两,炙甘草二两,麻黄二两(去节),干葛三两。

【主治】风湿客于腰,令人腰痛。

【用法】上十味切,以水八升,酒二升,煎取三升,分三服,不瘥重作,忌海藻、生葱、菘菜、芜荑。

9. 《经心录》疗肾腰痛方(《外台秘要》)

【组成】桑寄生二两,丹皮二两(去心),鹿茸二两,桂心二两。

【主治】肾腰痛。

【用法】上四味捣散,以酒服方寸匕,曰三,忌生葱、胡荽。

10. 复元通气散方(《太平惠民和剂局方》)

【组成】舶上茴香(炒)、穿山甲(蛤粉炒,去粉用)各二两,玄胡索(去皮)、白牵牛(炒)、陈皮(去白)、炙甘草各一两,南木香(不见火,一两半)。

【主治】气不宣流,或成疮疖,并闪挫腰胁,气滞疼痛。

【用法】上为细末,每服二钱,用热酒调,病在上食后服,病在下食前服,不饮酒者,煎南木香汤调。

11. 青娥丸方(《三因极一病证方论》)

【组成】炒杜仲一斤,炒生姜十两,炒破故纸一斤。

【主治】肝肾虚,腰腿重痛。并治风湿脚气。常服壮筋补虚,填精益髓。

【用法】上为末,用胡桃肉一百二十个,汤浸去皮,研成膏,入少熟蜜,丸如梧子大。每服五十丸,盐酒、盐汤任下,食前服。

12. 橘核酒方(《三因极一病证方论》)

【组成】橘核,猪腰子。

【主治】打扑腰痛,恶血瘀蓄,痛不可忍。

【用法】用橘核炒去皮研细,每服二钱匕,酒调服。或用猪腰子一个,去筋膜破开,入药同葱白、茴香盐,湿纸裹,煨熟细嚼,温酒下。

13. 熟大黄汤方(《三因极一病证方论》)

【组成】大黄,生姜。

【主治】坠堕闪剉,腰痛不能屈伸。

【用法】大黄切如指大,生姜切,各半两,上同炒令焦黄色,以水一盏,浸一宿,五更去渣服。天明取下如鸡肝者,即恶物也。

14. 煨肾丸方《素问病机气宜保命集》

【组成】牛膝、草薢、炒杜仲去丝、白蒺藜、防风、菟丝子和肉苁蓉酒浸、胡芦巴、破故纸酒炒,各等分,官桂减半。

【主治】肾肝损,及脾损谷不化,宜益精缓中消谷。治腰痛不起,甚效。

【用法】上为细末,将猪腰子制如食法,捣烂,炼蜜和杵丸,如梧桐子大。每服五七十丸,空心用温酒送下。

15. 羌活胜湿汤方《内外伤辨惑论》

【组成】羌活、独活各二钱,藁本、防风各钱半,蔓荆子、川芎、炙甘草各五分。

【主治】外伤湿气,一身尽痛者。此方通治湿证。如身重腰痛沉沉然,经有寒也,加酒防己五分、附子五分。

【用法】水二盅,煎八分,食后温服。

16. 术附汤方《济生方》

【组成】白术、制附子各一两,炒杜仲半两。

【主治】寒湿腰痛重冷,小便自利。

【用法】上㕮咀,每服四钱,入姜煎服。

17. 调肝散方《仁斋直指方》

【组成】制半夏三分,肉桂、宣木瓜、当归、川芎、牛膝、细辛各二分,石菖蒲、烫酸枣仁(去皮微炒)、炙甘草各一分,每三钱,姜五片,枣二枚。

【主治】郁怒伤肝,发为腰痛。

【用法】煎服。

18. 甘豆汤方《仁斋直指方》

【组成】黑豆二合,甘草二钱。

【主治】内蓄风热入肾,腰痛,大小便不通。

【用法】上加生姜七片引,水煎服。

19. 生附汤方（《仁斋直指方》）

【组成】附子(生用)、白术、茯苓、牛膝、厚朴、干姜、炙甘草,以上各一钱,炒苍术、杜仲(去皮,姜制,炒)各二钱。

【主治】受湿腰痛。

【用法】上作一服,水二盏,生姜三片,红枣二枚,煎至一盏,食前服。

20. 人参顺气散方（《仁斋直指方》）

【组成】人参、川芎、桔梗、白术、白芷、陈皮、枳壳、麻黄(去节)、乌药、白姜(炮)、炙甘草各一钱(一方,加五加皮一钱)。

【主治】气滞腰痛。

【用法】水二盏,煎至一盏,或为细末,食前用甘草汤调服。

21. 乳香趁痛散方（《仁斋直指方》）

【组成】虎胫骨(酒炙黄)、龟板(酒炙)各二两,骐竭、赤芍药、当归、没药、防风、自然铜(煅,醋粹,细研)、白附子(炮)、辣桂(去粗皮)、白芷、苍耳子(微炒)、骨碎补(炒,去毛)各三两,牛膝、天麻、槟榔、五加皮、羌活各一两。

【主治】打坠腰痛。加全蝎炒,脚气通用。

【用法】上末,每服一钱,温酒调下。

22. 麻黄苍术汤方（《东垣试效方》）

【组成】麻黄、泽泻、梢炒曲、白茯苓、橘皮各一钱,半夏、桂枝、草豆蔻、猪苓各半钱,黄芪三钱,杏仁十个,苍术、炙甘草各二钱。

【主治】寒湿所客,身体沉重,腰痛,面色萎黄不泽。

【用法】上作一服,水二盏,煎一盏,食前服。

23. 苍术汤方（《兰室秘藏》）

【组成】防风、黄柏各一钱,柴胡二钱,苍术三钱。

【主治】湿热腰腿疼痛。

【用法】上都作一服,水二大盏煎至一盏,去渣空心服。

【方论】防风(风能胜湿)、黄柏各一钱(始得之时寒也,久不愈,寒化为热,除湿止痛),柴胡二钱(行经),苍术(三钱)去湿止痛。

24. 独活汤方《兰室秘藏》

【组成】炙甘草二钱,羌活、防风、独活、大黄(煨)、泽泻、肉桂各三钱,当归梢、连翘各五钱,酒汉防己、酒黄柏各一两,桃仁三十个。

【主治】因劳役腰痛如折,沉重如山。

【用法】上㕮咀,每服五钱,酒半盏,水一大盏半,煎至一盏,去渣热服。

25. 地龙汤方(东垣)《兰室秘藏》

【组成】当归梢一分,中桂、地龙各四分,麻黄五分,苏木六分,独活、黄柏、甘草各一钱,羌活二钱,桃仁六个。

【主治】腰脊痛,或打扑损伤从高坠下,恶血在太阳经中令人腰脊痛。

【用法】上㕮咀,每服五钱,水二盏煎至一盏,去渣,温服食。

26. 滋肾丸方《卫生宝鉴》

【组成】黄柏、知母(均酒洗,焙)各二两,肉桂二钱。

【主治】下焦阴虚,脚膝软无力,阴汗,阴痿,足热不能履地,不渴而小便闭。

【用法】上为细末,熟水为丸,如芡实大。每服百丸,加至二百丸,百沸汤空心下。

【方论】《内经》曰:热者寒之。又云:肾恶燥,急食辛以润之。以黄柏之苦寒,泻热补水润燥,故以为君。以知母苦寒,泻肾火,故以为佐。肉桂辛热,寒因热用也。

27. 摩腰膏方《丹溪心法》

【组成】附子尖、乌头尖、南星各二钱半,朱砂、雄黄、樟脑、丁香各一钱半,干姜一钱,麝香大者五粒小则加之。

【主治】老人腰痛,妇人白带上为末。

【用法】蜜丸如龙眼大。每一丸,用生姜汁化开如浓粥,火上烘热,放掌上摩腰中,候药尽贴腰上,即烘绵衣缚定,腰热如火,间二日用一丸。

注:清代张璐认为此方有蜀椒,无朱砂,注曰:世本,无蜀椒,有朱砂误。

28. 调荣活络饮方《证治准绳》

【组成】川大黄、当归条、川牛膝(去芦,酒洗)、杏仁(去皮,研如泥)各二钱,赤芍药、红花、羌活、怀生地黄(酒洗)各一钱,川芎一钱半,桂枝三分。

【主治】失力腰闪,或跌扑瘀血,及大便不通而腰痛。

【用法】水一盅半,煎至八分,食前温服。

29. 左归丸方《景岳全书》

【组成】大怀熟八两,炒山药四两,枸杞四两,山茱萸肉四两,川牛膝(酒洗,蒸熟)三两(精滑者不用),菟丝子(制)二两,鹿胶(敲碎,炒珠)四两,龟胶(切碎,炒珠)四两(无火者不必用)。

【主治】真阴肾水不足,不能滋养营卫,渐至衰弱,或虚热往来,自汗盗汗,或神不守舍,血不归原,或虚损伤阴,或遗淋不禁,或气虚昏运,或眼花耳聋,或口燥舌干,或腰酸腿软,凡精髓内亏,津液枯涸等证,俱速宜壮水之主,以培左肾之元阴,而精血自充矣。

【用法】先将熟地蒸烂,杵膏,加炼蜜丸,桐子大。每食前用滚汤或淡盐汤送下百余丸。

30. 羌活汤方《医方集解》

【组成】羌活三钱,防风一钱半,甘草生熟各半钱,草豆蔻、黄柏、葛根各五分,砂仁一钱,陈皮六分,知母二钱半,黄芪二钱,苍术、升麻、独活、柴胡各一钱。

【主治】腰膝无力沉重。

【用法】上为粗末,作二服,水二盏,煎至一盏,去渣,空心服。

31. 六味丸方《冯氏锦囊秘录》

【组成】熟地黄八两,山茱萸肉、干山药各四两,牡丹皮、白茯苓、泽泻各三两。

【主治】肾精不足,发热作渴,小便淋闭,气壅咳嗽,头目眩晕,眼花耳聋,咽燥舌痛,齿牙不固,腰腿痿软,自汗盗汗,便血诸血,失音,水泛为痰,血虚发热等证,其功不能尽述。

【用法】上各另为末,和地黄膏,加炼蜜丸,桐子大。每服七八十丸,空心食前滚汤下。

32. 泽兰汤方《医学心悟》

【组成】泽兰三钱,丹皮、牛膝各二钱,桃仁(去皮尖,研)十粒,红花五分,当归尾五钱,广三七一钱,赤芍药一钱五分。

【主治】闪挫跌扑,瘀血内蓄,转侧若刀锥之刺。

【用法】水煎,热酒冲服。如二便不通,加酒蒸大黄三钱;凡跌扑伤重,便溺不通者,非大黄不救。若大便已通,则用广三七煎酒,或山羊血冲酒,青木香煎酒,随用一味,皆可立止疼痛。

(吕瑛)

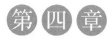

中成药与验方

一、内服中成药

（一）外邪侵袭所致腰痛

1. 骨痛丸（《新编国家中成药》）

【处方】川贝母，当归，地枫皮，独活，杜仲，防风，甘草，桂枝，红花，豹骨，蒺藜，鹿角胶，麻黄，没药，木瓜，牛膝，千年健，羌活，乳香，三七，浙贝母。

【功效与主治】追风散寒，活血止痛。用于受风受寒，腰腿疼痛，四肢麻木，周身窜痛。

【用法和用量】口服，每次3g，每日1次。

【注意事项】孕妇遵医嘱服用。

2. 透骨镇风丸（《实用中成药手册》）

【处方】香加皮，甘松，荆芥，关木通，天麻，白芷，青风藤，羌活，麻黄，防风，独活，苍术，僵蚕（麸炒），海桐皮，全蝎，木瓜，川乌（甘草、金银花制），木贼，细辛，麝香，白附子（矾制），干姜，吴茱萸（甘草制），丁香，山奈，肉豆蔻（煨），草果，肉桂，红豆蔻，八角茴香，高良姜，豆蔻，赤芍，牡丹皮，没药（醋制），川芎，莪术（醋制），牛膝，乳香（醋制），三棱（麸炒），血竭，自然铜（煅，醋淬），菟丝子，杜仲（炭），虎骨（油炙），当归，胡芦巴（盐炙），白芍，续断，巴戟天（甘草制），益智仁（盐炙），龟甲（沙烫，醋淬），黄芪，韭菜子，肉苁蓉（酒炙），大青盐，小茴香（盐炙），茯苓，五味子（醋制），甘草，龙骨（煅），白术（麸炒），人参，苦杏仁，陈皮，枳壳（麸炒），法半夏，广藿香，连翘，柏子仁，滑石，罂粟壳，乌药，厚朴（姜炙），天南星（矾制），桔梗，青皮（醋制），香附（醋制），远志（甘草制），川楝子，枳实，木香，砂仁，石楠藤，地骨皮，补骨脂（盐炙），熟地黄，鹿茸，草乌（甘草、金银花制），朱砂。

【功效与主治】疏风散寒，温通经络。用于风寒湿邪、痹阻经络引起的腰背疼痛，肢体麻木，筋骨软弱，半身不遂，跌打损伤，瘀血肿痛。

【用法和用量】口服。每次 1 丸,每日 2 次。

3. **杜仲壮骨丸**（《实用中成药手册》）

【处方】杜仲,白术,乌梢蛇,人参,桑枝,金铁锁,三七,木瓜,狗骨胶,细辛,续断,石楠藤,川芎,附片,淫羊藿,当归,黄芪,大血藤,秦艽,防风,威灵仙,独活,豹骨,寻骨风。

【功效与主治】益气健脾,养肝壮腰,活血通络,强筋健骨,祛风除湿。用于治疗风湿痹痛,筋骨无力,屈伸不利,步履艰难,腰膝疼痛,畏寒喜温等症。

【用法和用量】用酒或温开水送服。成人一次服 8～12 粒,12～13 岁服 6～8 粒,8～11 岁服 4～6 粒,每日 3 次。

【注意事项】湿热痹证,红肿热痛者忌用。

4. **健步强身丸**（《实用中成药手册》）

【处方】知母,黄柏,龟甲(醋淬),熟地,当归,白芍,黄芪(蜜炙)。

【功效与主治】补肾健骨,宣痹止痛。用于肝肾阴虚、风湿阻络引起的筋骨痿软,腰腿酸痛,足膝无力,行步艰难。

【用法和用量】淡盐汤或温开水送服。水蜜丸一次 6 g,大蜜丸一次 1 丸,每日 2 次。

【注意事项】痰证、痹证湿热阻络证者慎用。

5. **腰椎痹痛丸**（《实用中成药手册》）

【处方】五加皮,桑寄生,千年健,骨碎补,续断,独活,制草乌,威灵仙,秦艽,海风藤,萆薢,当归,白芷,桃仁,红花,赤芍,防风,防己,桂枝。

【功效与主治】壮筋骨,益气血,祛风除湿,除痹止痛。用于肝肾不足、寒湿阻络所致的腰椎痹痛,症见腰膝酸软,筋骨无力。

【用法和用量】口服。每次 2 g,每日 3 次。

【注意事项】不可过量、久服。

6. **大活络丸**（《新编国家中成药》）

【处方】安息香,白术,冰片,沉香,赤芍,大黄,当归,地龙,丁香,豆蔻,防风,甘草,葛根,骨碎补,贯众,广藿香,龟甲,何首乌,红参,豹骨,黄连,黄芩,僵蚕,两头尖,麻黄,没药,木香,牛黄,蕲蛇,羌活,青皮,全蝎,肉桂,乳香,麝香,熟地,松香,天麻,天南星,威灵仙,乌梢蛇,乌药,水牛角浓缩粉,细辛,香附,玄参,血竭,制草乌。

【功效与主治】祛风止痛,除湿豁痰,舒筋活络。用于脑卒中痰厥引起的瘫痪,足痿痹痛,筋脉拘急,腰腿疼痛及跌打损伤,行走不便,胸痹等症。

【用法和用量】温黄酒或温开水送服,每次1丸,每日1~2次。

7. 二仙丸(《新编国家中成药》)

【处方】苍术,杜仲,六神曲,木耳,牛膝,升麻,生草乌,生川乌。

【功效与主治】除湿祛风,温经散寒,定痛止麻。用于寒湿痹痛之腰腿疼痛,拘挛痿软,行步艰难,手足麻木。

【用法和用量】口服,每次10g,每日2次。

8. 活血应痛丸(《新编国家中成药》)

【处方】苍术,陈皮,狗脊,没药,威灵仙,香附,制草乌。

【功效与主治】壮筋骨,活血脉,祛风利湿。用于血脉凝滞,腰腿疼痛,风湿麻木,关节酸痛,行步艰难。

【用法和用量】口服,每次1丸,每日2次。

9. 健步壮骨丸(《新编国家中成药》)

【处方】白芍,豹骨,补骨脂,当归,独活,杜仲,防风,茯苓,附子,枸杞子,龟甲,黄柏,黄芪,木瓜,牛膝,羌活,秦艽,人参,石菖蒲,熟地,酸枣仁,锁阳,菟丝子,续断,远志,知母。

【功效与主治】补益肝肾,祛风散寒,除湿通络。用于肝肾不足,寒湿阻络之久痹,腰膝酸痛,肢软乏力,关节疼痛,阴冷加重。

【用法和用量】口服,每次1丸,每日2次。

10. 天麻丸[《中华人民共和国药典(第一部)》(2020年版)]

【处方】天麻,羌活,独活,盐杜仲,牛膝,粉草薢,附子(黑顺片),当归,地黄,玄参。

【功效与主治】祛风除湿,通络止痛,补益肝肾。用于风湿瘀阻、肝肾不足所致的痹病,症见肢体拘挛、手足麻木、腰腿酸痛。

【用法和用量】口服。水蜜丸一次6g,小蜜丸一次9g,大蜜丸一次1丸,每日2~3次。

【注意事项】孕妇慎用。

11. 腰腿痛丸（《实用中成药手册》）

【处方】麻黄,红参,木瓜,马钱子粉,羌活,独活,豹骨（制）,防风,杜仲炭,鸡血藤,乳香（制）,没药（制）,鹿茸,牛膝,甘草,地枫皮,千年健。

【功效与主治】强筋壮骨,舒筋活血。用于气血双亏、风寒湿邪侵袭所致的腰腿酸软、肢体麻木等症。

【用法和用量】口服。每次10粒,每日2次,体弱者酌减。

12. 马钱子散[《中华人民共和国药典(第一部)》(2020年版)]

【处方】制马钱子,地龙（焙黄）。

【功效与主治】祛风湿,通经络。用于风湿闭阻所致的痹病,症见关节疼痛、臂痛腰痛、肢体肌肉萎缩。

【用法和用量】每晚用黄酒或开水送服。一次0.2 g,如无反应,可增至0.4 g,最大服量不超过0.6 g;老幼及体弱者酌减。

【注意事项】本品含毒性药,不可多服。服药后约1 h可能出现汗出周身、发痒、哆嗦等反应,反应严重者可请医生处理。13岁以下儿童、孕妇及身体虚弱者,心脏病、严重气管炎、单纯性高血压患者禁服。忌食生冷食物。

13. 马钱子散（《新编国家中成药》）

【处方】半枫荷,杜仲藤,狗脊,黑老虎根,鸡血藤,金樱子,龙须藤,马鬃蛇,牛大力,千斤拔,桑寄生,山苍子,走马胎。

【功效与主治】祛风湿,通经络,消肿痛,强筋骨。用于腰肌劳损,风湿之腰腿痛、关节痛。

【用法和用量】口服,每次15～30 mL,每日2次。

【注意事项】孕妇忌服。

14. 老鹳草膏（《常用中成药》）

【处方】老鹳草。

【功效与主治】祛风,散寒,除湿。风寒湿痹均可服用。

【用法和用量】每日服2次,每次服一两,温开水冲服。

15. 桂龙药膏（《新编国家中成药》）

【处方】白芷,川芎,大芦,当归藤,高山龙,过岗龙,黑老虎根,红杜仲,红药,黄精,九牛力,老鸦嘴,牛大力,千斤拔,青藤,肉桂叶,三爪龙,砂仁,狮子尾,首乌藤,四方藤,土茯苓,土甘草,土生地,万筋藤,温姜,五爪龙,玉郎伞。

【功效与主治】祛风除湿,舒筋活络,温肾补血。用于风湿骨痛,慢性腰腿痛,肾阳不足及气血亏虚引起的贫血,失眠多梦、气短,心悸,多汗,畏食,腹胀,尿频等症。

【用法和用量】口服,每支分 10 次服,丸状每次 1 丸,每日 2 次。冲酒或开水溶解后服。

16. 桂龙药酒《新编国家中成药》

【处方】白芷,川芎,大芦,当归藤,高山龙,过岗龙,黑老虎根,红杜仲,红药,黄精,九牛力,老鸦嘴,牛大力,千斤拔,青藤,肉桂叶,三爪龙,砂仁,狮子尾,首乌藤,四方藤,土茯苓,土甘草,土生地,万筋藤,温姜,五爪龙,玉郎伞。

【功效与主治】祛风除湿,舒筋活络,温肾补血。用于风湿骨痛,慢性腰腿痛,肾阳不足、气血亏虚引起的贫血、失眠多梦、气短、心悸、多汗、畏食、腹胀、尿频等症。

【用法和用量】口服,每次 40～50 mL,每日 2 次。

17. 痹通药酒《新编国家中成药》

【处方】当归,丁香,高良姜,制草乌。

【功效与主治】温经止痛,活血祛风。用于风湿麻木,腰背冷痛,风湿、类风湿关节炎,坐骨神经痛,骨质增生等。

【用法和用量】口服,每次 5 mL,每日 2 次,早晚空腹服。

18. 蕲蛇风湿酒《新编国家中成药》

【处方】白芍,侧柏叶,称钩风,川牛膝,大血藤,当归,杜仲,甘草,狗脊,桂枝,麻口皮子药,马尾松根,木瓜,蕲蛇,桑枝,石楠藤,熟地,续断,淫羊藿。

【功效与主治】祛风除湿,通经活络。用于风湿痹痛,骨节疼痛,四肢麻木,屈伸不利,腰膝酸软,风湿性关节炎,腰肌劳损,跌打损伤后期。

【用法和用量】口服,一次 15～30 mL,每日 2 次。

19. 风湿痛药酒《实用中成药手册》

【处方】石楠藤,麻黄,枳壳,桂枝,蚕沙,黄精,陈皮,厚朴,苦杏仁,泽泻,山药,苍术,牡丹皮,川芎,白术,白芷,木香,石耳,羌活,小茴香,猪牙皂,补骨脂,香附,菟丝子,没药,当归,乳香。

【功效与主治】祛风除湿,活络止痛。用于风湿骨痛,手足麻木,腰痛腿痛,跌打损伤。

【用法和用量】口服。每次 10～15 g,每日 2 次。

【注意事项】阴虚火旺、阳亢风动者忌用。高血压、心脏病患者、脾胃虚弱者慎用。对酒精过敏者忌服。

20. 冯了性风湿跌打药酒[《中华人民共和国药典(第一部)》(2020 年版)]

【处方】丁公藤,桂枝,麻黄,羌活,当归,川芎,白芷,补骨脂,乳香,猪牙皂,陈皮,苍术,厚朴,香附,木香,枳壳,白术,山药,黄精,菟丝子,小茴香,苦杏仁,泽泻,五灵脂,蚕沙,牡丹皮,没药。

【功效与主治】祛风除湿,活血止痛。用于风寒湿痹,手足麻木,腰腿酸痛,跌仆损伤,瘀滞肿痛。

【用法和用量】口服,一次 10～15 mL,每日 2～3 次。外用,擦于患处;若有肿痛黑瘀,用生姜捣碎炒热,加入药酒适量,擦患处。

【注意事项】孕妇禁内服,忌擦腹部。

21. 国公酒[《中华人民共和国药典(第一部)》(2020 年版)]

【处方】当归,羌活,牛膝,防风,独活,牡丹皮,广藿香,槟榔,麦冬,陈皮,五加皮,姜厚朴,红花,制天南星,枸杞子,白芷,白芍,紫草,盐补骨脂,醋青皮,炒白术,川芎,木瓜,栀子,麸炒苍术,麸炒枳壳,乌药,佛手,玉竹,红曲。

【功效与主治】散风祛湿,舒筋活络。用于风寒湿邪闭阻所致的痹病,症见关节疼痛、沉重、屈伸不利、手足麻木、腰腿疼痛;也用于经络不和所致的半身不遂、口眼歪斜、下肢痿软、行走无力。

【用法和用量】口服。每次 10 mL,每日 2 次。

【注意事项】孕妇忌服。

22. 五加皮药酒(《常用中成药》)

【处方】白酒,冰糖,玉竹,党参,姜黄,五加皮,陈皮,菊花,红花,牛膝,白术,白芷,当归,青风藤,川芎,威灵仙,木瓜,海风藤,檀香,肉豆蔻等。

【主治】祛风除湿,舒筋活血。用于筋骨素弱,复感外邪,症见肢体疼痛,筋骨无力,四肢麻木,行不艰难,腰膝疼痛。

【用法和用量】每服 15～30 g,温服,每日 3 次。

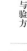

【注意事项】孕妇忌服。

23. 风湿骨痛胶囊 [《中华人民共和国药典(第一部)》(2020年版)]

【处方】制川乌,制草乌,红花,甘草,木瓜,乌梅,麻黄。

【功效与主治】温经散寒,通络止痛。用于寒湿闭阻经络所致的痹病,症见腰脊疼痛,四肢关节冷痛;风湿性关节炎见以上证候者。

【用法和用量】口服。每次2～4粒,每日2次。

【注意事项】本品含毒性药,不可多服;孕妇忌服。

24. 祛风止痛片 [《中华人民共和国药典(第一部)》(2020年版)]

【处方】老鹳草,槲寄生,续断,威灵仙,独活,制草乌,红花。

【功效与主治】祛风湿,补肝肾,壮筋骨。用于风寒湿邪闭阻、肝肾亏虚所致的痹病,症见关节肿胀,腰膝疼痛,四肢麻木。

【用法和用量】口服。每次6片,每日2次。

【注意事项】孕妇忌服。

25. 骨刺消痛片(胶囊) (《实用中成药手册》)

【处方】制川乌,制草乌,秦艽,白芷,甘草,粉萆薢,穿山龙,薏苡仁,天南星(制),红花,当归,徐长卿。

【功效与主治】祛风止痛。用于风湿痹阻、瘀血阻络所致的痹病,症见关节疼痛,腰腿疼痛,屈伸不利;骨性关节炎、风湿性关节炎、风湿痛见上述证候者。

【用法和用量】片剂:口服。每次4片,每日2～3次。胶囊剂:口服。每次4粒,每日2～3次。

【注意事项】湿热痹证忌用。本品不可过量服用。

26. 根痛平颗粒 [《中华人民共和国药典(第一部)》(2020年版)]

【处方】白芍,葛根,桃仁,红花,乳香(醋炙),没药(醋炙),续断,烫狗脊,伸筋草,牛膝,地黄,甘草。

【功效与主治】活血,通络,止痛。用于风寒阻络所致颈、腰椎病,症见肩颈疼痛、活动受限、上肢麻木。

【用法和用量】开水冲服。每次1袋,每日2次。饭后服用。或遵医嘱。

【注意事项】本品对胃肠道有轻度刺激作用,宜饭后服用。孕妇忌用。

27. 腰痛宁胶囊[《中华人民共和国药典(第一部)》(2020 年版)]

【处方】马钱子粉(调制),蝱虫,川牛膝,甘草,麻黄,乳香(醋制),没药(醋制),全蝎,麸炒僵蚕,麸炒苍术。

【功效与主治】消肿止痛,疏散寒邪,温经通络。用于寒湿瘀阻经络所致的腰椎间盘突出症、坐骨神经痛、腰肌劳损、腰肌纤维炎、风湿性关节痛,症见腰腿痛、关节痛及肢体活动受限者。

【用法和用量】黄酒兑少量温开水送服。每次 4～6 粒,每日 1 次。睡前 0.5 h 服或遵医嘱。

【注意事项】孕妇及儿童禁用;心脏病、高血压及脾胃虚寒者慎用;不可过量久服。

28. 寄生追风液(《实用中成药手册》)

【处方】独活,白芍,槲寄生,熟地,杜仲(炒),牛膝,秦艽,桂枝,防风,细辛,党参,甘草,当归,川芎,茯苓。

【功效与主治】补肝肾,祛风湿,止痹痛。用于肝肾两亏,风寒湿痹,腰膝冷痛,屈伸不利;风湿性关节炎、腰肌劳损、跌打损伤后期见上述证候者。

【用法和用量】口服。一次 20～30 mL,每日 2～3 次。

【注意事项】舌红口苦,烦热心悸,湿热闭阻,关节红肿热痛者禁用。

29. 痹祺胶囊[《中华人民共和国药典(第一部)》(2020 年版)]

【处方】马钱子粉,地龙,党参,茯苓,白术,川芎,丹参,三七,牛膝,甘草。

【功效与主治】益气养血,祛风除湿,活血止痛。用于气血不足,风湿瘀阻,肌肉关节酸痛,关节肿大、僵硬变形或肌肉萎缩,气短乏力;风湿性、类风湿关节炎,腰肌劳损,软组织损伤属上述证候者。

【用法和用量】口服。每次 4 粒,每日 2～3 次。

【注意事项】孕妇禁服。

30. 过岗龙片(《新编国家中成药》)

【处方】过岗龙。

【功效与主治】祛风除湿,活络止痛。用于风湿性关节炎,腰腿痛,四肢

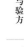

痹痛,大骨节病等。

【用法和用量】口服,每次 5 片,每日 3 次。

31. 活络健身液《新编国家中成药》

【处方】春根藤,当归,狗脊,鸡血藤,两面针,牛膝,千斤拔,五加皮,豨莶草,异型南五味子。

【功效与主治】祛风除湿,活血通络,止痹痛,强腰膝。用于筋络不舒,四肢麻痹,风湿关节痛,腰肌劳损。

【用法和用量】口服,每次 25～35 mL,每日 2～3 次。

【注意事项】孕妇忌服。

32. 加味天麻胶囊《新编国家中成药》

【处方】萆薢,穿山龙,当归,地枫皮,地黄,独活,杜仲,附子,鹿骨,木瓜,牛膝,千年健,羌活,天麻,玄参。

【功效与主治】强筋骨,祛风湿,舒筋通络,活血止痛。用于风中经络引起的风湿痹痛,肢体拘挛,手足麻木,腰腿酸痛等症。

【用法和用量】口服,每次 6 粒,每日 2 次。

33. 抗风湿液《新编国家中成药》

【处方】半枫荷,豺皮樟,黑老虎根,虎杖,鸡血藤,两面针,路路通,毛冬青,牛大力,七叶莲,千斤拔,香加皮,血风根。

【功效与主治】祛风祛湿,活血通络,壮腰健膝。用于慢性风湿性关节炎,类风湿关节炎,腰腿痛,坐骨神经痛,四肢酸痹及腰肌劳损等症。

【用法和用量】口服,每次 10～20 mL,每日 1～2 次。

34. 独活寄生合剂［《中华人民共和国药典(第一部)》(2020 年版)］

【处方】独活,桑寄生,秦艽,防风,细辛,当归,白芍,川芎,熟地,盐杜仲,川牛膝,党参,茯苓,甘草,桂枝。

【功效与主治】养血舒筋,祛风除湿,补益肝肾。用于风寒湿闭阻、肝肾两亏、气血不足所致的痹病,症见腰膝冷痛、屈伸不利。

【用法和用量】口服。一次 15～20 mL,每日 3 次,用时摇匀。

【注意事项】孕妇慎用。

（二）气滞血瘀所致腰痛

1. 止痛紫金丸［《中华人民共和国药典（第一部）》（2020年版）］

【处方】丁香，血竭，当归，熟大黄，木香，儿茶，红花，骨碎补（烫），虻虫，乳香（制），没药（制），赤芍，自然铜（煅），甘草。

【功效与主治】舒筋活血，消瘀止痛。用于跌打损伤，闪腰岔气，瘀血作痛，筋骨疼痛。

【用法和用量】口服。每次1丸，每日2次。

【注意事项】孕妇忌服。

2. 腰痛丸（片）［《中华人民共和国药典（第一部）》（2020年版）］

【处方】杜仲叶（盐炒），盐补骨脂，狗脊（制），续断，当归，赤芍，炒白术，牛膝，泽泻，肉桂，乳香（制），虻虫（酒炒）。

【功效与主治】补肾活血，强筋止痛。用于肾阳不足、瘀血阻络所致的腰痛及腰肌劳损。

【用法和用量】用盐水送服。丸剂：每次9g，每日2次。片剂：每次6片，每日3次。

【注意事项】孕妇禁用；阴虚火旺及实热者慎用。

3. 接骨丸（《实用中成药手册》）

【处方】甜瓜子，虻虫，地龙（广地龙），桂枝（炒），郁金，骨碎补，续断，自然铜（煅，醋淬），马钱子粉。

【功效与主治】活血散瘀，消肿止痛。用于跌打损伤，青紫肿痛，闪腰岔气，筋断骨折，瘀血肿痛。

【用法和用量】口服。每次3g，每日2次。

【注意事项】不可过服、久服。

4. 壮骨关节丸［《中华人民共和国药典（第一部）》（2020年版）］

【处方】狗脊，淫羊藿，独活，骨碎补，续断，补骨脂，桑寄生，鸡血藤，熟地，木香，乳香（醋炙），没药（醋炙）。

【功效与主治】补益肝肾，养血活血，舒筋活络，理气止痛。用于肝肾不足、血瘀气滞、脉络痹阻所致的骨性关节炎、腰肌劳损，症见关节肿胀、疼痛、麻木、活动受限。

【用法和用量】口服。浓缩丸每次 10 丸,水丸每次 6 g,每日 2 次。早晚饭后服用。

【注意事项】① 本品可能引起肝损伤。② 肝功能不全、孕妇及哺乳期妇女禁用。③ 在治疗期间应注意肝功能监测,如发现肝功能异常,应立即停药,并采取相应的处理。④ 应在医生指导下严格按照适应证使用,避免大剂量、长疗程服用。

5. **嶂峒丸**(《新编国家中成药》) ·············

【处方】阿魏,冰片,大黄,儿茶,没药,牛黄,乳香,三七,山羊血,麝香,藤黄,天竺素,雄黄,血竭。

【功效与主治】活血祛瘀,消肿止痛。用于跌打损伤,瘀血肿痛,闪腰岔气,外治痈肿疮毒。

【用法和用量】嚼碎后温开水或黄酒送服,每日 1 丸,外用酒磨涂患处。

【注意事项】本品有毒,服用不可过量。孕妇忌服。

6. **舒筋活血定痛散**[《中华人民共和国药典(第一部)》(2020 年版)] ·············

【处方】乳香(醋炙),没药(醋炙),当归,红花,醋延胡索,血竭,醋香附,煅自然铜,骨碎补。

【功效与主治】舒筋活血,散瘀止痛。用于跌打损伤,闪腰岔气,伤筋动骨,血瘀肿痛。

【用法和用量】温黄酒或温开水冲服。每次 6 g,每日 2 次;外用白酒调敷患处。

【注意事项】孕妇禁用;脾胃虚弱者慎用。

7. **跌打活血散**[《中华人民共和国药典(第一部)》(2020 年版)] ·············

【处方】红花,当归,血竭,三七,烫骨碎补,续断,乳香(炒),没药(炒),儿茶,大黄,冰片,䗪虫。

【功效与主治】舒筋活血,散瘀止痛。用于跌打损伤,瘀血疼痛,闪腰岔气。

【用法和用量】口服,温开水或黄酒送服,每次 3 g,每日 2 次。外用,以黄酒或醋调敷患处。

【注意事项】皮肤破伤处不宜敷；孕妇禁用。

8. **回生第一散**《新编国家中成药》

【处方】当归尾，乳香，麝香，䗪虫，血竭，朱砂，自然铜。

【功效与主治】活血散瘀，消肿止痛。用于跌打损伤，闪腰岔气，伤筋动骨，皮肤青肿，血瘀疼痛。

【用法和用量】用温黄酒或温开水送服，每次1g，每日2～3次。

9. **回生第一丹(胶囊)**《实用中成药手册》

【处方】䗪虫，血竭，当归，乳香(醋制)，自然铜(煅，醋淬)，麝香，朱砂。

【功效与主治】活血散瘀、消肿止痛。用于跌打损伤，闪腰岔气，伤筋动骨，皮肤青肿，血瘀疼痛。

【用法和用量】丹剂：口服。用温黄酒或温开水送服，每次1g，每日2～3次。胶囊剂：用温黄酒或温开水送服，每次5粒，每日2～3次。

【注意事项】不可过量、久服。

10. **安阳壮骨药酒**《新编国家中成药》

【处方】八角茴香，白术，白芷，补骨脂，蚕沙，苍术，草果，川牛膝，川芎，当归，地枫皮，地龙，独活，杜仲，法半夏，防风，佛手，甘草，枸杞子，桂枝，红花，花椒，荆芥，桔梗，鹿茸，没药，木瓜，木香，千年健，茜草，羌活，秦艽，青皮，人参，肉桂，乳香，桑枝，砂仁，山柰，熟地，桃仁，天麻，菟丝子，威灵仙，五加皮，细辛，续断，油松节，泽泻，枳壳，制草乌，制川乌。

【功效与主治】祛风除湿，活血止痛，强筋壮骨。用于半身不遂，左瘫右痪，周身麻木，腰腿疼痛，肢体拘挛，跌打损伤，风湿诸疼。

【用法和用量】饭前服用，强壮者每次6～12g，虚弱者每次3～6g，每日2次。

11. **古楼山跌打酒**《新编国家中成药》

【处方】白芷，补骨脂，沉香，川芎，当归尾，豆蔻，杜仲，莪术，甘草，高良姜，骨碎补，桂枝，红花，琥珀，桔梗，刘寄奴，没药，木瓜，牛膝，乳香，三棱，三七，桃仁，威灵仙，香附，续断，血竭，延胡索，郁金，犀兰，枳壳，自然铜。

【功效与主治】舒筋活血，散瘀止痛。用于跌打损伤，瘀积肿痛，筋骨扭痛，腰肌劳损。

【用法和用量】口服,每次 25～35 mL,每日 2 次。

【注意事项】孕妇禁服。

12. 古楼山跌打丸(《新编国家中成药》)

【处方】白芷,补骨脂,沉香,川芎,当归尾,豆蔻,杜仲,莪术,甘草,高良姜,骨碎补,桂枝,红花,琥珀,桔梗,没药,木瓜,南刘寄奴,牛膝,乳香,三棱,三七,桃仁,威灵仙,香附,续断,血竭,延胡索,郁金,泽兰,枳壳,自然铜。

【功效与主治】舒筋活血,散寒止痛。用于跌打损伤,瘀积肿痛,筋骨扭痛,腰肌劳损。

【用法和用量】口服,每次 1 丸,每日 2 次。

13. 盘龙七药酒(《新编国家中成药》)

【处方】八里麻,白毛七,草乌,川乌,丹参,当归,杜仲,过山龙,红花,红曲,老鼠七,络石藤,没药,木香,牛膝,龙七,秦艽,青蛙七,乳香,伸筋草,铁棒锤,五加皮,缬草,羊角七,支柱蓼,重楼,珠子参,竹根七,壮筋丹,祖司麻。

【功效与主治】活血化瘀,祛风除湿,消肿止痛。用于风湿性关节炎,跌打损伤,腰肌劳损,软组织损伤。

【用法和用量】口服,每次 15～25 mL,每日 2 次。

【注意事项】孕妇忌服,高血压、心脏病患者慎用。

14. 伤痛宁片[《中华人民共和国药典(第一部)》(2020 年版)]

【处方】制乳香,制没药,甘松,醋延胡索,细辛,醋香附,山奈,白芷。

【功效与主治】散瘀止痛。用于跌打损伤,闪腰挫气,症见皮肤青紫、瘀斑、肿胀、疼痛、活动受限。

【用法和用量】口服。每次 5 片,每日 2 次。

【注意事项】孕妇忌服。

15. 舒筋活血片(《实用中成药手册》)

【处方】红花,香附(制),狗脊(制),香加皮,络石藤,伸筋草,泽兰叶,槲寄生,鸡血藤,自然铜(煅)。

【功效与主治】舒筋活络,活血散瘀。用于筋骨疼痛,肢体拘挛,腰背酸痛,跌打损伤。

【用法和用量】口服。每次 5 片,每日 3 次。

16. 腰痹通胶囊[《中华人民共和国药典(第一部)》(2020 年版)]

【处方】三七,川芎,延胡索,白芍,牛膝,狗脊,熟大黄,独活。

【功效与主治】活血化瘀,祛风除湿,行气止痛。用于血瘀气滞、脉络闭阻所致腰痛,症见腰腿疼痛、痛有定处、痛处拒按、轻者俯仰不便、重者剧痛不能转侧;腰椎间盘突出症见上述证候者。

【用法和用量】口服。每次 3 粒,每日 3 次,宜饭后服用。30 日为 1 个疗程。

【注意事项】孕妇忌服;消化性溃疡患者慎服或遵医嘱。

17. 伤科接骨片[《中华人民共和国药典(第一部)》(2020 年版)]

【处方】红花,䗪虫,朱砂,马钱子粉,炙没药,三七,炙海星,炙鸡骨,冰片,煅自然铜,炙乳香,甜瓜子。

【功效与主治】活血化瘀,消肿止痛,舒筋壮骨。用于跌打损伤,闪腰岔气,筋伤骨折,瘀血肿痛。

【用法和用量】口服。成人一次 4 片,10～14 岁儿童每次 3 片,每日 3 次。以温开水或温黄酒送服。

【注意事项】① 本品不可随意增加服量,增加时,需遵医嘱。② 孕妇忌服。③ 十岁以下儿童禁服。

18. 骨折挫伤胶囊[《中华人民共和国药典(第一部)》(2020 年版)]

【处方】猪骨,炒黄瓜子,煅自然铜,红花,大黄,当归,醋乳香,醋没药,血竭,䗪虫。

【功效与主治】舒筋活络,消肿散瘀,接骨止痛。用于跌打损伤,扭腰岔气,筋伤骨折属于瘀血阻络者。

【用法和用量】用温黄酒或温开水送服。每次 4～6 粒,每日 3 次;小儿酌减。

【注意事项】孕妇禁服。

19. 跌打片(《新编国家中成药》)

【处方】白芍,北刘寄奴,赤芍,当归,防风,甘草,骨碎补,关木通,红花,姜黄,桔梗,没药,牡丹皮,乳香,三棱,三七,苏木,桃仁,甜瓜子,䗪虫,续断,血竭,枳实,自然铜。

【功效与主治】活血化瘀,消肿止痛。用于跌打损伤,筋断骨折,瘀血肿痛,闪腰岔气。

【用法和用量】口服,每次 4～8 片,每日 2～3 次。

20. **活络镇痛片**《《新编国家中成药》》

【处方】白芷,当归,防风,红花,天南星。

【功效与主治】舒筋活血,消瘀止痛。用于闪腰岔气,瘀血作痛,筋骨疼痛,腰痛、腿痛。

【用法和用量】口服,每次 4 片,每日 3 次。

21. **活血舒筋酊**《《新编国家中成药》》

【处方】川芎,当归,桂枝,红花,红曲,老鹳草,木瓜,牛膝,千年健,茜草,秦艽,生草乌,生川乌,威灵仙,香加皮,续断。

【功效与主治】舒筋活络,祛寒散瘀。用于腰腿疼痛,手足麻木,风湿性关节炎。

【用法和用量】口服,一次 10～15 mL,每日早晚各服 1 次。

(三) 肾亏体虚所致腰痛

1. **全鹿丸**[《中华人民共和国药典(第一部)》(2020 年版)]

【处方】全鹿干,锁阳(酒炒),党参,地黄,牛膝,熟地黄,楮实子,菟丝子,山药,盐补骨脂,枸杞子(盐水炒),川芎(酒炒),肉苁蓉,酒当归,巴戟天,炙甘草,天冬,五味子(蒸),麦冬,炒白术,覆盆子,盐杜仲,芡实,花椒,茯苓,陈皮,炙黄芪,小茴香(酒炒),盐续断,青盐,胡芦巴(酒炒),沉香。

【功效与主治】补肾填精,健脾益气。用于脾肾两亏所致的老年腰膝酸软、神疲乏力、畏寒肢冷、尿次频数、崩漏带下。

【用法和用量】口服。每次 6～9 g(水蜜丸,每 40 丸重 3 g);每次 2 丸(大蜜丸,每丸重 6 g);每次 1 丸(大蜜丸,每丸重 12.5 g)。每日 2 次。

【注意事项】阴虚火旺者禁用。

2. **金匮肾气丸**《《新编国家中成药》》

【处方】车前子,地黄,茯苓,附子,桂枝,牡丹皮,牛膝,山药,山茱萸,泽泻。

【功效与主治】温补肾阳,化气行水。用于肾虚水肿,腰膝酸软,小便不利,畏寒肢冷。

【用法和用量】口服,水蜜丸每次 4～5 g(20～25 粒),大蜜丸每次 1 丸,每日 2 次。

3. 青娥丸[《中华人民共和国药典(第一部)》(2020 年版)]

【处方】盐杜仲,盐补骨脂,核桃仁(炒),大蒜。

【功效与主治】补肾强腰。用于肾虚腰痛,起坐不利,膝软乏力。

【用法和用量】口服。水蜜丸每次 6～9 g,大蜜丸每次 1 丸,每日 2～3 次。

4. 海马补肾丸(《实用中成药手册》)

【处方】熟地,鲜雀肉(带头,去嘴、爪),驴肾,狗肾,鹿筋,干海米,附子(制),肉苁蓉(酒制),覆盆子,母丁香,淫羊藿(炙),山药,党参,核桃仁,补骨脂(盐制),茴香(盐制),菟丝子,沙苑子(盐炒),当归,山茱萸(酒制),牛膝,枸杞子,五味子(酒制),茯苓,人参,鹿茸,黄芪,龙骨(煅),海马,海蛆,狗脊,肉桂,甘草,蛤蚧,豹骨(制),杜仲(炭)。

【功效与主治】滋阴补肾,强壮健脑。用于身体衰弱,气血两亏,肾气不足,面黄肌瘦,心跳气短,腰酸腿痛,健忘虚喘。

【用法和用量】口服。每次 10 粒,每日 2 次。

5. 六味地黄丸(浓缩丸)[《中华人民共和国药典(第一部)》(2020 年版)]

【处方】熟地,酒萸肉,牡丹皮,山药,茯苓,泽泻。

【功效与主治】滋阴补肾。用于肾阴亏损,头晕耳鸣,腰膝酸软,骨蒸潮热,盗汗遗精,消渴。

【用法和用量】口服。水丸每次 5 g,水蜜丸每次 6 g,小蜜丸每次 9 g、大蜜丸每次 1 丸,每日 2 次。浓缩丸每次 8 丸,每日 3 次。

6. 左归丸(《实用中成药手册》)

【处方】枸杞子,龟板胶,鹿角胶,牛膝,山药,山茱萸,熟地,菟丝子。

【功效与主治】滋阴补肾。用于真阴不足,腰酸膝软,盗汗遗精,神疲口燥。

【用法和用量】口服。每次 9 g,每日 2 次。

【注意事项】肾阳亏虚、命门火衰、阳虚腰痛者慎用。外感寒湿、湿热或跌仆外伤、气滞血瘀所致腰痛者忌用。

7. 归芍地黄丸[《中华人民共和国药典(第一部)》(2020 年版)]

【处方】当归,酒白芍,熟地,酒萸肉,牡丹皮,山药,茯苓,泽泻。

【功效与主治】滋肝肾,补阴血,清虚热。用于肝肾两亏,阴虚血少,头晕目眩,耳鸣咽干,午后潮热,腰腿酸痛,足跟疼痛。

【用法和用量】口服。水蜜丸每次 6 g,小蜜丸每次 9 g,大蜜丸每次 1 丸,每日 2～3 次。

8. 桂附地黄丸[《中华人民共和国药典(第一部)》(2020 年版)]

【处方】肉桂,附子(制),熟地,酒萸肉,牡丹皮,山药,茯苓,泽泻。

【功效与主治】温补肾阳。用于肾阳不足,腰膝酸冷,肢体水肿,小便不利或反多,痰饮喘咳,消渴。

【用法和用量】口服。水蜜丸每次 6 g,小蜜丸每次 9 g,大蜜丸每次 1 丸,每日 2 次。

9. 媚灵丸(《新编国家中成药》)

【处方】蚕蛾油,蚕蛾渣,海龙,蛇床子,菟丝子。

【功效与主治】补肝益肾,壮阳固精,温脾助肾,强筋壮骨。用于阳痿不举,性功能减退,白浊遗精,腰膝酸痛,精神不振,失眠等。

【用法和用量】口服,每日 2 次,每次甲丸 2 丸,乙丸 3 丸,早晚用淡盐水或白开水送服。

10. 百补增力丸(《实用中成药手册》)

【处方】六神曲(麸炒),陈皮,白芍,麦芽,苍术(米泔水制),谷芽(炒),山楂,枳壳,法半夏,川芎,厚朴(姜制),香附(醋炒),茯苓,甘草,鹿角霜,泽泻,人参,大黄(炭),棕板(炭),山药,附子,荷叶,栀子(姜制),侧柏叶(炭),山茱萸(酒制),当归,大蓟,小蓟,白茅根,牡丹皮,白术(麸炒),肉桂,茜草,紫河车,黄芪(蜜炙),黄芩,党参。

【功效与主治】开胃健脾,益气养血。用于肾水不足、脾胃失和引起的自汗盗汗,腰腿疼痛,精神疲倦,劳伤过度,咳嗽咯血,食欲不振,消化不良。

【用法和用量】口服。每次 1～2 丸,每日 2 次。

11. 抗骨质增生丸（《实用中成药手册》）

【处方】熟地,鸡血藤,淫羊藿,骨碎补,狗脊(盐制),女贞子(盐制),肉苁蓉(蒸),牛膝,莱菔子(炒)。

【功效与主治】补腰肾,强筋骨,活血,利气,止痛。用于增生性脊椎炎(肥大性胸椎、腰椎炎)、颈椎综合征、骨刺等骨质增生症。

【用法和用量】口服。小蜜丸每次 3 g,大蜜丸每次 1 丸,每日 3 次。

12. 八味肾气丸（《新编国家中成药》）

【处方】茯苓,附子,牡丹皮,肉桂,山药,熟地,五味子,泽泻。

【功效与主治】温补肾阳。用于肾阳不足,腰痛膝软,消渴水肿,肾虚咳喘,小便频数,大便溏泻。

【用法和用量】口服,每次 1 丸,每日 2 次。

13. 补肾丸（《新编国家中成药》）

【处方】白芍,干姜,枸杞子,龟甲,黄柏,熟地,锁阳,天冬,五味子,知母。

【功效与主治】锁阳固精,滋阴补肾。用于肾水不足,阴虚阳亢,头晕咳嗽,腰膝酸痛,梦遗滑精。

【用法和用量】空腹盐水送服,每次 1 丸,每日 2 次。

14. 补益地黄丸[《中华人民共和国药典(第一部)》(2020 年版)]

【处方】熟地,盐车前子,菟丝子,诃子(去核),麸炒枳壳,地骨皮,牛膝,茯苓。

【功效与主治】滋阴补气,益肾填精。用于脾肾两虚,腰痛脚重,四肢水肿,行步艰难,疲乏无力。

【用法和用量】口服。每次 1 丸,每日 2 次。

15. 金锁固精丸（《新编国家中成药》）

【处方】莲须,莲子,龙骨,牡蛎,芡实,沙苑子。

【功效与主治】固肾涩精。用于肾虚不固,遗精滑泄,神疲乏力,四肢酸软,腰痛耳鸣。

【用法和用量】空腹用淡盐水或温开水送服,每次 9 g,每日 2 次。

16. 脾肾两助丸（《新编国家中成药》）

【处方】白芍,白术,半夏,补骨脂,陈皮,川贝母,川芎,当归,党参,杜仲,茯苓,甘草,枸杞子,黄芪,鸡内金,九节菖蒲,款冬花,麦冬,牛膝,牵牛子,肉苁蓉,山药,山茱萸,使君子仁,熟地,锁阳,䗪虫,小茴香,郁金,泽泻。

【功效与主治】健脾益气,滋补肝肾。用于脾肾虚弱而致的肢体倦怠,气虚无力,不思饮食,胃脘痞闷,腰痛腰困,腰膝痿软,梦遗滑精,头晕耳鸣。

【用法和用量】用淡盐水送服,每次1丸,每日2次。

17. 长春药酒《新编国家中成药》

【处方】白芍,白术,补骨脂,苍术,川木香,当归,党参,地骨皮,地黄,丁香,豆蔻,杜仲,茯苓,甘草,枸杞子,红花,花椒,黄芪,菊花,牛膝,肉苁蓉,砂仁,熟地,天冬,五加皮,淫羊藿,栀子。

【功效与主治】暖肾益精,祛风湿,壮筋骨,调和气血。用于肾虚腰痛,遗精,风湿骨痛,气虚血弱。

【用法和用量】口服,每次30～50 mL,每日2～3次。

18. 回春酒《新编国家中成药》

【处方】苍术,当归,地骨皮,丁香,杜仲,茯苓,附片,甘草,花椒,木香,牛膝,肉苁蓉,生地,熟地,天冬,五加皮,西红花,淫羊藿。

【功效与主治】滋阴补阳,培元固本,调养气血。用于肾阳不足,气血虚损引起的精神倦怠,阳痿精冷,腰膝酸软,病后体弱。

【用法和用量】口服,每次10～30 mL,每日2次。

19. 龙苓春药酒《新编国家中成药》

【处方】当归,茯苓,附子,红参,红曲,怀牛膝,黄芪,鹿茸,肉苁蓉,山药,生龙骨,熟地,菟丝子,五味子,远志。

【功效与主治】滋补强壮,助力固精。用于气血双亏,腰腿痛,手足寒冷,妇女血亏,血寒,带下淋漓。

【用法和用量】口服,每次16～27 mL,每日2次。

【注意事项】孕妇忌服。

20. 鹿鞭补酒《新编国家中成药》

【处方】补骨脂,车前子,刺五加,地黄,覆盆子,狗肾,枸杞子,海龙,海马,何首乌,红花,黄芪,鹿鞭,驴肾,沙苑子,菟丝子,五味子,淫羊藿。

【功效与主治】补肾壮阳,益气补虚,填精益髓,健步轻身。用于肾阳虚衰,腰膝冷痛,阳痿早泄,梦遗滑精,神疲气怯,四肢无力。

【用法和用量】口服,每次 25～50 mL,每日 2 次。

21. **强肾片**[《中华人民共和国药典(第一部)》(2020 年版)]

【处方】鹿茸,山药,山茱萸,熟地,枸杞子,丹参,补骨脂,牡丹皮,桑椹,益母草,茯苓,泽泻,盐杜仲,人参茎叶总皂苷。

【功效与主治】补肾填精,益气壮阳。用于阴阳两虚所致的肾虚水肿、腰痛、遗精、阳痿、早泄、夜尿频数;慢性肾炎和久治不愈的肾盂肾炎见上述证候者。

【用法和用量】口服。每次 4～6 片(薄膜衣片,每片重 0.31 g;或糖衣片,片心重 0.30 g)或每次 2～3 片(薄膜衣片,每片重 0.63 g)

【注意事项】孕妇慎用。

22. **回春胶囊**(《实用中成药手册》)

【处方】海马,鹿鞭,牛鞭(制),狗肾(制),鹿角胶,仙茅(制),阳起石(煅),肉苁蓉,韭菜子,淫羊藿,刺五加浸膏,黄柏(盐制),蛤蚧,五味子。

【功效与主治】补肾助阳,益精润燥。用于肾阳亏虚所致的腰痛、神疲、健忘、阳痿。

【用法和用量】口服。每次 4 粒,每日 3 次,淡盐水送下。

【注意事项】阴虚火旺者慎用。

23. **延龄长春胶囊**(《实用中成药手册》)

【处方】鹿茸(去毛),人参,鹿鞭,狗鞭,猪睾丸,狗骨,蛇床子,淫羊藿(炙),煅钟乳石,海马,大海米,蛤蚧(去头足),山茱萸,熟地,黄精(酒制),制何首乌,龟甲胶。

【功效与主治】补肾壮阳,填精补髓。用于肾阳不足、精血亏虚所致的腰膝酸痛,畏寒肢冷,阳痿早泄,须发早白。

【用法和用量】口服。每次 4～6 粒,每日 2～3 次。

【注意事项】阴虚内热者忌用。

24. **杜仲补天素片**(《实用中成药手册》)

【处方】杜仲(盐水炒),远志(制),肉苁蓉,泽泻,莲子,白芍,淫羊藿,熟地,山药,茯苓,陈皮,白术,砂仁,金樱子,女贞子,山茱萸,巴戟天,柏子仁,甘

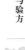

草,菟丝子(制),当归(酒制),牡丹皮,黄芪,党参,枸杞子。

【功效与主治】温肾养心,壮腰安神。用于腰脊酸软,夜多小便,神经衰弱等症。

【用法和用量】口服。每次2~4片,每日2次。

【注意事项】肝郁化火、痰热内扰、瘀血闭阻及阴虚火旺、心脾气虚所致失眠者不宜使用。外邪侵袭、湿热腰痛或跌仆外伤、气滞瘀血所致腰痛不宜使用。

25. 三宝胶囊[《中华人民共和国药典(第一部)》(2020年版)]

【处方】人参,鹿茸,当归,山药,醋龟甲,砂仁(炒),山茱萸,灵芝,熟地,丹参,五味子,菟丝子(炒),肉苁蓉,何首乌,菊花,牡丹皮,赤芍,杜仲,麦冬,泽泻,玄参。

【功效与主治】益肾填精,养心安神。用于肾精亏虚、心血不足所致的腰酸腿软、阳痿遗精、头晕眼花、耳鸣耳聋、心悸失眠、食欲不振。

【用法和用量】口服。一次3~5粒,每日2次。

26. 壮腰健肾口服液(丸)《实用中成药手册》

【处方】狗脊(制),黑老虎根,千斤拔,桑寄生(蒸),女贞子,鸡血藤,金樱子,牛大力,菟丝子。

【功效与主治】壮腰健肾,祛风活络。用于肾亏腰痛,风湿骨痛,膝软无力,小便频数。

【用法和用量】口服液:口服。每次10 mL,每日3次,4周为1个疗程。丸剂:口服。每次1丸,每日2~3次。

【注意事项】风湿热痹,关节红肿热痛者慎用。宜饭前服。

27. 杜仲补腰合剂《实用中成药手册》

【处方】杜仲,党参,当归,枸杞子,牛膝,补骨脂,熟地,菟丝子,香菇,猪腰子。

【功效与主治】补肝肾,益气血,强腰膝。用于肝肾不足、气血亏虚所致的腰腿疼痛,疲劳无力,精神不振,小便频数。

【用法和用量】口服。每次30~40 mL,每日2次。

【注意事项】湿热外邪所致腰痛、瘀血腰痛或其他实邪所致腰痛忌用。

高尿酸血症或高脂血症患者慎用。

28. 杜仲颗粒（《实用中成药手册》）······

【处方】杜仲,杜仲叶。

【功效与主治】补肝肾,强筋骨。用于肾气亏虚所致的腰痛,腰膝无力。

【用法和用量】开水冲服。每次 5 g,每日 2 次。

【注意事项】湿热痹阻、外伤瘀血所致腰痛不宜使用。

29. 补肾康乐胶囊（《实用中成药手册》）······

【处方】淫羊藿,人参,何首乌(制),枸杞,熟地,山茱萸(制),紫河车,狗肾(制),海马(制),益智仁(制),花生米,杜仲,续断,五味子(制),龟甲(烫),肉桂,黄柏(制)。

【功效与主治】益肾助阳,补益气血,添精生髓。用于肾虚精亏、气血两虚所致的未老先衰、腰腿酸痛、疲乏无力,失眠健忘,精神恍惚,性功能减退。

【用法和用量】盐水送服。每次 3～4 粒,每日 3 次。

【注意事项】体实及阴虚火旺者忌用。

30. 还少胶囊（《实用中成药手册》）······

【处方】熟地,山药(炒),枸杞子,山茱萸,五味子,牛膝,楮实子,杜仲(盐制),巴戟天(炒),小茴香(盐制),肉苁蓉,远志(甘草制),石菖蒲,茯苓,大枣(去核)。

【功效与主治】温肾补脾,养血益精。用于脾肾两虚、精血亏耗所致的腰膝酸痛,阳痿,遗精,耳鸣,目眩,机体瘦弱,食欲减退,牙根酸痛。

【用法和用量】口服。每次 5 粒,每日 2～3 次。

【注意事项】阴虚火旺者慎用。

31. 益肾补骨液（《实用中成药手册》）······

【处方】骨碎补,何首乌,茯苓,续断,白芍,当归,党参,熟地,黄精,枸杞子,自然铜(煅,醋淬),陈皮。

【功效与主治】滋补肝肾,强壮筋骨。用于肝肾不足引起的劳伤腰痛,筋骨折伤。

【用法和用量】饭前服。每次 15 mL,每日 3 次。

32. **补肾强身片**《新编国家中成药》

【处方】狗脊,金樱子,女贞子,菟丝子,淫羊藿。

【功效与主治】补肾强身。用于腰酸足软,头晕耳鸣,眼花心悸,阳痿遗精。

【用法和用量】口服,每次 5 片,每日 3 次;或遵医嘱。

33. **补肾益脑片**[《中华人民共和国药典(第一部)》(2020 年版)]

【处方】鹿茸(去毛),红参,茯苓,山药(炒),熟地,当归,川芎,盐补骨脂,牛膝,枸杞子,玄参,麦冬,五味子,炒酸枣仁,远志(蜜炙),朱砂。

【功效与主治】补肾生精,益气养血。用于肾虚精亏、气血两虚所致的心悸、气短、失眠、健忘、遗精、盗汗、腰腿酸软、耳鸣耳聋。

【用法和用量】口服。每次 4～6 片,每日 2 次。

34. **骨仙片**[《中华人民共和国药典(第一部)》(2020 年版)]

【处方】熟地,枸杞子,女贞子,黑豆,菟丝子,骨碎补,仙茅,牛膝,防己。

【功效与主治】补益肝肾,强壮筋骨,通络止痛。用于肝肾不足所致的痹病,症见腰膝骨节疼痛、屈伸不利、手足麻木;骨质增生见上述证候者。

【用法和用量】口服。每次 4～6 片,每日 3 次。

【注意事项】孕妇慎服。感冒发热勿服。

35. **鹿骨胶**《新编国家中成药》

【处方】鹿骨。

【功效与主治】补虚,强筋骨。用于久病体弱,精髓不足,贫血,风湿四肢疼痛及筋骨冷痹,肾虚腰痛,行步艰难。

【用法和用量】用温开水或黄酒化服,每次 3～9 g,每日 1～2 次。

36. **慢肾宝合剂**《新编国家中成药》

【处方】地骨皮,龟甲,全蝎,太子参,泽泻。

【功效与主治】益气滋肾,利水通络。用于气阴两虚,面肢水肿,腰膝酸痛,倦怠乏力;慢性肾小球肾炎属上述证候者。

【用法和用量】口服,每次 5 mL,每日 3 次。

【注意事项】尿毒症患者忌服。

二、外用中成药

1. 舒筋活络膏《常用中成药》

【处方】虎骨,防风,红花,木瓜,老鹳草,牛膝,骨碎补,青风藤,海风藤,功劳叶,当归,麻黄,乳香,没药,麝香,麻油,漳丹。

【功效与主治】祛风,散寒,除湿。用于风寒湿痹证。

【用法和用量】温水化开,贴于患处。

【禁忌】孕妇禁贴腹部。

2. 追风壮骨膏《实用中成药手册》

【处方】川芎,大黄,天麻,地黄,栀子,生川乌,熟地,薄荷,白芷,关木通,铁丝威灵仙,当归,玄参,香加皮,白术,杜仲,青风藤,五味子,陈皮,山药,乌药,猪苓,甘草,生半夏,青皮,前胡,麻黄,细辛,藁本,连翘,知母,牛膝,苍术,防风,续断,赤石脂,浙贝母,泽泻,何首乌,羌活,黄芩,独活,黄连,金银花,黄柏,僵蚕,楮实子,川楝子,桑枝,荆芥,蒺藜,苦参,地榆,大风子(打碎),赤芍,桃枝,榆枝,苦杏仁,槐枝,茵陈,白蔹,柳枝,桃仁,桔梗,苍耳子,生草乌,豹骨,蜈蚣,麝香,肉桂,木香,龙骨,没药,乳香,血竭。

【功效与主治】追风散寒,活血止痛。用于风寒湿痹,肩背疼痛,腰酸腿软,筋脉拘挛,四肢麻木,关节酸痛,筋骨无力,行步艰难。

【用法和用量】外用。生姜擦净患处,加温软化,贴于患处。

【注意事项】湿热痹阻、脾胃湿热者忌用。

3. 麝香壮骨膏《实用中成药手册》

【处方】药材浸膏,麝香,薄荷脑,水杨酸甲酯,豹骨,硫酸软骨素,冰片,盐酸苯海拉明,樟脑。

【功效与主治】镇痛,消炎。用于风湿痛,关节痛,腰痛,神经痛,肌肉酸痛,扭伤,挫伤。

【用法和用量】外用,贴于患处。

【注意事项】风湿热痹,关节红肿热痛者慎用。皮肤破损处忌用。

4. 麝香祛风湿油《实用中成药手册》

【处方】麝香,血竭,乳香,没药,水杨酸甲酯,桉油,薄荷脑,桂皮油,丁香罗勒油,樟脑,冰片,颠茄浸膏,麝香草酚,盐酸苯海拉明。

【功效与主治】祛风湿,活血,镇痛,消肿。用于风湿痛、筋骨痛、关节痛、腰腿酸痛、坐骨神经痛以及跌打肿痛。

【用法和用量】外用,涂搽患处至发热,每日 2～3 次。

5. 狗皮膏[《中华人民共和国药典(第一部)》(2020 年版)]

【处方】生川乌,生草乌,羌活,独活,青风藤,香加皮,防风,铁丝威灵仙,苍术,蛇床子,麻黄,高良姜,小茴香,官桂,当归,赤芍,木瓜,苏木,大黄,油松节,续断,川芎,白芷,乳香,没药,冰片,樟脑,丁香,肉桂。

【功效与主治】祛风散寒,活血止痛。用于风寒湿邪、气血瘀滞所致的痹病,症见四肢麻木、腰腿疼痛、筋脉拘挛,或跌打损伤、闪腰岔气、局部肿痛;或寒湿瘀滞所致的脘腹冷痛、行经腹痛、寒湿带下、积聚痞块。

【用法和用量】外用。用生姜擦净患处皮肤,将膏药加温软化,贴于患处或穴位。

【注意事项】孕妇忌贴腰部和腹部。

6. 东方活血膏(《实用中成药手册》)

【处方】生川乌,生草乌,红花,川芎,乳香(制),没药(制),羌活,独活,穿山甲(制),当归,血竭,全蝎,自然铜,天麻,狗骨,木鳖子,黑木耳,雄黄,白矾,檀香,冰片,金银花,石膏,蘑菇,金针菇,儿茶,细辛。

【功效与主治】祛风散寒,活血化瘀,舒筋活络。用于风寒湿痹所致的肩臂腰腿疼痛,肢体麻木。

【用法和用量】加温软化,用白酒或乙醇少许搓擦患处至局部微热感,贴于患处,1 剂膏药贴 7 日。

【注意事项】风湿热痹,关节红肿热痛者慎用。不可过量、久用。

7. 少林风湿跌打膏[《中华人民共和国药典(第一部)》(2020 年版)]

【处方】生川乌,生草乌,乌药,白及,白芷,白蔹,䗪虫,木瓜,三棱,莪术,当归,赤芍,肉桂,大黄,连翘,血竭,乳香(炒),没药(炒),三七,儿茶,薄荷脑,水杨酸甲酯,冰片。

【功效与主治】散瘀活血,舒筋止痛,祛风散寒。用于跌打损伤、风湿痹病,症见伤处瘀肿疼痛、腰肢酸麻。

【用法和用量】贴患处。

【注意事项】孕妇慎用或遵医嘱。

8. 止痛透骨膏《实用中成药手册》

【处方】急性子,白芷,藤黄,威灵仙,川芎,蜂蜜。

【功效与主治】祛风散寒,活血行滞,通络止痛。用于膝、腰椎部骨性关节炎属血瘀、风寒阻络证者,症见关节疼痛、肿胀、压痛或功能障碍,舌质暗或有瘀斑等。

【用法和用量】外用。先将皮肤患处洗净拭干,然后将贴膏塑料薄膜揭去,把药贴在患处。腰椎部位,贴药时取坐姿,每次3～5剂;膝关节部位,贴药时屈膝约90°,每次2～4剂;屈伸不利者可加贴委中穴1剂,48 h换药1次,可连续贴敷2周。

【注意事项】关节红肿热痛者不宜应用。不可过量、久用。皮肤破损处禁用。

9. 代温灸膏[《中华人民共和国药典(第一部)》(2020 年版)]

【处方】辣椒,肉桂,生姜,肉桂油。

【功效与主治】温通经脉,散寒镇痛。用于风寒阻络所致的痹病,症见腰背、四肢关节冷痛;寒伤脾胃所致的脘腹冷痛、虚寒泄泻;慢性风湿性关节炎、慢性胃肠炎见上述证候者。

【用法和用量】外用。根据病证,按穴位贴一张。

10. 外用无敌膏《实用中成药手册》

【处方】乳香,没药,红花,马钱子,赤芍,苏木,重楼,三七,血竭,木鳖子,生地,熟地,当归,黄芪,党参,白术,苍术,生川乌,生草乌,伸筋草,透骨草,独活,五香血藤,海风藤,秦艽,威灵仙,蕲蛇,八角枫,四块瓦,三分三,钻地风,雪上一枝蒿,续断,骨碎补,千年健,杜仲,猴骨,桑寄生,刺五加,牛膝,海马,淫羊藿,肉桂,白芷,细辛,茯苓,土茯苓,海螵蛸,仙鹤草,冰片,金银花,苦参,地肤子,鹤虱,黄连,大黄,黄芩,黄柏。

【功效与主治】活血消肿,祛风除湿,通痹止痛,清热拔毒。用于跌打损伤,风湿麻木,肩、腰腿痛,疮疖红肿疼痛。

【用法和用量】加温软化,贴于患处。

【注意事项】哺乳期妇女忌用。皮肤破损之处不宜。过敏者应停止用药。

11. 神农镇痛膏《实用中成药手册》

【处方】三七,胆南星,白芷,狗脊,羌活,石菖蒲,防风,升麻,红花,䗪虫,川芎,当归,血竭,马钱子,没药,樟脑,重楼,薄荷脑,乳香,水杨酸甲酯,冰片,丁香罗勒油,麝香,颠茄流浸膏,熊胆粉。

【功效与主治】活血散瘀,消肿止痛。用于跌打损伤,风湿关节痛,腰背酸痛。

【用法和用量】贴患处。

【注意事项】风湿热痹、关节红肿热痛者不宜。皮肤破损之处及皮肤过敏者不宜用。

12. 通络祛痛膏[《中华人民共和国药典(第一部)》(2020 年版)]

【处方】当归,川芎,红花,山柰,花椒,胡椒,丁香,肉桂,荜茇,干姜,大黄,樟脑,冰片,薄荷脑。

【功效与主治】活血通络,散寒除湿,消肿止痛。用于腰部、膝部骨性关节病瘀血停滞、寒湿阻络证,症见关节刺痛或钝痛,关节僵硬,屈伸不利,畏寒肢冷。用于颈椎病(神经根型)瘀血停滞、寒湿阻络证,症见颈项疼痛、肩臂疼痛、颈项活动不利、肢体麻木、畏寒肢冷、肢体困重等。

【用法和用量】外用,贴患处。腰部、膝部骨性关节病,每次 1～2 贴,每日 1 次,15 日为 1 个疗程;颈椎病(神经根型),每次 2 贴,每日 1 次,21 日为 1 个疗程。

【注意事项】① 偶见贴敷处皮肤瘙痒、潮红、红疹,过敏性皮炎。② 皮肤破损处忌用。③ 对橡胶膏剂过敏者慎用。④ 每次贴敷不宜超过 12 h,防止贴敷处发生过敏。

13. 跌打镇痛膏[《中华人民共和国药典(第一部)》(2020 年版)]

【处方】䗪虫,生草乌,马钱子,大黄,降香,两面针,黄芩,黄柏,虎杖,冰片,薄荷素油,樟脑,水杨酸甲酯,薄荷脑。

【功效与主治】活血止痛,散瘀消肿,祛风胜湿。用于急、慢性扭挫伤,慢性腰腿痛,风湿关节痛。

【用法和用量】外用,贴患处。

【注意事项】孕妇及皮肤过敏者慎用。

14. 白花蛇膏《新编国家中成药》

【处方】艾叶,巴豆,白花蛇,白芥子,白芷,蓖麻子,鳖甲,川芎,穿山甲,大葱,当归,地龙,防风,附子,干蟾,甘草,桂枝,黄芪,没药,母丁香,硇砂,羌活,人参,肉桂,乳香,生白附子,生草乌,生川乌,生姜,生马钱子,生天南星,天麻,威灵仙,乌梢蛇,细辛,血余。

【功效与主治】祛风寒,活血止痛。用于筋骨麻木,腰腿臂痛,跌打损伤,闪腰岔气,腹内积聚,受寒腹痛。

【用法和用量】用鲜姜或白酒搽净患处,将膏药温热化开,贴敷。

15. 关节炎膏《新编国家中成药》

【处方】白芷,冰片,冬青油,干姜,辣椒面,马钱子,樟脑。

【功效与主治】祛风舒筋,活血止痛。用于关节疼痛,腰、肩、背酸痛,类风湿红肿等症。

【用法和用量】将皮肤洗净擦干,贴于患处。

16. 金不换膏《新编国家中成药》

【处方】白蔹,白术,白芷,薄荷,苍耳子,苍术,陈皮,赤芍,赤石脂,褚实子,川楝子,川芎,穿山甲,大枫子,大黄,当归,地黄,地榆,独活,杜仲,防风,甘草,藁本,关木通,何首乌,槐枝,黄柏,黄连,黄芩,蒺藜,僵蚕,金银花,荆芥,桔梗,苦参,苦杏仁,连翘,柳枝,麻黄,没药,牛膝,前胡,羌活,青风藤,青皮,轻粉,乳香,桑枝,山药,生半夏,生草乌,生川乌,熟地,桃仁,桃枝,天麻,威灵仙,乌药,蜈蚣,五味子,细辛,香附,香加皮,续断,玄参,血竭,茵陈,榆树枝,远志,泽泻,樟脑,浙贝母,知母,栀子,枳壳,猪苓。

【功效与主治】祛风散寒,活血止痛。用于风寒湿邪,闭阻经络引起的肢体麻木,腰腿疼痛,寒疝偏坠,跌打损伤,闪腰岔气。

【用法和用量】外用,加热软化、贴于患处或穴位。

17. 金龙伤湿止痛膏《新编国家中成药》

【处方】冰片,薄荷脑,枫香脂,金龙干浸膏,肉桂油,水杨酸甲酯,松节油,樟脑。

【功效与主治】祛风除湿,消肿止痛。用于风湿痛,筋骨痛,关节痛,肩酸腰痛以及跌打肿痛。

【用法和用量】外用,贴患处。

【注意事项】孕妇慎用。

18. 筋骨止痛膏(《新编国家中成药》)

【处方】冰片,大葱,丁香,槐枝,肉桂,桑枝,生草乌,生姜,鲜松枝,徐长卿,樟脑。

【功效与主治】舒筋活血,搜风散寒。用于筋骨麻木,腰腿臂痛,跌打损伤。

【用法和用量】加温软化,贴于患处,亦可先将患处用生姜或白酒擦净再贴。

19. 辣椒风湿膏(《新编国家中成药》)

【处方】冰片,薄荷脑,辣椒。

【功效与主治】祛风散寒,舒筋活络,消肿止痛。用于关节疼痛,腰背酸痛,扭伤瘀肿及慢性关节炎和未溃破的冻疮等。

【用法和用量】贴于患处。

【注意事项】① 皮肤表面有破口的患处及溃破的冻疮不宜使用。② 敷贴后若有不适,应停止敷贴。

20. 桂附风湿膏(《实用中成药手册》)

【处方】生姜,鲜葱,生附子,当归,生地,乳香,肉桂,苍术,没药,杜仲,川牛膝,独活,千年健,川芎,干姜,厚朴,羌活,骨碎补,桂枝,防风,甘草,生南星,木香,地枫草,白芷,丁香,锁阳,韭菜子,陈皮,麻黄,北细辛,生草乌,淫羊藿,吴茱萸,生白附子,山柰,薄荷脑,冰片,肉桂油,水杨酸甲酯。

【功效与主治】祛风除湿,散寒止痛。用于四肢麻木,腰腿疼痛,跌打损伤等症。

【用法和用量】外用,贴患处。

【注意事项】溃疡处禁用。对橡胶膏过敏者慎用。

21. 腰肾膏(《实用中成药手册》)

【处方】肉苁蓉,八角茴香,熟地,补骨脂,淫羊藿,蛇床子,牛膝,续断,甘草,杜仲,菟丝子,枸杞子,车前子,小茴香,附子,五味子,乳香,没药,丁香,锁阳,樟脑,冰片,薄荷油,肉桂油,水杨酸甲酯,枫香脂稠膏,盐酸苯海拉明。

【功效与主治】温肾助阳,强筋壮骨,祛风止痛。用于肾虚性腰膝酸痛,肌肉酸痛,亦可用于夜尿、遗精、早泄、阳痿等症。

【用法和用量】外用。贴于腰部两侧腰眼穴或加贴脐下关元穴。痛证贴患处。

【注意事项】湿热或寒湿痹阻及外伤瘀血所致腰痛,湿热下注、劳伤心脾、肝肾阴虚、惊恐伤肾、肝气郁结所致阳痿不宜使用。

22. 按摩乳《新编国家中成药》

【处方】薄荷油,川芎,单硬脂酸甘油酯,颠茄流浸膏,丁香油,桂皮油,没药,乳香,水杨酸甲酯,乌药,硬脂酸,郁金,芸香浸膏,樟脑。

【功效与主治】活血化瘀,和络止痛。用于运动劳损,肌肉酸痛,跌打扭伤,无名肿痛。

【用法和用量】外用药,按摩时涂擦患处。

23. 骨刺消痛涂膜剂《实用中成药手册》

【处方】制川乌,铁丝威灵仙,乌梅,桂枝,木瓜,牛膝等。

【功效与主治】祛风通络,活血止痛。用于颈椎、腰椎、四肢关节骨质增生引起的肿胀、麻木、疼痛、活动受限。

【用法和用量】外用。涂于患处,用量视患者疼痛情况而定或遵医嘱,每日2～3次。

【注意事项】个别人用药后局部皮肤出现瘙痒、潮红、点状红丘疹,可停药,待上述症状消失后继续使用。在擦去药膜时,用毛巾蘸温水轻擦皮肤,可防止上述症状出现。

24. 跌打扭伤灵酊《新编国家中成药》

【处方】冰片,薄荷油,吹风散,大风艾,桂枝,九龙川,两面针,了哥王,破天菜,生草乌,五味藤,樟脑。

【功效与主治】祛风止痛,活血消肿。用于跌打损伤,瘀血肿痛,风湿性关节炎,腰腿酸痛。

【用法和用量】外用,擦患处,每日4～5次。

25. 骨痛灵酊[《中华人民共和国药典(第一部)》(2020年版)]

【处方】雪上一枝蒿,干姜,龙血竭,乳香,没药,冰片。

【功效与主治】温经散寒,祛风活血,通络止痛。用于腰、颈椎骨质增生,骨性关节炎,肩周炎,风湿性关节炎。

【用法和用量】外用。每次 10 mL,每日 1 次。将药液浸于敷带上贴敷患处 30～60 min;20 日为 1 个疗程。

【注意事项】孕妇及皮肤破损处禁用;本品只供外用,不可内服;用药后 3 h 内用药部位不得吹风,不接触冷水。

26. 双虎肿痛宁《实用中成药手册》

【处方】搜山虎,黄杜鹃根,生川乌,生草乌,生天南星,生半夏,樟脑,薄荷脑。

【功效与主治】化瘀行气,消肿止痛,舒筋活络,祛风除湿。用于跌打损伤,风湿痹证,症见关节、筋肉局部肿胀疼痛,活动受限。

【用法和用量】外用。每日 3～4 次,外擦患处。

【注意事项】皮肤破溃处慎用。严禁内服。过敏者应立即停药。

三、内服验方

1. 立金汤《嵩厓尊生全书》

【组成】杜仲 15 g,故纸 12 g,萆薢 10 g,当归 4.5 g,续断 6 g,牛膝 6 g,狗脊 3 g,木瓜 4.5 g,炙甘草 1.5 g,胡桃肉 3 g,牛膝 4.5 g(半煎半嚼下)。

【主治】一切腰痛。

【制法】酒 400 mL 煎。

【用法】加盐送服,连二服。

【禁忌】戒房事。

2. 腰痛方△[①]《神仙济世良方》

【组成】白术 90 g,芡实 60 g,薏苡仁 90 g。

【主治】腰痛,效如神,兼治梦遗。

【用法】水煎服,一剂愈。

---

① 注:原始文献未载方名,编者根据功效或主治拟定简要方名,如"腰痛方""腰痛外敷方"等,在方名右上角以△标注,后同。

3. 腰痛不止神验方（《杏林碎锦》）·····

【组成】丝瓜根。

【主治】腰痛不止。

【用法】上烧存性,为末,每温酒服 6 g。

4. 神应散（《杏林碎锦》）·····

【组成】杜仲(姜汁炒断丝)、破故纸(炒)各 30 g,木香 3 g。

【主治】腰痛,屡验。

【用法】俱为末,温酒下 9 g。三服立效。

5. 腰痛秘方（《寿世保元》）·····

【组成】当归(酒洗),杜仲(酒炒),大茴香(酒炒),小茴香(酒炒),羌活。

【主治】腰痛。

【制法】上锉一大剂,用头生酒浸一宿,次早滤汁。

【用法】温热服之。用渣将酒再煎,温服立效。

6. 立安散（《名方类证医书大全》）·····

【组成】杜仲(去粗皮,锉,炒令丝断),橘核(取仁炒)。

【主治】腰痛。

【用法】上等分为末,每服入盐少许,温酒调服,食前。

7. 三仙丹（《太平惠民和剂局方》）·····

【组成】苍术 60 g(同葱白炒黄),川乌 30 g(盐炒),大茴香 90 g(炒令香)。

【主治】腰痛。

【制法】上为末,酒糊丸如梧桐子大。

【用法】每服 70 丸,空心酒盐汤任下。

8. 腰痛方（《秘方集验》）·····

【组成】杜仲,骨碎补,青盐。

【主治】腰痛。

【制法】上为末,入猪腰子内,湿草纸包煨熟。

【用法】好酒连服数个,立愈。

9. 白蒺藜散《御药院方》···

【组成】白蒺藜。

【主治】腰痛。

【用法】上为细末,每服9g,温酒调下,空心食前。

10. 五仙助肾丹《扶寿精方》···

【组成】八角茴香2.4g,肉苁蓉2.4g,破故纸2.4g,杜仲2.4g,青盐2.4g。

【主治】腰痛。

【用法】上为细末,大猪腰子一枚去筋膜,分四片,片中包以荷叶,外加湿纸慢火上炙热,空腹酒下。

11. 腰痛方《扶寿精方》···

【组成】大胡桃2枚。

【主治】腰痛。

【用法】上药炮焦,去壳细嚼,烧酒送下,痛立止。

12. 速效散《医学入门》···

【组成】川楝肉(用巴豆5粒同炒赤,去巴豆)、茴香、故纸各30g。

【主治】男妇腰痛不可忍。

【用法】为末,每3g,空心热酒调服。

13. 新定白术汤《医学从众录》···

【组成】生白术15~30g,生杜仲15~30g,附子6g或9g。

【主治】腰痛而重,且诸药不效者。

【用法】水煎空心服。

14. 鹿角散《医学从众录》···

【组成】鹿角片适量。

【主治】腰痛。

【用法】酒拌焙黄勿焦,研末。空心酒下9~12g。

15. 男妇腰痛神方《经验良方大全》···

【组成】玄胡索、当归身、桂心、杜仲各等分。

【主治】腰痛。

【用法】为末,每服9g,米酒送下,神效。

16. 散滞丸(《卫生家宝》)

【组成】黑牵牛60g,大蒜3个(面裹煨熟)。

【主治】腰痛。

【制法】上将牵牛瓦上焙,不得动。为细末,研蒜丸如绿豆大,朱砂为衣。

【用法】每服20丸,温酒下,只一服便安。

17. 内补散(《卫生家宝》)

【组成】青皮、破故纸(炒)、威灵仙各30g,黑牵牛(炒)90g。

【主治】远年近日腰疼,丈夫妇人肾脏久虚腰痛不可忍者。

【用法】上药为细末,每服6g,温酒调下,空心食前。

18. 腰痛神方(《汇刻经验方》)

【组成】杜仲、补骨脂、香附、牛膝各9g,青盐4.5g,雄猪腰4个。

【主治】腰痛。

【制法】将猪腰用竹刀削开,去筋膜,每个内外拌药,湿草纸包,灰火煨熟。去药。

【用法】酒下,一醉即愈。

19. 新定薏仁汤(《医学从众录》)

【组成】薏苡30g,附子6g,木瓜4.5g,牛膝9g。

【主治】腰痛筋挛,难以屈伸者。

【用法】水煎空心服。如脉洪重,按有力,口中热,去附子,加白术15g。

20. 伸腰散(《石室秘录》)

【组成】白术30g。

【主治】腰痛不能俯仰。

【用法】酒300mL,水600mL,煎汤饮之。

21. 七味苍柏散(《东医宝鉴》)

【组成】苍术、黄柏、杜仲、破故纸、川芎、当归、白术各3g。

【主治】腰痛。

【用法】水煎,空腹服。

22. 腰疼方《范汪方》

【组成】鳖甲 1 枚(炙令黄,刮削令净洁)。

【主治】腰疼。

【用法】捣筛为末,空腹以汤饮酒服 9 g,日三。

【禁忌】苋菜。

23. 腰痛如神方《医方选要》

【组成】杜仲(炒)、木香各 120 g,官桂 30 g。

【主治】腰痛如神。

【功效】活血化气。

【用法】上为细末,每服 6 g,空心温酒调下。

24. 牵牛丸《类方准绳》

【组成】黑牵牛、元胡索(微炒)、补骨脂各 60 g。

【主治】冷气流注,腰疼不可俯仰。

【制法】三味另炒、另捣,取末。煨蒜研膏,丸如桐子大。

【用法】每服 50 丸,食前葱酒盐汤任下。

25. 腰痛方《经验良方全集》

【组成】全当归 3 g,生桃仁 7 粒,红花 3 g,威灵仙 1.5 g,牛膝 3 g。

【主治】腰痛。

【用法】水 200 mL 煎好,加老黄酒 200 mL,服下即愈。

26. 腰疼方《经验良方全集》

【组成】杜仲(去皮,姜炒去丝)18 g,川草薢(酒炒)18 g,故纸(酒炒)18 g,续断(酒洗)18 g。

【主治】腰疼。

【用法】共为末,每用 12 g,取猪腰 2 个,勿见水,以竹刀切开,去筋膜,将药填入,线扎,用草纸七层,水湿包之,炭火内煨熟食之。

27. 腰痛杜仲方△《因应便方》

【组成】杜仲、玄胡索(生用)、炒小茴香各 9 g。

【主治】四十以上腰痛、耳鸣,四肢酸软。

【用法】共为末,每用 3 g,入猪腰内酒浸,蒸熟,酒服。

28. 补肾散《全生指迷方》

【组成】杜仲(酒拌炒焦)30 g,肉桂、牡丹皮各 15 g。

【主治】腰痛连小腹,不得俯仰,悒悒短气。

【用法】上为末,每服 9 g,用猪肾一个批开,掺药在内,入盐少许,以线扎定,水煮熟,空心食之。

29. 当归丸《全生指迷方》

【组成】当归 90 g,水蛭 30 个,桃仁 30 个。

【主治】腰如锥刀所刺,大便黑色,小便赤黑,此留血滞于腰间,谓之血沥腰痛,其脉涩。

【制法】上为末,酒糊为丸如梧桐子大。

【用法】酒下 10 粒。未知,加至 30 粒。

30. 伤力腰痛方《赛金丹》

【组成】红牛膝根,白牛筋条根,刺豆加根,倒竹散根,三月苞根,泽兰根。

【主治】伤力腰痛、胁涨、口血腥臭。

【用法】炖酒口服,药渣擦患处。

31. 如神散《医方考》

【组成】当归,官桂,玄胡索等分。

【主治】血滞腰痛者,此方主之。

【用法】为末,酒调下 3 g。

32. 瘀血腰痛方△《万氏家抄方》

【组成】川芎 2.4 g,当归 4.5 g,芍药 3 g,桃仁 9 个,红花 2.4 g,杜仲 3 g,香附 3 g。

【主治】瘀血腰痛,日轻夜重,脉涩者。

【用法】水煎空心服。

33. 轻腰汤《辨证录》

【组成】白术 30 g,薏苡仁 30 g,茯苓 15 g,防己 1.5 g。

【主治】人有两腰重如带三千文不能俯仰者,夫腰痛不同,此病因房劳力役,又感风湿而成。

【用法】水煎服。连服二剂,而腰轻矣。

34. 肾着汤《医学入门》

【组成】干姜、茯苓各 6 g,甘草、白术各 3 g。

【主治】肾虚伤湿,身重腰冷,如坐水中,不渴,小便自利。

【用法】空心水煎服。

35. 硫黄顶《串雅内编》

【组成】黑牵牛,硫黄。

【主治】腰痛如神。唯须体实而年久湿重者为宜。

【制法】黑牵牛半生半炒,取头末。水和丸,梧子大,硫黄末为衣。

【用法】空心用盐汤并酒下 50 丸。当量症加减为妥。

36. 苍术汤《杏苑生春》

【组成】防风、黄芪各 3 g,柴胡、苍术各 6 g。

【主治】湿热所感腰腿疼痛。

【用法】上粗末,水煎熟,空心服。

37. 六合散《春脚集》

【组成】羌活、独活、大茴香、小茴香、杜仲、当归各 9 g。

【主治】寒证腰痛。

【用法】用黄酒 300 mL 煎药露一夜,次早空腹温服。

38. 生附汤《医方选要》

【组成】生附子、牛膝、厚朴、生干姜、白术、茯苓、炙甘草各 7.5 g,炒苍术、杜仲各 15 g。

【主治】受湿腰疼痛。

【用法】上粗末,每服 15 g,水 75 mL,生姜 3 片,枣 1 枚,煎至 60 mL,去渣,食前服。

39. 除湿汤《医方选要》

【组成】半夏曲、厚朴各 4.5 g,苍术 6 g,藿香 3 g,陈皮 4.5 g,白茯苓 6 g,

白术 6 g,甘草 3 g。

【主治】寒湿所伤,身体重着,腰脚酸疼,大便溏泄,小便赤涩。

【用法】作一服,水 1 000 mL,生姜 7 片,红枣 1 枚,煎至 500 mL。食前服。

40. 肾虚腰痛方(《赛金丹》)

【组成】杜仲,故纸(盐水炒),羊肾 4 个,韭,姜,盐,醋。

【主治】肾虚腰痛。

【制法】先将杜仲、故纸入水煎,继用去脂膜的羊肾入前药煮熟,再加韭、姜、盐、醋、酱等作成羹。

【用法】空心食用,日三次。如无羊肾,猪肾亦可。

41. 肾虚腰痛方(《华佗神医秘传》)

【组成】丹皮(去心)0.6 g,萆薢、白术各 0.9 g。

【主治】肾虚腰痛。

【制法】上为散。

【用法】以酒服 6～9 g。也可作汤服之。

42. 煨肾丸(《本草权度》)

【组成】杜仲(去粗皮炒丝断)2.1 g。

【主治】腰痛肾虚。

【用法】上一味研末,以猪腰子 1 枚,薄切 5～7 片,先以盐椒腌去腥水,掺药在内,包以荷叶,用湿纸数重煨熟热酒下。

43. 立安丸(《三因极一病证方论》)

【组成】破故纸(生)、续断、木瓜干、牛膝(酒浸)、杜仲(去皮,锉,姜制,炒丝断)各 30 g,萆薢 60 g。

【主治】五种腰痛。常服补肾、强腰脚、治脚气。

【制法】上为末,蜜丸如梧子大。

【用法】每服 50 丸,盐汤、盐酒任下。

44. 肾腰痛方(《医方易简集》)

【组成】生葛根。

【主治】肾腰痛。

【用法】嚼之咽汁,取效。

45. 肾虚腰痛方《医方易简集》

【组成】胡桃肉(去皮)20个,大蒜30g(捣膏)。

【主治】肾虚腰痛。

【制法】上二味共和为丸,如梧子大。

【用法】空心服,每服20丸。妇人,淡醋汤下。

46. 肾虚腰痛方《外科百效全书》

【组成】川杜仲(去粗皮,盐水炒)。

【主治】肾虚腰痛。

【用法】酒浸,透晒干,捣烂为末,酒调下三服即愈。

47. 腰痛肾虚方《静耘斋集验方》

【组成】破故纸(炒)、肉苁蓉(酒洗)、巴戟、杜仲(盐水炒)、续断(酒洗)各9g,青盐3g。

【主治】肾虚腰痛。

【用法】上为末。猪腰1对,破开去筋,黄酒洗。入药末6g,蒸食。

48. 利腰汤《静耘斋集验方》

【组成】熟地30g,杜仲15g,破故纸3g,白术9g。

【主治】肾虚腰痛。

【用法】水煎服,四剂愈。

49. 砥柱丸《经验医方》

【组成】破故纸120g(炒),杜仲120g。

【主治】肾虚腰痛,如神。

【制法】上共为末。取核桃肉30个,去皮,研,和。少加炼蜜,丸梧子大。

【用法】用茴香汤或酒任下9g。如加乳香、木香各12g神效。

50. 独活汤《兰室秘藏》

【组成】炙甘草6g,羌活、防风、独活、大黄(煨)、泽泻、肉桂各9g,当归梢、连翘各 15 g,酒汉防己、酒黄柏各 30 g,桃仁 30 个。

【主治】因劳役,腰痛如折,沉重如山。

【用法】上为粗末,每服 15 g,酒 120 mL,水 400 mL,煎至 250 mL,去渣热服。

51. 壮本丹秘方《兰室秘藏》

【组成】杜仲(酒炒)30 g,肉苁蓉 15 g,巴戟 15 g,破故纸(盐水炒)30 g,茴香 30 g,青盐 15 g。

【主治】肾虚腰痛,久则寒冷。

【制法】上为末,将猪腰子分开,入药在内,缝住,纸包煨热。

【用法】每 1 个一服,用黄酒送下。

52. 肾虚腰痛方《小品方》

【组成】丹皮 0.6 g,萆薢、白术、桂心各 0.9 g。

【主治】肾虚腰痛。

【用法】捣筛,以酒服 9 g,日三,亦可作汤服之。

【禁忌】生葱、胡荽、桃、李、雀肉。

53. 寄生散《必效方》

【组成】桑寄生、鹿茸、杜仲各 3 g。

【主治】肾虚腰痛。

【用法】作散,酒服 9 g,日三服。

54. 四制破故纸丸《保安堂三补简便验方》

【组成】破故纸 500 g(洗净,晒干),黄柏 180 g(切片,盐水煎浓汁拌故纸,晒干),杜仲 180 g(盐水炒断丝,煎浓汁拌破故纸,晒干),青盐 90 g(化水拌破故纸,晒干),鱼胶 120 g(切、蛤粉炒成珠,共为末)。

【主治】补肾健腰。

【制法】上共为末,放入河车内,加核桃去内皮,用净仁 100 个,捣匀,炼蜜为丸桐子大,每服 20 丸。

55. 煨肾丸《医宗必读》

【组成】补骨脂(酒炒)、萆薢、杜仲(炒去丝)、白蒺藜、防风、菟丝子(酒浸）、肉苁蓉（酒浸）、葫芦巴、牛膝等分,肉桂减半。

【主治】肝脾肾伤,宜缓中消谷益精。治腰痛甚效。

【用法】上为末,将猪腰子制同食法,和蜜杵丸,梧子大。每服 15 g,空心酒送。

56. 腰痛方△《济人宝笈》

【组成】破故纸（制）、核桃肉（去皮、去油）各等分。

【主治】腰痛无力,甚效。

【用法】上二味共为末,炼蜜为丸,随意服之。

57. 补阴丸《医学心悟》

【组成】熟地 90 g,丹皮、天冬、当归、枸杞子、牛膝、山药、女贞子、茯苓、龟板、杜仲、续断各 3.6 g,人参、黄柏各 15 g。

【主治】肾气热,腰软无力,恐成骨痿。

【制法】石斛 120 g,熬膏,和炼蜜为丸。

【用法】每早淡盐水下 9 g。

58. 附牛丸《洪氏集验方》

【组成】炮附子 15 g,黑牵牛 15 g。

【主治】丈夫妇人腰痛重坠,步履艰辛,痛不可忍。

【制法】上为细末,酒煮面为丸,如梧桐子大。

【用法】每 30 丸,空心温酒下。如半边腰疼,只用黑牵牛瓦上焙干一半,附子炮一半,余一半生用,不去皮,捣罗为末,如前法服。

59. 猪肾粥《扶寿精方》

【组成】猪腰 1 对（去膜,切开）,粳米 9 g,草果 6 g,陈皮 3 g,宿砂 6 g。

【主治】少时损耗精血,至老年腰膝无力疼痛。

【用法】上药先将猪腰、陈皮等水煮成汁,滤去渣,入酒少许,次下米煮成粥,空腹食之。

60. 劳伤腰痛方《普济应验良方》

【组成】炙黄芪 15 g,杜仲 6 g,补骨脂 6 g（盐水炒）,红花 6 g,核桃肉 8 个。

【主治】劳伤腰痛。

【用法】上味酒煎服,立愈。

61. 上下兼养丹《石室秘录》

【组成】熟地 21 g,杜仲 15 g,麦冬 15 g,北五味 6 g。

【主治】腰痛与头痛。

【用法】水煎服。

62. 腰痛方《卫生家宝方》

【组成】凤仙花。

【主治】腰胁引痛不可忍。

【制法】上研做成饼,晒干,为末。

【用法】空心服,每服 9 g。

63. 导滞散《医品补遗》

【组成】青皮 15 g,玄胡 9 g,芦荟、白芥子各 6 g,柴胡、甘草各 3 g。

【主治】腰胁痛。

【用法】姜引水煎。夜服,如加减一味不效。

64. 背腰痛神效方《经心录方》

【组成】寄生、丹皮(去心)、鹿茸(炙)、桂心各 60 g。

【主治】背腰痛。

【用法】捣散,酒服 9 g,日三。

【禁忌】生葱、胡荽。

65. 趁痛丸《世医得效方》

【组成】五灵脂、赤芍药各 15 g,川乌 1 个,没药 120 g,麝香 3 g。

【主治】腰臂痛。

【用法】上为末,酒糊丸,空心温酒送下。

66. 四倍丸《瑞竹堂经验方》

【组成】杜仲(瓦内炒黄,去丝)、破故纸(瓦器内炒黄色)、甘草、胡桃仁(去皮油)各 120 g。

【主治】腰膝疼痛。

【制法】上为细末,酒糊为丸,如梧桐子大。

【用法】每服 50～70 丸,空心,用甘草末调汤送下。

67. 补益丸(《瑞竹堂经验方》)

【组成】小茴香 30 g(盐炙),木香 30 g,川楝子 30～90 g(春秋 60 g、夏 30 g、冬 90 g,取肉酒浸),知母 30～90 g(春秋 60 g、夏 30 g、冬 90 g,酒浸),枳壳(去穰)30 g(麦炒),白茯苓 30 g,甘草(炙)30 g,地龙(炒)30 g,鹿茸(酒炙)30 g,穿山甲 30 g(酥炙),狗茎 5 枚(酥炙)。

【主治】腰膝痛。

【功效】补益肾气,明目。

【制法】上为细末,炼蜜为丸,如弹子大。

【用法】每服 1 丸,空心,细嚼,温酒送下,干物压之,午食前再进一服。

68. 腰腿疼痛方(《救生集》)

【组成】甜瓜子 90 g。

【主治】腰腿疼痛。

【用法】酒浸 10 日,研末。每服 9 g,空腹,酒送下。

69. 复春丹(《瑞竹堂经验方》)

【组成】杜仲(碎,炒断丝)30 g,破故纸(酒浸一宿,用芝麻炒黄色)30 g,萆薢(酥炙黄)30 g,巴戟(去心)30 g,沉香 1.5 g,胡桃 5～7 个(去皮)。

【主治】腰腿疼痛。

【制法】上为细末,醋糊为丸,如梧桐子大。

【用法】每服 50～70 丸,空心,每服药时,先嚼胡桃 1 枚,同药一处,温酒送下,干物压之。

70. 养肾散(《澹寮集验方》)

【组成】苍术 30 g,干蝎 15 g,天麻 9 g,草乌(生)、黑附子(炮)各 6 g。

【主治】腰脚筋骨间疼痛,不能步履,其效如神。

【用法】上为细末,拌和肾气豆淋酒调 6 g。

71. 腰痛神验方△(《奇效良方》)

【组成】杜仲(姜汁炒)、续断、黑牵牛、破故纸、桃仁(炒)、玄胡索各等分。

【主治】腰痛牵引足膝脚胭,屡用如神。

【制法】上为细末,面糊和丸,如梧桐子大。

【用法】每服50～70丸,食前温酒白汤任下。或加胡桃肉同丸,尤妙。

72. 补骨脂丸《奇效良方》

【组成】补骨脂(微炒)、牛膝各180 g,骨碎补60 g,桂心90 g,槟榔120 g,安息香120 g(入胡桃肉捣烂)。

【主治】腰脚疼痛不止,神效。

【制法】上为细末,炼蜜入安息香,和捣百余杵,丸如梧桐子大。

【用法】每服10～20丸,空心用温酒送下。

73. 苍术散《验方新编》

【组成】茅山苍术(盐水炒)15 g,黄柏(炙)15 g。

【主治】腰臀腿膝疼痛不已,并治脚气。

【用法】水煎。日服二三次。

74. 腰闪气痛方《菉竹堂集验方》

【组成】黄芪24 g,甘草4.5 g。

【主治】腰闪气痛。

【用法】上用酒煎,临睡服。被盖取微汗即愈。

75. 闪挫腰痛方《春脚集》

【组成】大茴香、穿山甲、元胡各3 g,黑丑、陈皮、炙甘草、草术各1.5 g,木香2.4 g。

【主治】外伤挫闪腰疼。

【用法】上为细末,黄酒调服6 g,日三次。

76. 过街笑《卫生鸿宝》

【组成】木香3 g,麝香0.1 g。

【主治】闪腰痛。

【用法】上研细末。左痛吹右鼻,右痛吹左鼻。

77. 挫闪腰痛方《回生集》

【组成】神曲(如拳大)1块。

【主治】挫闪腰痛。

【用法】上用火烧通红,淬酒 600 mL。喝下即愈。

78. 立效散《汇刻经验方》

【组成】牙硝、雄黄、麝香各 0.03 g。

【主治】闪挫腰疼不能屈伸者。

【用法】上研为细末,以少许点人中,令人扶患者行走。不效,再点人中,疼止为度,神效。

79. 闪挫腰痛神方《绛囊撮要》

【组成】橙核 4.5 g,制香附 3 g。

【主治】闪、挫腰痛。

【用法】上共炒,研细末。服 9 g,酒送下,即愈。

80. 闪腰方《秘方集验》

【组成】枳壳、桔梗各 24 g,甘草、红花各 15 g,防风、乌药、当归、杏仁(炒去皮尖)制半夏、木通各 30 g。

【主治】腰闪。

【用法】上各味,水煎服。

81. 治诸闪症△《秘方集验》

【组成】葱白,大黄米,姜汁,酒。

【主治】腰闪及手足伤损瘀血,神效。

【制法】葱白捣烂,炒熟,将痛处擦遍。

【用法】大黄米末调姜汁敷患处,饮好酒。

82. 通气汤《医学钩玄》

【组成】小茴香、穿山甲、橘皮、甘草、玄胡索各等分。

【主治】挫闪腰胁,气滞不行作痛。

【用法】上为末,酒调服。

83. 行气香苏散《梅氏验方新编》

【组成】香附 18 g,紫苏 12 g,天台乌药 9 g,陈皮 9 g,川芎 9 g,当归 9 g,制乳香 9 g,制没药 9 g,漂苍术 6 g,枳壳 6 g,甘草 6 g。

【主治】跌打损伤,闪挫腰腹手足及一切郁结滞气,屡效如神。

【功效】可行散气,瘀血不结。

【制法】香附去毛酒煮,枳壳麸炒,再同其余药共水煎服。

84. 复元通圣散(《万氏家抄方》)

【组成】茴香、穿山甲各 60 g,白牵牛、甘草、陈皮、玄胡索各 30 g,木香 15 g。

【主治】闪挫腰痛。

【用法】上为末,每服 3 g,酒调服。

85. 挫气丹(《丹溪手镜》)

【组成】山楂 30 g,北茴香(炒)4.5 g。

【主治】挫气腰痛,腿软。

【用法】酒下。

86. 熟大黄汤(《澹寮集验方》)

【组成】大黄、生姜(各切如豆大)各 15 g。

【主治】打扑腰痛,恶血蓄瘀,痛不可忍。

【用法】上同炒,令焦黄,以水 70 mL 浸一宿,五更去渣顿服。

87. 立安散(《东医宝鉴》)

【组成】白牵牛头末 6 g(炒),当归 3 g,官桂 3 g,玄胡索 3 g,杜仲 3 g (炒),姜汁 3 g,茴香 3 g(炒),木香 1.5 g。

【主治】挫闪气滞腰痛。

【用法】上末,空腹以温酒调下 6 g。

88. 治腰痛闪腰方(《济世神验良方》)

【组成】橙子核。

【主治】腰痛或时闪腰。

【用法】上炒干为细末,每服 9 g,用白酒调服,即愈。

89. 闪挫腰痛方(《杂病源流犀烛》)

【组成】西瓜青皮。

【主治】闪挫腰痛。

【用法】阴干为末,盐酒调服 9 g。

90. 闪挫腰痛方[△](《奇效简易良方》)

【组成】葡萄干 30 g。

【主治】闪挫腰痛。

【用法】水煎,加酒 15 mL 服之。

四、外治验方

1. 李氏洗痛汤(《中国当代名中医秘验方临证备要》载山西省中医药研究所李凤阁副研究员献方)

【组成】麻黄、桂枝、细辛、白芷、防风、芥穗、透骨草、伸筋草各 30 g。

【主治】腰痛等。

【用法】将上药水煎 2 h 后,去渣留药汁备用。取酒糟 1 kg,放入已备好的药汁中煎至药汁皆入酒糟中,将酒糟分别装入两布袋中,蒸热后敷于患处,每次 3～6 h,每日 1 次,2 剂用 1 周,4 周为 1 个疗程。

2. 贴腰膏(《串雅内编》)

【组成】生姜 500 g(捣汁 120 g),水胶 30 g。

【主治】腰痛。

【用法】上药同煎成膏,厚纸摊贴腰眼,甚效。

3. 腰痛敷方[△](《急救良方》)

【组成】茴香茎叶。

【主治】腰痛。

【用法】上药捣汁 200 mL,分三服,渣敷痛肿处。

4. 腰痛奇方(《经验良方大全》)

【组成】松树毛。

【主治】腰痛。

【用法】松树毛和酒糟打碎,醋炒。敷一夜即好。

5. 腰痛方(《寿世保元》)

【组成】雄黄 6 g,黄丹 3 g,焰硝 3 g。

【主治】腰痛不能转侧,点药后,少顷复旧,神妙。

【用法】上为细末,要天月德日合。令病人仰睡,以银簪蘸药,点眼大角头少许,一二次神效。

【禁忌】鸡犬等见之。

6. 腰痛熨法《延年方》

【组成】菊花60g,芫花60g,羊踯躅60g。

【主治】风湿腰痛。

【用法】以醋拌令湿润,分为2剂,纳二布囊中蒸之,如炊一斗米许顷,适寒温,隔衣熨之,冷即易熨,痛处定即瘥。

7. 麻腰丹《串雅内编》

【组成】附子尖、乌头尖、南星、朱砂、干姜各3g,雄黄、樟脑、丁香、麝香各1.5g。

【主治】寒湿腰痛。

【制法】上为末,蜜丸如龙眼大。

【用法】每次1丸,用姜汁化开如厚粥,烘热置掌中,摩腰上令尽。粘着肉烘,绵布缚定,腰热如火方妙。间三日用1丸或加茱萸、肉桂更效。

8. 熨烙当归散《御药院方》

【组成】防风(去芦头)、当归(去芦头)、藁本(去土)、独活(锉,去土)、荆芥穗、顽荆叶各30g。

【主治】寒湿留注,腰腿疼痛。

【用法】上为粗末,每用药45g,盐120g,慢火炒,令热,用绢袋盛之,去痛处熨烙。

9. 摩腰紫金膏《丹溪心法》

【组成】附子尖、乌头尖、南星各7.5g,蜀椒、雄黄、樟脑、丁香各1.5g,吴萸、肉桂、干姜各3g,麝香0.6g。

【主治】老人、虚人腰痛,妇女白带清多,不臭,虚寒者宜用。

【制法】上为末,炼蜜丸,龙眼大。

【用法】每日饭后1丸,生姜汁化开如稠粥,烘热,放掌中摩腰。另用药贴痛处,即烘,布包定。

第四章

中成药与验方

10. 腰脊胀痛立效方△《《急救方》》

【组成】芥子末。

【主治】腰脊胀痛。

【用法】酒贴之立效。

11. 腰脊胀痛方《《杏林碎锦》》

【组成】芥子末,生姜。

【主治】腰脊胀痛。

【用法】上调酒贴之。立效。

12. 背腰痛方《《范汪方》》

【组成】桂心。

【主治】背腰有血,痛不可忍。

【用法】捣末,以苦酒和,涂痛处,此令人喜卧,可勤用之,再为必瘥。

13. 封脐艾《《瑞竹堂经验方》》

【组成】海艾 30 g,蛇床子 30 g,木鳖子 2 对(生用,带壳用)。

【主治】腰膝痛,脐腹冷痛,老人、弱人、妇人、小儿泄泻。

【用法】上为细末,与艾叶三味相和匀,作一纸圈,于内可以容熨斗,将药可用绵包裹定,安在纸圈内,放在脐上,用熨斗熨之。

14. 诸闪方《《经验良方》》

【组成】葱白,生大黄,姜。

【主治】闪挫打伤,闪腰并手足伤损不出血,且有青紫内伤者。

【用法】先以葱白捣烂炒热,将痛处擦遍。随用生大黄研末,姜汁调敷。尽量饮以好酒。三月半年不愈者,皆神效。

15. 闪腰方《《百试百验神效奇方》》

【组成】硼砂。

【主治】闪腰。

【制法】研为细末,加辰砂少许。

【用法】用牙签入口黏津,蘸硼砂末,点入两目内眦,少时即愈。

16. 腰痛外敷方[△]《新编偏方秘方汇海》

【组成】生姜、大葱、飞罗面各适量。

【主治】腰痛。

【用法】切碎,再共同捣烂,入锅炒热,趁热敷腰部,以宽带缚紧。

17. 腰痛外敷方[△]《新编偏方秘方汇海》

【组成】艾叶二两,醋半两。

【主治】腰痛。

【用法】艾叶须去其硬筋,炒至微焦,将醋频频洒上,乘热用布包裹,束于腰部痛处。

18. 腰痛外敷方[△]《新编偏方秘方汇海》

【组成】吴茱萸末三钱,黄酒一杯。

【主治】腰背及四肢痛。

【用法】上二味,调匀炒热,摊油纸上,贴患处。

19. 风湿腰痛外敷方[△]《新编偏方秘方汇海》

【组成】草乌一个,生姜一块。

【主治】风湿腰痛。

【用法】上药和盐少许研细,酒炒热,布包腰部,冷后再炒,包三次。

20. 外敷方[△]《新编偏方秘方汇海》

【组成】白花菜子 12.5 g,川椒 10 g,透骨草 10 g。

【功效】祛风,逐寒,除湿,活血,止痛。

【主治】非器质性病变的腰腿痛、关节痛、急慢性腰部软组织损伤和风湿性关节炎等。

【用法】研粉,贮瓶备用。临用时将药粉用冷水或温水调成糊状即可敷于患处(敷药厚度 2～3 mm),然后用油布或塑料布等物覆盖,以免油污衣服。每次敷药约 40 min 取下,每周 2～3 次,4 次为 1 个疗程。

(纪军,张欣)

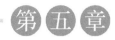

针灸治疗文献研究

腰痛为临床常见之病证,对人们生活品质和生产劳动能力影响颇大。自古至今,针灸疗法一直是治疗腰痛重要的方法。针灸疗法治疗腰痛有着丰富的经验和优势。联合国世界卫生组织(WHO)经过专家研讨、论证,在 1980年出版的《世界卫生·针灸专刊》中提出并建议,向全世界推广应用 43 种可以运用针灸治疗的有效病症,腰痛位列其中。

历代针家不断实践,有所创新,积累了丰富经验,留下了大量文献,反映了针灸疗法独特的理论体系和治疗方法。对这些文献进行梳理,将有利于针灸治疗腰痛的理论研究,有利于提高临床诊疗水平,有利于针灸医学的创新与发展。

纵观针灸治疗腰痛的文献资料,按照方法大致可以分为针法文献、灸法文献;根据年代又可分为古代文献、近代文献、现代文献和当代文献。古今针灸治疗腰痛的文献内容庞杂,特别是现代和当代文献,故仅选择摘录,难免有遗珠之憾。

第一节 针法文献研究

一、古代文献研究

为了论述方便,将古代针法治疗腰痛文献,大致分为四个时期,即秦汉及其以前、魏晋南北朝隋唐时期、宋辽金元时期和明清时期。

(一) 秦汉及其以前

1973 年,湖南长沙马王堆出土的帛书,其中《足臂十一脉灸经》与《阴阳十一脉灸经》系灸法著作,有"腰痛"之载,其治当非针法。据考抄录年代大致在战国及秦、汉之际。为了与后之《内经》互考,故录之于下。汉时针灸疗法广为流传,具有相当水平。成书于西汉时期的《内经》,反映了西汉以前的医学面貌,标志着中医学基础理论的确立。其中记载了大量针灸治疗腰痛的文献。《内经》以为诸脏之中,肾与腰之关系密切,又在经络学说中,详细阐述了相关经脉、络脉、经别、经筋、皮部等与腰部之间的关联。还描述了临床腰痛的各种症状,记载了大量治疗文献,为针灸治疗腰痛奠定了基础。《素问》还列专篇"刺腰痛论",总结了西汉以前针刺治疗腰痛的经验。其时治疗腰痛的方法,主要为针刺与刺血法。这些论述至今仍指导临床实践。

《难经》相传为秦越人所作,也有人认为是六朝人伪托。《难经》补充奇经八脉与腰部关系,以督脉、带脉为主,以为其病变可引起腰痛。

1.《足臂十一脉灸经》《阴阳十一脉灸经》 《足臂十一脉灸经》:"(足泰阳脉)其腰痛,挟脊痛。"

《阴阳十一脉灸经》:"(足钜阳之脉)是动则病……脊痛,腰似折。"

"(足钜阳之脉)其所产病……背痛,腰痛,尻痛。"

"(足厥阴之脉)是动则病……腰痛,不可以仰。"

2.《内经》

(1)腰部与脏腑之关系:《内经》认为腰为肾之府,同时又认为肾开窍于耳及二阴,合三焦膀胱。故从听觉的好与不好,可以测候肾的性能。又可根据耳郭的肤色、纹理、大小、高下、坚脆、端正与否等,诊断肾脏的状况,以及是否患有腰痛。

《素问·脉要精微论篇》:"腰者,肾之府,转摇不能,肾将惫矣。"

《素问·脉解篇》:"少阴所谓腰痛者,少阴者肾也。"

《素问·阴阳应象大论篇》:"肾主耳。"

《素问·金匮真言论篇》:"北方黑色,入通于肾,开窍于二阴。"

《灵枢·师传》:"肾者主为外,使之远听,视耳好恶,以知其性。"

《灵枢·本脏》:"肾合三焦膀胱。""(耳郭)黑色小理者,肾小;粗理者,肾大。高耳者,肾高;耳后陷者,肾下。耳坚者,肾坚;耳薄不坚者,肾脆。耳好前居牙车者,肾端正;耳偏高者,肾偏倾也。"

"肾小则脏安难伤;肾大则善病腰痛,不可以俯仰,易伤以邪。肾高则苦背膂痛,不可以俯仰;肾下则腰尻痛,不可以俯仰,为狐疝。肾坚则不病腰背痛;肾脆则苦病消瘅易伤。肾端正则和利难伤;肾偏倾则苦腰尻痛也。"

（2）腰部与经络系统之关系：《内经》对经络系统做了非常全面的论述。六条足经之循行路线中，足太阳行于身后，足少阳行于身侧，足阳明行于身前，任督二脉分列前后正中线，故而腰痛与足太阳经、足少阳经和督脉关系最为密切，还认为足阳明经、足少阴经、足厥阴经也可引起腰痛。其中"刺腰痛论"为专论针刺治疗腰痛，除了讨论了六条足经所致的腰痛症状和治疗外，还对解脉、同阴之脉、阳维之脉等病变导致腰痛的症状和治疗予以讨论。

《灵枢·经脉》："肾足少阴之脉，起于小指之下……贯脊属肾络膀胱。""膀胱足太阳之脉，起于目内眦……挟脊抵腰中，入循膂，络肾属膀胱；其支者，从腰中下挟脊，贯臀……其支者，从髆内左右，别下贯胛，挟脊内，过髀枢……""足少阴之别，名曰大钟。当踝后绕跟，别走太阳。其别者……下外贯腰脊。""督脉之别……挟膂上项，散头上，下当肩胛左右，别走太阳，入贯膂。"

《灵枢·经别》："足太阳之正，别入于腘中；其一道下尻五寸，别入于肛，属于膀胱，散之肾，循膂，当心入散；直者，从膂上出于项，复属于太阳。""足少阴之正，至腘中，别走太阳而合，上至肾，当十四颞，出属带脉。"

《灵枢·经筋》："足太阳之筋，起于足小指……与腘中并上结于臀，上挟脊上项。""足阳明之筋，起于中三指……直上结于髀枢，上循胁，属脊。""足少阴之筋，起于小指之下……循脊内，挟膂……于枕骨，与足太阳之筋合。"

《素问·骨空论篇》："督脉者，起于少腹，以下骨中央……其络循阴器，合篡间，绕篡后，别绕臀，至少阴，与巨阳中络者合。少阴上股内后廉，贯脊属肾。与太阳起于目内眦……侠脊抵腰中，入循膂络肾。"

（3）腰痛之症状与治疗：《灵枢·经脉》"肾足少阴之脉……是主肾所生病者……脊、股内后廉痛""膀胱足太阳之脉，是动则病……脊痛，腰似折，髀不可以曲，腘如结，踹如裂，是为踝厥。是主筋所生病者……项、背、腰、尻、腘、踹、脚皆痛，小指不用""足少阴之别，名曰大钟……虚则腰痛""肝足厥阴之脉……是动则病，腰痛不可以俯仰""督脉之别……挟膂上项……实则脊强；虚则头重"。

《灵枢·经筋》："足少阴之筋……循脊内挟膂……其病……阳病者腰反折，不能俯，阴病者，不能仰。"

《灵枢·邪客》："肾有邪，其气留于两腘。"

《灵枢·终始》："病在腰者取之腘。"

《灵枢·杂病》："腰脊强，取足太阳腘中血络。""腰痛，痛上寒，取足太阳、阳明；痛上热，取足厥阴；不可以俯仰，取足少阳；中热而喘，取足少阴、腘中血络。""心痛引腰脊，欲呕，取足少阴。"

《灵枢·胀论》："肾胀者，腹满引背央央然，腰髀痛……小肠胀者，少腹膜胀，引腰而痛。"

《灵枢·五邪》："邪在肾，则病骨痛阴痹。阴痹者，按之而不得，腹胀腰痛，大便难，肩背颈项强痛，时眩。取之涌泉、昆仑，视有血者尽取之。""邪……中于腰脊者，气至腰脊而病。"

《素问·疟论篇》："巨阳虚则腰背头项痛。"

《素问·标本病传论篇》："肾病少腹腰脊痛，胻酸。"

《素问·骨空论篇》："腰痛不可以转摇，急引阴卵，刺八髎与痛上，八髎在腰尻分间。""督脉为病，脊强反折。"

《素问·缪刺论篇》："邪客于足太阴之络，令人腰痛，引少腹控䏚，不可以仰息，刺腰尻之解，两胂之上，是腰俞，以月死生为痏数，发针立已，左刺右，右刺左。"

（4）《素问·刺腰痛论篇》："足太阳脉令人腰痛，引项脊尻背如重状。刺其郄中太阳正经出血，春无见血。"

"少阳令人腰痛，如以针刺其皮中，循循然不可以俯仰，不可以顾；刺少阳成骨之端出血，成骨在膝外廉之骨独起者，夏无见血。"

"阳明令人腰痛，不可以顾，顾如有见者，善悲，刺阳明于胻前三痏，上下和之出血，秋无见血。"

"足少阴令人腰痛，痛引脊内廉，刺少阴于内踝上二痏，春无见血，出血太多，不可复也。"

"厥阴之脉令人腰痛，腰中如张弓弩弦；刺厥阴之脉，在腨踵鱼腹之外，循之累累然，乃刺之，其病令人善言，默默然不慧，刺之三痏。"

【按】《实用中医内科学》（1985年）补充了足太阴之脉令人腰痛之内容："太阴经腰痛，腰痛引少腹或之胁，不可以仰。因足太阴之络，从髀合阳明，上贯尻骨中，与厥阴、少阳结于下焦，而循尻，内入腹。"《针灸甲乙经》卷五第三："邪客于足太阴之络，令人腰痛引少腹控䏚，不可以仰息，刺其腰尻之解两胂之上,是腰俞。"

"解脉令人腰痛,痛引肩,目䀮䀮然,时遗溲;刺解脉,在膝筋肉分间郄外廉之横脉出血,血变而止。解脉令人腰痛如引带,常如折腰状、善恐;刺解脉,在郄中结络如黍米,刺之血射以黑,见赤血而已。"

"同阴之脉令人腰痛,痛如小锤居其中,怫然肿,刺同阴之脉,在外踝上绝骨之端,为三痏。"

"阳维之脉令人腰痛,痛上怫然肿;刺阳维之脉,脉与太阳合腨下间,去地一尺所。"

"衡络之脉令人腰痛,不可以俯仰,仰则恐仆,得之举重伤腰,衡络绝,恶血归之,刺之在郄阳筋之间,上郄数寸衡居,为二痏出血。"

"会阴之脉令人腰痛,痛上漯漯然汗出,汗干令人欲饮,饮已欲走,刺直阳之脉上三痏,在跷上郄下五寸横居,视其盛者出血。"

"飞阳之脉令人腰痛,痛上怫怫然,甚则悲以恐;刺飞扬之脉,在内踝上五寸,少阴之前,与阴维之会。"

"昌阳之脉令人腰痛,痛引膺,目䀮䀮然,甚则反折,舌卷不能言;刺内筋为二痏,在内踝上大筋前,太阴后,上踝二寸所。"

"散脉令人腰痛而热,热甚生烦,腰下如有横木居其中,甚则遗溲,刺散脉,在膝前骨肉分间,络外廉束脉为三痏。"

"肉里之脉令人腰痛,不可以咳,咳则筋缩急,刺肉里之脉为二痏,在太阳之外,少阳绝骨之后。"

"腰痛侠脊而痛至头几几然,目䀮䀮欲僵仆,刺足太阳郄中出血。"

"腰痛上寒,刺足太阳、阳明;上热,刺足厥阴;不可以俛仰,刺足少阳;中热而喘,刺足少阴,刺郄中出血。"

"腰痛,上寒不可顾,刺足阳明;上热,刺足太阴;中热而喘,刺足少阴。大便难,刺足少阴。少腹满,刺足厥阴。如折不可以俛仰,不可举,刺足太阳。引脊内廉,刺足少阴。"

"腰痛引少腹控䏚,不可以仰,刺腰尻交者,两髁胂上,以月生死为痏数,发针立已,左取右,右取左。"

3.《难经》论腰部与督脉、带脉之关联　《难经·二十八难》:"督脉者,起于下极之俞,并于脊里,上至风府,入属于脑。""带脉者,起于季胁,回身一周。"

《难经·二十九难》:"督之为病,脊强而厥。""带之为病,腹满,腰溶溶若坐水中。"

(二)魏晋南北朝隋唐时期

魏晋南北朝隋唐时期,针灸方面出现了许多针灸名医和著作,这些著作多已亡佚。这一时期的特点是灸法盛行,但针刺治疗也发展迅速,其中也存有针刺治疗腰痛文献。

晋王叔和《脉经》虽然为脉学著作,然记载了不少针法治疗腰痛内容。皇甫谧取《素问》《针经》《明堂孔穴针灸治要》以成《针灸甲乙经》。《针灸甲乙经》保存了亡佚的古针灸医籍,是承前启后重要针灸医籍,对针灸学说的发展做出了巨大贡献。《针灸甲乙经》中记载了大量针刺治疗腰痛的文献。隋《诸病源候论》虽然是专论病因之书,但仍载有与腰痛相关内容,其卷五为"腰背病诸候",对腰痛作出分类,提出"肾主腰脚"和十二经、奇经八脉"贯肾络于腰脊",为针灸疗法治疗腰痛提供了重要的理论依据。唐代在职官志中设太医署,建立针灸医学教育机构。孙思邈所撰《千金方》和《千金翼方》对唐以前医学文献,几乎搜罗无遗,为发展我国针灸医学做出了巨大贡献。有人将《内经》作为针灸发展史上第一里程碑,《针灸甲乙经》为第二里程碑,《千金方》和《千金翼方》为第三里程碑。《千金》卷十九"腰痛"和卷三十"腰脊痛"记载了针刺治疗腰痛文献。必须指出,一些文献虽曰针刺,实以针概灸,内含灸法,不可不知。

1.《脉经》 《脉经》卷二:"右手关后尺中阳实者,膀胱实也。苦少腹满,引腰痛。刺足太阳经,治阳。""右手关后尺中阴实者,肾实也。苦骨疼,腰脊痛,内寒热。刺足少阴经,治阴。""尺脉沉,腰背痛。宜服肾气丸,针京门,补之。"

《脉经》卷五:"厥阴之脉急弦,动摇至六分已上,病迟脉寒,少腹痛引腰,形喘者,死。脉缓者,可治,刺足厥阴入五分。"

《脉经》卷六:"肾病,其色黑,其气虚弱,吸吸少气,两耳苦聋,腰痛……春当刺涌泉,秋刺伏留,冬刺阴谷,皆补之;夏刺然谷,季夏刺太溪,皆泻之;又当灸京门五十壮,背第十四椎百壮。"

《脉经》卷十:"前部左右弹者,阳跷也。动,苦腰背痛……取阳跷。""前部左右弹者,阳跷也。动,苦腰痛……直取阳跷,在外踝上三寸直绝骨是。""寸口中脉躁竞关，尺中无脉，应阳干阴也，动，苦腰背、腹痛……刺足太阳、少阴，直绝骨入九分，灸太阴五壮。""初持寸口中脉，如躁状洪大，久按之，细而坚牢，动，苦腰腹相引痛……刺肾俞，入四分至五分，亦可灸胃管七壮。"

2.《针灸甲乙经》 《针灸甲乙经》卷七："腰腹相引痛，命门主之。""腰背痛，大杼主之。""腰两胁痛，脚酸转筋，丘墟主之。"

《针灸甲乙经》卷八："腰引少腹痛，暴惊，狂言非常，巨虚、下廉主之。"

《针灸甲乙经》卷九："腰痛上寒，实则脊急强，长强主之。""腰脊痛强引背少腹，俯仰难，不得仰息，脚痿重，尻不举，溺赤，腰以下至足清不仁，不可以坐起，膀胱俞主之。""腰痛不可以俯仰，中膂内俞主之。""肠腹时寒，腰痛不得卧，手三里主之。""大肠实则腰背痛，寒痹转筋，头眩痛；虚则鼻蛆癫疾，腰痛溅然汗出，令人欲食而走，承筋主之。""腰足痛而清，善偃，睾跳骞，上窌主之。""腰痛怏怏，不可以俯仰，腰以下至足不仁，入脊，腰背寒，次窌主之。先取缺盆，后取尾骶与八窌。""腰痛，大便难，飧泄，腰尻中寒，中窌主之。""腰痛脊急，胁中满，小腹坚急，志室主之。""腰脊痛，恶风少腹满坚，癃闭下重，不得小便，胞肓主之。""腰痛骶寒，俯仰急难，阴痛下重，不得小便，秩边主之。""腰痛控睾，小腹及股，卒俯不得仰，刺气街。""腰痛不得转侧，章门主之。""腰痛不可以久立俯仰，京门及行间主之。""腰痛少腹痛，下窌主之。""肾腰痛，不可俯仰，阴陵泉主之。""腰痛，少腹满，小便不利如癃状，羸瘦，意恐惧，气不足，腹中怏怏，太冲主之。""腰痛少腹痛，阴包主之。""腰痛，大便难，涌泉主之。""腰脊相引如解，实则闭癃，凄凄腰脊痛嗜卧，口中热；虚则腰痛，寒厥烦心闷，大钟主之。""腰痛引脊内廉，复溜主之。春无见血，若太多，虚不可复。""腰痛不能举足少坐，若下车踬地，胫中憍憍然，申脉主之。""腰痛如小锤居其中，怫然肿痛，不可以咳，咳则筋缩急，诸节痛，上下无常，寒热，阳辅主之。""腰痛不可举，足跟中踝后痛，脚痿，仆参主之。""腰痛，侠脊至头，几几然，目䀮䀮，委中主之。""腰脊、尻股、臀阴寒大痛……承扶主之。""腰中痛，中封主之。""阴跳腰痛……蠡沟主之。"

《针灸甲乙经》卷十："腰胁相引痛急，髀筋瘈，胫痛不可屈伸，痹不仁，环跳主之。""腰髋枢痛，善摇头，京骨主之。""腰痛，颈项痛，历节，汗出而步失履，寒腹不仁，腨中痛，飞扬主之。""腰痛引腹，不得俯仰，委阳主之。"

《针灸甲乙经》卷十二："月水至则腰脊痛……水道主之。"

3. **《诸病源候论·腰背病诸候》** 《诸病源候论·腰背病诸候》卷五："凡腰痛有五，一曰少阴，少阴申也，七月万物阳气伤，是以腰痛。二曰风痹，风寒著腰，是以痛；三曰肾虚，役用伤肾，是以痛；四曰臀腰，坠堕伤腰，是以痛；五曰寝卧湿地，是以痛。""肾主腰脚，而三阴三阳、十二经、八脉，有贯肾络与腰脊者。劳损于肾，动伤经络，又为风冷所侵，血气击搏，故腰痛也。"

4. **《千金要方》** 《千金要方》卷十九："肾病其色黑，其气虚弱，吸吸少气，两耳苦聋，腰痛时时失精，皆补之。夏刺然谷，季夏刺太溪，皆泻之。又当灸京门五十壮，背第十四椎百壮。""腰臀痛，宜针决膝腰句画中青赤络脉，出血便差。"

《千金要方》卷三十："神道、谷中、腰俞、长强、大杼、膈关、水分、脾俞、小肠俞、中膂俞、膀胱俞主腰脊强痛。""环跳、至阴主胸胁捕无常处，腰胁相引急痛。""腰俞、长强、膀胱俞、气冲、上窌、下窌、居髎主腰痛。""小肠俞、中膂俞、白环俞主腰脊疝痛。""次窌、胞肓、承筋主腰脊痛，恶寒。""志室、京门主腰痛脊急。""三里、阴市、阳辅、蠡沟主腰痛不可以顾。""束骨、飞扬、承筋主腰痛如折。""申脉、大冲、阳蹻主腰痛不能举。""昆仑主脊强背尻骨重。""合阳主腰脊痛引腹。""委中主腰痛夹脊至头几几然。凡腰脚重痛，于此刺出血。""委阳、殷门、太白、阴陵泉、行间主腰痛不可俛仰。""扶承主腰脊尻臀股阴寒痛。""涌泉主腰脊相引如解。""大钟主腰脊痛。""阴谷主脊内廉痛。"

（三）宋辽金元时期

宋代为针灸医学极盛时期，宋代置太医局，置太学，其中设针科和灸科。编纂了《太平圣惠方》《圣济总录》，校正针灸著作，出现了许多的针灸医籍，这一时期的针灸医学迅猛地发展。《太平圣惠方》虽为宋初所撰，其中卷九十九之《针经》，据考证为"唐代后期针灸文献"。《针经》首先记载了捻转手法，为之后针法的崛起发展奠定了基础。其中也记载了针刺治疗腰痛的内容。

《铜人腧穴针灸图经》为宋代王惟一撰，以作为铜人的注解和姊妹文献，原书在 1027 年由宋医官院木板刊行，并刻于四壁石碑上。书中记载了许多腧穴具有治疗腰痛的功效。王执中《针灸资生经》是一部文献价值、临床价值均很高的针灸书，其对后世针灸学的影响甚至超过《铜人腧穴针灸图经》。该书于卷五有"腰脚痛""腰痛""腰脊痛""脊痛"，内容多录自《千金》《铜人腧穴针灸图经》《太平圣惠方》等,尚加入自己的经验体会。

金元时期医家呈现百家争鸣之盛况,同时针法崛起。针灸著作主要有《针经指南》《针经摘英集》《扁鹊神应玉龙经》《十四经发挥》等。其中窦汉卿《针经指南》最为针法精粹。对针灸疗法有很大的促进,对后世影响较大。《针经摘英集》针刺气海治疗腰痛,《扁鹊神应玉龙经》针刺尺泽治疗"五般腰痛",都非常具有特色。

1. **《太平圣惠方》** 《太平圣惠方》卷九十九:"肝俞……腰痛肩疼,寒疝。""关元俞……风劳腰痛。""膀胱俞……风劳腰痛。""肩井……或因马拗伤,腰髋痛。""下昆仑……一名内昆仑,在外踝下一寸,大筋后内陷宛宛中……腰疼。"

2. **《铜人腧穴针灸图经》** 《铜人腧穴针灸图经》卷四:"上髎……腰膝冷痛。""次髎……腰脊痛不得转摇,急引阴器,痛不可忍。""中髎……丈夫五劳七伤六极,腰痛。""下髎……腰痛不得转侧。"

《铜人腧穴针灸图经》卷五:"中封……寒疝,引腰中痛。""阴包……腰尻引少腹痛,遗溺不禁。"

3. **《琼瑶神书》** 《琼瑶神书》卷一:"委中腰脚要须知。"

《琼瑶神书》卷二:"若是腰疼肾俞取,搓搓愈急按数刮多。""腰疼腿硬急升阳,委中升阳再升阳,升阳三次停呼至,后用搓搓取热康,委中取血多为妙,再取升阴搓急弹,若有虚人忌取血,实人取血痛即安。""脊膂强痛要升阳,闪搓腰痛气下忙,委中升阳即使下,复使加弹即便康。""治腰腿酸痛……委中气下血相应,补刮昆仑七次通,左取七盘精宫处,重加法补在人用。""治肾虚腰疼……肾俞先提后摄针,搓搓捻捻用其心,委中气下出血愈,再补承山指内循。""治闪挫腰胁痛……腰间闪挫泻人中,尺泽先将气下冲,肾俞泻先刮先后,委中气下血流通。""腰膝疼痛委中瘳。"

《琼瑶神书》卷三:"列缺二穴、尺泽二穴,治筋紧急、腰脊胁肋间疼。""束骨二穴:治腰痛不得屈伸,脚气虚肿。""京骨二穴……腰背腿疼,俯仰不得。""昆仑二穴:治腰脚疼痛,气脉不和。""委中二穴:治一切腰腿脚疾等证。""昆仑……脯肿腰尻痛,腿脚及阴。""环跳……腰腿连腨痛。""内关……肠冷腰疼并泻痢。""列缺……腰心后痛心烦满,下针有如汤浇雪。""申脉穴下阳跷,腰疼脊痛胫还高。""头疼眉搐腰脚痛……先针后溪并申脉,呼吸补泻妙神功。"

《琼瑶神书》卷四:"尺泽……刺入一寸半,医瘳腰胁疼。"

4. **《圣济总录》** 《圣济总录》卷一百九十三:"咳而腰背相引痛,甚则咳涎者,太溪主之。"

5. **《针灸资生经》** 《针灸资生经》卷五:"阴陵泉、大肠俞,治腰痛。""肾俞、气海俞、中膂俞,疗腰痛。""腰俞、膀胱俞、长强、气冲、上窌、下窌、居髎,主腰痛。""肺俞,治腰强。""风池,治腰伛偻,引项筋无力不收。""束骨,治腰如折,腨如结。""肩井,治因仆伤腰骶疼。"

6. **《素问病机气宜保命集》** 《素问病机气宜保命集·药略(附针法)》:"腰痛,身之前,足阳明原穴冲阳;身之后,足太阳原穴京骨;身之侧,足少阳原穴丘墟。""腰痛不可忍,针昆仑及刺委中出血。"

7. **《卫生宝鉴》** 《卫生宝鉴·流注指要赋》:"肾俞把腰疼而泻尽。""腰脚疼,在委中而已矣。"

8. **《针经指南》** 《针经指南·标幽赋》:"阳跷、阳维并督脉,主肩背腰腿在表之病。"《针经指南·流注八法》:"外关……腰背肿痛。""外关……腰胯痛。""后溪……腰背强痛。""申脉……腰背强痛。""列缺……产后腰痛。"

9. **《济生拔萃》** 《济生拔萃》卷三:"治忽然气滞腰疼,不可俯仰,刺足太阳络神关二穴……即志室也,次针足厥阴经行间二穴。"

"今附:久虚人腰痛刺而复发者,腰重不能举体。刺足太阳经委中二穴……取经血而愈。"

"凡腰痛刺之不已者,刺八髎穴而愈。在腰尻分间,乃上下髎是也,穴具《铜人》。"

"治腰背俱疼不可忍,刺足少阳经风池二穴,次针手阳明经合谷二穴,次针足太阳经昆仑二穴……针入五分。凡痛勿便攻之,先以正痛处针之,穴名天应穴,针名决痛针。针讫以手重按撚之,而随经刺穴,即愈。谓痛撚之发散,荣卫流行,刺之速愈也。"

"治肾虚腰痛久不已,刺足少阳经肩井二穴,次针足太阳经肾俞二穴……针入五分,留七呼;可灸,以年为壮。"

"治腰脊内引痛,不得屈伸,近上痛,者刺手阳明经合谷二穴。近下痛者,次刺足少阴经伏白(按:即复溜)二穴……针入三分,留三呼,灸三壮。"

"治脊强反折,刺督脉哑门一穴,应时立愈。"

"治腰胯疼痛不得转侧，刺足少阳经环跳二穴……用长针针入一寸。次针丘墟二穴……针入五分，留三呼，灸三壮。"

"治闪著腰疼错出气，腰疼及本脏气虚，以圆利针刺任脉气海一穴，肥人针入一寸，瘦人针入五分，三补三泻，令人觉脐上或脐下满腹生痛，停针候二十五息，左手重按其穴，右手进针三息，又停针二十五息，依前进针，令人觉从外肾热气上入小腹满肚，出针，神妙。"

10.《丹溪心法》 《丹溪心法》卷三："腰痛……血滞于下，委中穴刺出血，妙，仍灸肾俞、昆仑，尤佳。"

11.《扁鹊神应针灸玉龙经》 《扁鹊神应针灸玉龙经·一百二十穴玉龙歌》："忽然咳嗽腰脊痛，身柱由来穴更真。肾虚腰痛最难当，起坐艰难步失常。肾俞穴中针一下，多加艾火灸无妨。脊脊强痛泻人中，挫闪腰疼亦可针。委中亦是腰疼穴，任君取用两相通。"

《扁鹊神应针灸玉龙经·六十六穴证治》："尺泽……五般腰疼。""曲泉……腰脚冷痛。""丘墟……腰胯腿膝脚寒湿，酸疼红肿。""阳陵泉……腰腿膝脚诸病。""绝骨……腰胯急痛寒湿。""太白……手足冷，腰尻痛。""京骨……头项腰胯筋挛骨痿诸疾。""昆仑……腰尻膝足，风寒湿痹肿痛。""跗阳……腰腿胯胫急，酸痛。"

《扁鹊神应针灸玉龙经·磐石金直刺秘传》："伤寒一二日，头目、腰背，百（按：原作面，据义改）节疼痛不可转侧……曲池（泻）、复溜（补）、委中（刺不愈）、合谷（泻）。""腰背杂证：人中、委中。""肾虚腰疼：肾俞（灸）、委中。""气攻腰背脊疼：肩井、委中。""腰胯疼痛，转侧难，痛则补曲池、泻环跳；麻木泻曲池、补环跳。""腰脊反折强，疼连两臂或风劳气：人中、肩井。""风湿相搏，脊脊连腰强痛，痛则灸筋缩，麻木补肩井。""腰股瘫痪痛，内痛针血海，外疼针风市。""五种腰疼：尺泽。"

（四）明清时期

这一时期指明朝开国至清代 1840 年鸦片战争之间。明朝继承了金元时期各个流派的不同特点而又推陈出新，显示了针灸医学的盎然生机。《普济方》是医学史上极有影响大部头方书，卷四百九十至四百二十四为针灸部分，搜辑了自战国至元时期的针灸资料。明代时针灸名家辈出，著作甚多，如《针灸大全》《针灸聚英》《针灸大成》等。《针灸名著集成》共收录了十四部著作，其中明代占了五部。《针灸聚英》是继汉代医家编《明堂经》，首次全面总结腧穴治之后，又一次大规模的针灸腧穴文献辑录整理。《针灸大成》自首刊至清末，先后共重刊、重印近30次，而且前5次均为官府刊印，对明末及明以后的针灸学产生了十分深远的影响。其卷八有"手足腰腋门"，卷九"症治总要"以问答形式对腰痛之原因、症状、取穴予以论述。

清时虽不重视针灸，但道光之前政府制定的医政制度仍设针灸科。官修的《医宗金鉴》继承了历代前贤针灸绪余，并且加以光大。《循经考穴编》采用文献非常丰富，具有很高的文献价值。虽其时针灸医学或兴或衰，几经周折，然以顽强的生命，活跃于民间。

1. 《神应经》 《神应经·腹痛胀满部》："脐痛……引腰痛，太冲、太白。"

《神应经·胸背胁部》："腰脊痛楚，委中、复溜。腰背俱疼难转，天牖、风池、合谷、昆仑。"

《神应经·手足腰腋部》："腰痛，肩井、环跳、阴市、三里、委中、承山、阳辅、昆仑。""腰疼难动，风市、委中、行间。""腰腿如水，阴市。""挫闪腰疼，胁肋痛，尺泽、曲池、合谷、手三里、阴陵、阴交、行间、足三里。""腰脊强痛，腰俞、委中、涌泉、小肠俞、胱膀俞。""腰脚痛环跳，风市、阴市、委中、承山、昆仑、申脉。""腰如坐水，阳辅。""腰痛不能久立，腿、膝、胫酸重及四肢不举，附阳。""治腰腿手足不仁，穴上廉。""治腰溶溶如坐水中，膝下肤肿筋挛，诸节尽痛无常处，腋肿，瘰癧马刀，喉痹，膝胻酸，风痹不仁，穴阳辅。""治腰膝拘挛，穴阴交。""治患风，腰脚不随，不得跪起，穴上窌、环跳、阳陵泉、巨虚下廉。"

2. 《针灸大全》 《针灸大全·长桑君天星秘诀歌》："耳鸣腰痛先五会，次针耳门三里内。"

《针灸大全·千金十一穴歌》："腰背痛相连，委中昆仑穴。"

《针灸大全·马丹阳天星十二穴并治杂病歌》："承山……善理腰疼痛。""昆仑转重腰尻痛，阳踝更连阴。"

《针灸大全·四总穴歌》："腰背委中求。"

《针灸大全·治病十一证歌》："腿膝腰疼痞气攻，髋骨穴内七分穷，更针风市兼三里，一寸三分补泻同，又去阴交泻一寸，行间仍刺五分中。"

《针灸大全·灵光赋》："五般腰痛委中安。"

《针灸大全·席弘赋》:"气滞腰疼不能立,横骨大都宜救急。""耳内蝉鸣腰欲折,膝下明存三里穴,若能补泻五会间,且莫逢人容易说。""委中腰痛脚挛急,取得其经血自调。"

《针灸大全·八法主治病症》:"公孙……肾疟,令人洒热,腰脊强痛大钟二穴,肾俞二穴,申脉二穴。""足临泣……腰胯疼痛,名曰寒疝,五枢二穴、委中二穴、三阴交二穴……肾虚腰痛,举动艰难,肾俞二穴、脊中一穴、委中二穴。闪挫腰痛,起止艰难:脊中一穴、腰俞一穴、肾俞二穴、委中二穴。虚损湿滞,腰痛行动无力:脊中一穴、腰俞一穴、肾俞二穴、委中二穴。""申脉……腰背强,不可俯仰,腰俞一穴、膏肓二穴、委中二穴(决紫脉出血)。肢节烦痛,牵引腰脚疼:肩髃二穴、曲池二穴、昆仑二穴、阳陵泉二穴……腰脊项背疼痛:肾俞二穴、人中一穴、肩井二穴、委中二穴。腰疼头项强,不得回顾:承浆一穴、腰俞一穴、肾俞二穴、委中二穴。腰痛,起止艰难:然谷二穴、膏肓二穴、委中二穴、肾俞二穴。"

3.《针灸集书》 《针灸集书》卷上:"中髎、肩井、大椎、肺俞、肾俞、膏肓、三里、噫嘻、气海、下焦俞等穴,治丈夫五劳七伤六极,腰痛。""章门、气海、期门、关元、中极、中府、四满、阴交、石门、天枢、中脘、气穴,以上穴并治奔豚气,上腹膜痛,茎肿先引腰,后引小腹腰髋。""腰俞、居髎、白环俞、阳辅、京门、肾俞、束骨、飞扬、承筋、殷门,以上并治腰痛,不可俯仰,如坐水中。""五种腰痛,先针尺泽,后针清冷渊。气刺腰痛,先刺横骨,后大都。"

《针灸集书·马丹阳天星十一穴并治杂病穴歌》:"委中穴,治腰痛,腿股疼……于此穴中出血,甚妙。刺者入五分。"

《针灸集书·八法穴治病歌》:"照海穴……踝痛腰疼苦不仁。后溪穴……腿痛腰疼连小腹。"

4.《针灸聚英》 《针灸聚英》卷一上:"合谷……腰脊内引痛。""髀关……腰痛,足麻木。""梁丘……膝脚腰痛,冷痹不仁,难跪。""大都……腰痛不可俯仰。""八髎总治腰痛。""下髎……腰不得转,痛引卵。""委阳……主腰脊痛不可俯仰,引阴中不得小便。""噫嘻……胸中痛引腰背。""昆仑……腰脊内引痛。""京骨……腰痛不可屈伸。"

《针灸聚英》卷一下:"中注……泄气,上下引腰脊痛。""天井……扑伤腰髋疼。""风池……腰背俱疼。""肩井……肾虚腰痛。""丘墟……腰胯痛。""长强……腰脊痛。""气海……闪着腰疼。"

《针灸聚英》卷二:"腰痛……血滞于下,委中出血,灸肾俞、昆仑。"

《针灸聚英·玉龙赋》:"人中、委中,除腰脊痛闪之难制。"

《针灸聚英·肘后歌》:"腰膝强痛交信凭。""腰腿疼痛十年春,应针不了便惺惺,大都引气探根本,服药寻方枉费金。"

《针灸聚英·百证赋》:"背连腰痛,白环委中曾经。"

《针灸聚英·天元太乙歌》:"久患腰痛背胛劳,但寻中注穴中调,行针用心须寻觅,管取从今见识高。气攻腰痛不能立,横骨大都宜救急,流血攻注解若迟,变为风证从此得。腰背连脐痛不休,手中三里穴堪求,神针未出急须泻,得气之时不用留。耳内蝉鸣腰欲折,膝下分明三里穴,能补泻五会中,切莫逢人容易说。腰腹胀满治何难,三里腨肚针承山,更向太冲行补泻,指头麻木一时安……闪挫脊膂腰难转,举步多难行履颤,遍体游气生虚浮,复溜一刺人健羡。"

《针灸聚英·薛真人天星十二穴歌诀》:"委中……(腰脊)酸疼筋莫展,风痹复无常。""昆仑……转筋腰尻痛。""环跳……腰折莫能顾,冷风并湿痹。"

《针灸聚英·八法八穴歌》:"腿膝背腰痛遍……后溪。""腰背强痛腿肿……申脉。""腰痛血疾脐寒……列缺。"

《针灸聚英·六十六穴歌》:"腰尻疼莫任,昆仑如刺毕,即便免呻吟。""腰背脯如结……束骨穴中穷。""疝引腰间痛,中封刺可差。""腰背苦难禁,只可刺京骨,休于别处寻。"

《针灸聚英·八法手诀歌》:"脊头腰背申脉攻。"

5.《医学入门》 《医学入门》卷一:"腰痛环跳委中神,若连背疼昆仑武(轻者委中出血,便愈;甚者补环跳,泻委中;久者俱补;腰连背痛者,针昆仑、委中)。""腰连腿疼腕骨升,三里降下随拜跪(补腕骨,泻足三里)。""腰连脚痛怎生医?环跳行间与风市(补环跳,泻风市、行间、足三里)。""命门:主老人肾虚腰疼。""环跳:主中风湿,股膝裹挛痛,腰痛……委中治同环跳。"

6.《医学纲目》 《医学纲目》卷十二:"腰脚痛,委中、昆仑、人中。"

《医学纲目》卷十四:"腰胁痛,环跳、至阴、太白、阳辅。"

《医学纲目》卷二十八:"腰痛,上寒不可顾,刺足阳明;上热,刺足太阴。""腰痛,又法,风池、承山、合谷、吕细、三间。""脊膂并腰疼,人中(口含水突处,针入三分,略向上些,但泻无补,留三呼)、委中(二寸半,忌灸,又于四畔紫脉上去血,如藤块者不可出血,出血,血不止,令人夭)、三里(泻)、五枢。"

7. **《奇经八脉考》** 《奇经八脉考·二跷为病》:"腰痛不可举者,申脉、仆参举之。"

8. **《杨敬斋针灸全书》** 《杨敬斋针灸全书》下卷:"伤寒腰脊强痛,人中、委中。""伤寒阴毒,腰背重痛……气海、神阙、关元、三阴交。"

9. **《针灸大成》** 《针灸大成·胜玉歌》:"腰痛中空穴(按:肾俞穴量下三寸,各开三寸是穴)最奇。""肾败腰疼小便频,督脉两旁肾俞除。"

《针灸大成》卷五:"足太阳井,人病头项、肩背、腰目疼,脊痛……不已,刺金门五分,灸三壮,不已,刺申脉三分。""腰痛足疼步难履……太溪、飞扬。""项腰足腿痛难行……京骨、大钟。""丈夫癀疝苦腰疼……太冲、光明。"

《针灸大成》卷八:"中风腰胯疼痛,不得转侧,腰胁相引,环跳。"

《针灸大成》卷九:"第五十六,(腰)风痛不能转侧,举步艰难:环跳、风市、昆仑、居髎、三里、阳陵泉……复刺后穴:五枢、阳辅、支沟。""第五十八,肾虚腰痛:肾俞、委中、太溪、白环俞……复刺后穴:昆仑、束骨、支沟、阳陵泉。""第五十九,腰脊强痛:人中、委中……复刺后穴:昆仑、束骨、支沟、阳陵泉。""第六十,挫闪腰胁痛:尺泽、委中、人中……复刺后穴:昆仑、束骨、支沟、阳陵泉。""第一百四十四,重舌,腰痛:合谷、承浆、金津、玉液、海泉、人中。"

10. **《针方六集》** 《针方六集》卷五:"长强……腰偻脊痛。""水沟……一切腰痛。""窍阴……腰、髀、膝、腑、踝、跗红肿,转筋痛痹。""临泣……肩、胁、腰、膝、外踝节痛,不能转侧。""外丘……腰、膝、外踝皆痛。""阳陵泉……腰膝肿痛,风痹不仁,筋紧拘挛,不得屈伸。""昆仑……头、项、肩、背、腰、尻、股、膝痛。""承山……腰、股、膝、腨、足踝肿痛,风痹。""殷门……腰脊、尻、臀、股阴寒痛。"

《针方六集》卷六:"人中……腰疼脊痛,单泻。""人中……肾虚(腰)痛,先泻后补。"

11. **《经络汇编》** 《经络汇编·手少阴心经》:"手少阴心经,其见证也,消渴,两肾内痛,后廉腰背痛。"

12. **《类经图翼》** 《类经图翼》卷六:"水道……月经至则腰腹胀痛。"《类经图翼》卷七:"白环俞……腰脊痛不得坐卧。""白环俞……肾虚腰痛,先泻后补。""志室……背脊强,腰胁痛。""委中……凡肾与膀胱实而腰痛者,刺出血妙。""京骨……治腰脊痛如折,髀不可曲。""束骨……腰膝痛。""太溪……腰脊痛……并刺委中、大钟。"

《类经图翼》卷八:"五枢……腰腿痛。""阳辅……腰酸痛,不能行立。""悬钟……腰膝痛,脚气筋骨挛。""丘墟……腰腿酸痛。""太冲……肝疟令人腰痛。""风市……主治腰腿酸痛,足胫麻顽……先泻后补,风痛先补后泻。"

《类经图翼》卷十一:"腰膝酸痛,养老、环跳、阳陵泉、昆仑、申脉。"

13.《循经考穴编》 《循经考穴编》:"伏兔……腰胯痛。""肾俞……或中风寒湿气,致腰疼痛,其寒如冰,其重如石。""膀胱俞……腰腿疼痛。""会阳……妇人赤白带,经行腰腿疼痛。""志室……主腰强背痛。""秩边……肾虚腰痛。""承山……腰疼筋急。""飞扬……腰腿腨脚一切肿疼,筋急不能屈伸。""跗阳……腰尻髀枢股腑痛。""交信……寒腰枢股腑内廉痛。""中注……腰腹疼痛。""三阳络……挫闪腰疼,宜弹针出血。""五枢……主腰背痛,曲不能伸。""维道……主腰腿一切痛。""中渎……腿叉风痛连腰胯。""长强……腰尻骨痛。""腰腧……主一切腰痛,脊臀强疼。""阳关……主劳损腰胯痛。""水沟……脊强腰痛。"

14.《东医宝鉴》 《东医宝鉴·外形篇三》:"腰强痛,命门、昆仑、志室、行间、复溜(《纲目》)。"

15.《针灸问答》 《针灸问答》:"肾虚腰痛不叫忍,人中、鼻下五分,含水凸起。入三,火三。""腰胫项强不能舒,风府,入发一寸,大筋内,疾言穴起。入三,禁火。风池,入发际一寸,去风府各二寸透,火七。人中、鼻下五分,含水凸起。入三,火三。"

16.《针灸溯洄集》 《针灸溯洄集》:"腰痛,大抵腰痛新久,总属肾虚。常常腰痛者,肾虚也;日轻夜重者,瘀血也;遇阴雨,久坐而发者,湿;腰背重注,走串痛者,痰也。"

"挫闪腰疼,胁肋疼:尺泽肘中约纹上动脉中;曲池肘外辅骨,屈肘曲中;三阴交踝上三寸,浅刺。"

"腰疼难动:风市膝上七寸;委中腘中央;行间足大趾缝间,动脉应手中,深刺。"

"腰脊强痛：腰俞二十一椎之节下间中；膀胱俞十九椎下，去脊中各二寸；委中，深刺。"

"腰脚疼者：环跳髀枢之中，侧卧取之，深刺。"

"自背引腰疼：太冲足大趾本节后二寸；太白足大趾内侧内踝前，浅刺。"

"腰尻引痛：昆仑足外踝后，跟骨上陷者中；承山兑腨肠下，分肉间陷者中；阳辅足外踝之上四寸，辅骨前。"

"髀枢、膝骨冷痛：阳陵泉膝下一寸，䯒外廉陷；丘墟足外踝下如前陷中，深刺；志室十四椎下，相去脊中各三寸半；曲泉膝股内侧，屈膝横纹头取之，深刺。"

17.《医宗金鉴》 《医宗金鉴》："心经原络应刺病，消渴背腹引腰疼。""小肠原络应刺病……痛不能转腰似折。""复溜……气滞腰疼贵在针。""环跳主治中风湿，股膝筋挛腰痛疼，委中刺血医前证，开通经络最相应。""环跳……腰、胯、股、膝中受风寒湿气，筋挛疼痛。""丘墟主治胸胁痛，牵引腰腿髀枢中。"

18.《周氏经络大全》 《周氏经络大全·膀胱穴》："（上髎）下五穴……挟脊骨，凡腰痛多治此。"

19.《针灸逢源》 《针灸逢源》卷三："腰痛太溪血郄妙，冲阳厉兑太冲齐。""腰痛委中髎穴宜，昆仑束骨白环随，太溪原穴飞扬络，申脉如针病即除。"卷五："凡腰痛不能立者，须刺人中。""通治腰痛穴，肾俞、白环俞、腰俞、委中、昆仑。""手足背腰疼痛……后溪。""腰痛……瘀血作痛，昼轻夜重，便黑溺清，刺委中。"

20.《针灸便用》 《针灸便用》卷上："腰疼症，针中空（……命门直下三寸，再外开三寸是中空）、上髎、中髎、次髎、下髎、委中、人中。""气滞腰疼，针人中、委中。"

21.《针灸集成》 《针灸集成·腰背》："腰强痛，昆仑、委中、太冲、通里、章门。"

二、近代文献研究

所谓近代系指 1840—1949 年，包括晚清与民国时期。这一时期社会动荡，西风东渐，中医之生存与发展，困苦艰难，濒临枯萎。随着列强入侵，西方科学与文化被引入中国，促使中国文化的成长与革新。一方面针灸医学倍遭摧残,险遭取缔。另一方面针灸疗法吸纳西方医学知识,衷中参西,为针灸疗法进一步发展和走向世界奠定了基础。同时针灸学校的创办,针灸学术团体的成立,针灸杂志的出版,推进了针灸事业的发展。

这一时期也出现了众多针灸著作,对针灸治疗腰痛进行了研究和报道。特别是承淡安所著《中国针灸学讲义》,守经络系统,引西医之说,设"腰背门",影响很大。

1.《传悟灵济录》 《传悟灵济录·坤集》:"腰闪挫疼,起止艰难,脊中、肾俞三七壮,命门七壮,中膂内俞七壮,腰俞七壮。""腰背重痛难行,章门腰脊冷痛、腰俞、昆仑七壮。委中腰脚肿痛,刺出血。""腰膝疼酸,养老、环跳、阳陵泉脚膝冷痹不仁、昆仑、申脉。"

2.《针灸诠述》 《针灸诠述·痹症》:"腰脊痛,风池、胞肓、秩边、复溜、大钟。""腰胁痛,噫嘻、章门、气海俞、支沟、地机、青灵、劳宫、行间。"

3.《针灸问答》 《针灸问答》卷下:"腰脊强痛,挫闪骨疼,当取何穴?答:人中、委中、中髎、居髎、承山、昆仑。""问:肾败腰痛,不可俯仰,当取何穴? 答:肾俞、命门、中髎、交信、足三里、太溪、昆仑。"

4.《针灸秘授全书》 《针灸秘授全书》:"腰痛,至阳、环跳、刺委中、肾俞、腰俞。""闪腰痛:尺泽、委中、人中、肾俞、中空(二椎下三寸开三寸)。"

5.《中国针灸治疗学》 《中国针灸治疗学》第三篇:"脊膂强痛,委中针入一寸,留捻三分钟。人中针二分,留捻一分钟。""腰痛,环跳针入一寸五分,留捻二分钟;委中针入一寸,留捻三分钟。""腰疼不能立,大都,针入二分,灸三状;肾俞针入四分,灸五壮;委中针入一寸,留捻二分钟;复溜针入三分,留捻一分钟。""腰连脚痛,环跳针入一寸五分,留捻二分钟;风市针五分,留捻一分钟;行间针入二分,留捻二分钟。"

6.《中国针灸学讲义》 《中国针灸学讲义·腰背门》:"环跳、委中、承山。肾虚者则针灸肾俞以益肾。风湿者加针灸风市、阳陵,以逐风湿。寒湿或湿热者,加针三里、阴陵以化湿。湿热则针,寒热则灸。瘀血及痰积者则于痛处针而灸之,以行血滞化痰积。"

7.《科学针灸治疗学》 《科学针灸治疗学》:"腰部脊椎旁剧痛,起坐不能,每晚不能安睡,针灸肾俞穴、天应穴一二次,无论患病多久,亦可治愈。腰部、委中、肾俞、命门、腰俞。"

三、现代文献研究

中华人民共和国成立以后,由于政府对中医和针灸大力支持,相继成立教育机构、医疗机构和专门研究机构。出版了《新针灸学》《中国针灸学》《针灸学》等专著。针灸麻醉问世和机制探讨,为针灸治疗腰痛提供了科学依据。

总体来说,20 世纪 50 年代后期至 70 年代末,针灸疗法主要是普及、应用。1954 年华佗夹脊穴自日本传入,较传统的经穴安全,且能刺激神经根,逐步为临床所常用。刺络拔罐法的应用,也成为治疗腰痛的重要手段之一。

1980 年至今,针灸疗法得到了前所未见的发展,世界针灸学会联合会的成立,中国针灸学会升格为二级学会。针灸治疗腰痛也受到世界的重视,被WHO 列为推广的 41 种适应病种之一,各种新法不断出现,治疗机制得到阐述。针灸论著大量涌现,一方面总结了历代文献,另一方面报道了许多新方法。但鱼龙混杂,尚有待进一步沉淀。

1.《**新针灸手册**》 《新针灸手册》:"挫闪腰痛,尺泽、委中、水沟、肾俞、昆仑、天应穴均针。"

2.《**针灸治疗手册**》 《针灸治疗手册》:"腰肌神经痛,(主治要穴)肾俞、委中、上髎、天应(按:定位略)。(备用穴)三焦俞、关元俞、环跳(附记)。① 先刺委中,宜强刺,久留针。② 为针灸适应证。"

3.《**新针灸学**》 《新针灸学》:"腰腹神经痛,有的需在专科把病因治好,才能彻底止痛。针灸取穴:三焦俞、肾俞、气海俞、大肠俞、小肠俞、关元俞、上髎、肓门、志室、带脉、维道、髀关、环跳。"

4.《**中国针灸学**》 《中国针灸学》:"腰神经痛(旧称腰痛),疗法同上(按:指'肋间神经痛'条下'以抑制其兴奋为目的')。以镇静为目的,取穴三焦俞、大肠俞、志室、带脉、环跳、髀关及压痛点。肾俞、大肠俞、肓门、维道、居髎、五里及压痛点。每日轮取作中刺激,并在压痛用吸筒。预后大多良好。"

5.《**针灸学**》 《针灸学》:"属风寒湿者,肾俞针灸、腰阳关针灸、委中刺血。备用穴:志室针灸、昆仑针、次髎针、腰俞针。""属肾虚者,命门灸、足三里灸、肾俞灸、腰阳关灸、白环俞灸。备用穴:上髎灸、章门灸、脾俞灸、复溜灸。"

6.《**简易针灸学**》 《简易针灸学》:"外伤性腰痛,人中(针)、阿是穴(用三棱针刺 2～3 分深,再用火罐出瘀血)、委中(三棱针点刺紫络挤出恶血)。注:临床上常治一次后即见轻快,以后复诊不再刺血。"

7.**《河北省针灸技术经验交流会议资料汇选》** 《河北省针灸技术经验交流会议资料汇选》:"压痛点针刺疗法,压痛点,不问患者是什么病因,上仙穴(按:位于第五腰椎正下方凹处)上如有压痛,针刺当时可能减轻一半。压感点:条山穴(足三里下压感点或下二寸是穴)(按:条山穴,指自条口穴进针,向承山方向刺入),深度:2～3 寸,不留针。"

8.**《针灸治疗手册》** 《针灸治疗手册》:"针刺法,常用穴——压痛点、相应夹脊穴。备用穴——后溪、殷门。一般均以常用穴为主。急性损伤或慢性劳损急性发作时均可加后溪、殷门,用强刺激,持续运针 1～2 min。局部怕冷者可加温针或艾灸。刺络拔罐法:用皮肤针叩刺或用辊刺筒辊刺局部至出血加拔火罐。急性扭、挫伤出血量可稍多,慢性劳损出血量宜少些。如劳损部位比较广泛时,也可用辊刺拔罐法或走罐法。"

9.**《针灸学》** 《针灸学》:"急性腰扭伤。① 针刺疗法:针刺疗法施治原则,以通调督脉、足太阳膀胱经为主。常用穴:人中、委中、然谷。方法:人中用强刺激,委中、然谷可刺出血,每日 1 次。② 刺血拔罐疗法:选穴,压痛点。方法,重度叩刺,拔出血液 10 mL 左右。"

"慢性腰背痛:① 针刺疗法:施治原则,疏通经气,舒筋活络。常用穴:压痛点、委中、昆仑。备用穴:三焦俞、肾俞、腰眼。方法,先刺常用穴,用中强弱激。肌肉痉挛压痛处,可按《内经》合谷刺原则,贯穿肌腹,一针多向透刺;必要时可酌配备用穴或加用温针、电针,也可将电极板放在压痛点代替针刺,或在压痛点及附近穴位上用红外线照射。② 刺血拔罐疗法:常用穴,压痛点。方法:中等度叩击,拔出少量血液。"

10.**《实用针灸》** 《实用针灸》:"新针疗法,取主穴后溪,配腰眼、肾俞、委中。主穴快速强刺激,配合肾俞,可委中放血,局部拔火罐,或局部刺血再拔火罐,或艾灸,或温针灸。"

11.**《针灸学》** 《针灸学》:"主穴,肾俞、腰阿是穴。配穴:委中,承山。治法:先用枚(梅)花针点刺背腰部及小腿腘窝等处,再针刺主穴,强刺激手法,刺络拔罐法。局部悬灸和拔罐法可随症选用。"

12.**《针灸临证集验》** 《针灸临证集验》"方一:① 取穴:腰骶椎压痛点

及其两侧。② 操作方法：压痛点与其两侧(距压痛点 5 分左右)部位轮换交替使用，压痛点针 0.8～1.2 寸，痛点两侧针 1～1.5 寸，均用提插刮针手法，留针 15～30 min，5～10 min 行针 1 次，并加红外线照射 15～30 min，无红外线时，起针后可拔火罐 10～15 min。1 日治疗 1 次，10 次为 1 个疗程，疗程间隔 2～3 日"。

"方二：① 取穴，主穴为脊柱两侧压痛点。腰肌纤维组织炎配环跳，腰扭伤配委中。② 操作方法。压痛点针 1～1.5 寸，提插捻转手法，持续行针 5～10 min，起针后拔火罐 15 min，环跳针 1.5～3 寸，提插手法，短促行针，委中点刺出血。重者，1 日治疗 1 次，轻者间日 1 次。"

13. **《针灸有效病症》** 《针灸有效病症》："劳损型处方。① 天柱、养老(患侧，针刺)。② 肾俞，气海俞(均双侧，针刺，加拔火罐)，委中(双侧，针刺)。"

"外感型处方：大椎，肾俞，气海俞(均双侧，温针)。"

"肾虚型处方：① 肾俞，气海俞，太溪(均双侧，温针或艾灸)。② 气海，关元，三阴交(双侧，针刺或艾灸)。"

"方法：选劳损型处方①时，患者取立位进针。天柱穴得气留针，养老穴大幅度捻转运针后留针。在留针时间内，二穴所进各针均间歇运针，并嘱患者前后左右活动腰部。严重者，腰痛处加拔火罐，如肿胀明显，可用三棱针点刺放血后再拔罐。劳损型处方①适用于劳损初起，在 1～3 日。如病程已几日以上，或第一、第二次选用后并未显效，且病程多日者，应选用处方②。在初期几日内，可每日治疗 1 次，病情好转后或病程稍长，当视病情需要，每日或隔日 1 次。各型患者在发作期均可每日治疗 1 次，直至缓解。在缓解期均可隔日治疗 1 次，10 次为 1 个疗程。"

14. **《于书庄针灸医集》** 《于书庄针灸医集》："① 近端取穴(局部)：a. 按腰痛性质取穴。肾虚腰痛者，取肾俞、命门等，寒湿或湿热腰痛者，选次髎、大肠俞等。b. 按疼痛部位取穴。如腰部两侧痛，选肾俞、大肠俞等；骶部痛取八髎等。c. 结合兼证取穴。如腰痛兼大便干或大便溏，则取大肠俞、肾俞；小便黄赤则取膀胱俞；腰肌拘急取中膂俞等。腰痛亦有不取近端穴的。如气滞腰痛取气海，扭伤腰痛取人中、委中以及笔者独取昆仑治疗功能性太阳经腰痛等。② 循经取穴：这是根据病属何经取穴。如痛在腰骶两侧，属太阳经,取委中、昆仑、后溪;痛在中线属督脉,寒湿证取大椎,扭伤者取人中,若腰痛筋脉拘急或向前阴放射者属厥阴,取中都或蠡沟等,若腰痛两胁胀者属少阳,取阳陵。此外,足太阳、足少阳下肢皮部出现血络者,应刺络出血。③ 症状性腰痛(器质性):这类腰痛应根据不同器质性、疾病来辨证取穴,如子宫下垂出现的腰痛,应取中脘、气海、百会、维道、三阴交等穴治疗。"

15.《**针灸秘验**》 《针灸秘验》:"腰痛刺腹,腹部脐对命门……找到痛点,再量其与命门的距离,例如痛点在命门下 5 cm,再向左 6 cm,即于脐下 5 cm,再向左 6 cm 处针之,针后其痛即止。"

"腰痛:气海、天枢、手三里外侧的压痛点。"

"坐骨神经痛:合谷透后溪、阳陵泉透阴陵泉。"

"腰痛验方:临床常见的腰痛以肾虚、扭伤为多。亦有寒湿所犯与其他疾患激发者。针灸治疗效果较好,但要排除脊椎的器质性和异位性病变。主穴:委中、肾俞、命门、承山。配穴:脊骨痛甚者,后溪、人中。脊椎两侧痛甚者:飞扬、昆仑。肾阳虚者:灸命门、气海。肾阴虚者:照海、阳谷(按:'阳'似'阴'之误。风湿性者:委中点刺出血,再刺风门、肺俞。肝经病者:中都、曲泉。扭伤者:养老、手三里外方的压痛点)。"

"坐骨神经痛的治疗:坐骨神经痛是常见的比较顽固的神经痛。针灸有效,个别病例也有无效的。此症多见胆经、膀胱经、肾经与肝经的变化,个别病例也有病在肺经与脾经者。胆经为病:灸日月、跗阳,针环跳、阳陵泉、侠溪。在病侧或胆经虚侧的胆俞上置皮针。膀胱经为病:灸中极、昆仑,针飞扬、殷门。在虚侧的膀胱俞置皮内针。肾经为病:灸京门、太溪,针阴谷、复溜。疗效不显时,可多灸关元、肾俞。肝经为病:灸期门,针中都。虚侧肝俞置皮内针。肺经为病:灸肺俞,针尺泽、鱼际。脾经为病:地机、大包、隐白。疼痛剧烈者,可针对侧的中渚透合谷,阳陵泉透阴陵泉(患侧)。"

16.《**针灸心悟**》 《针灸心悟》:"急性腰痛。① 中医认为,腰为肾之府,肾与膀胱相表里,在外为太阳,在内属少阴,又为冲、任、督、带之会。急性腰痛多因外伤扭搁,或受风寒湿邪致伤膀胱经气失畅,但患者平素均有不同程度的肾虚情况,故治疗时多用肾俞。② 选穴以督脉、膀胱经为主,肾俞、大肠俞、秩边、委中多配合应用。风寒盛加大椎、风池、后溪,针刺时微微出汗较好,扭伤疼痛重时刺委中出血,以起活血化瘀作用,以上两例在患处贴狗皮膏一周,可减少后遗症。③ 不论因风寒湿邪,或外伤扭扭,针刺膀胱经攒竹穴,均有一定止痛效果,因此急性疼痛可先针攒竹,待疼痛减轻,稍活动,再针刺其他穴位。④ 临床对症治疗时,急则治其标。一侧偏痛:针健侧,患侧皮下有节结可针患侧。低头痛重:针大椎。伸膝痛重:针天柱。腰痛及腹:针天枢。咳嗽痛重:针阳陵泉。行走疼痛:灸痛点上下左右各1寸处。腰痛及背:针肝俞。腰痛及腿:针秩边。受风寒痛:后溪泻法。扭伤瘀血:委中出血。"

17.《针灸三通法临床应用》 《针灸三通法临床应用》:"无论是何种腰痛,或急性扭伤,或肾虚腰痛,或感受风寒湿均为腰脊经脉受阻,气血不得运行所致。调达气血,通达经脉,使气血运行通畅而达到'以通为顺'的治病机制。取穴:肾俞、中空、养老、环跳、局部阿是穴。刺法1:均用毫针刺法,酌情施用或补或泻手法,每次:次留针20~40 min,每日或隔日治疗1次。"

18.《名医针刺经验用典》 《名医针刺经验用典》:"肖少卿,腰痛、腿麻取风府、后溪;急性腰扭伤取人中。十七椎、下髎、秩边,主治腰尻痛(骶髂关节痛)、腿痛、下肢瘫痪。"

19.《针灸科学·增新版》 《针灸科学·增新版》:"腰肌痛(腰痛),针肾俞、志室、环跳、委中、行间,加灸三二壮,极易痊愈。"

第二节　灸法文献研究

一、古代文献研究

《足臂十一脉灸经》和《阴阳十一脉灸经》为灸法专著,书中有腰痛的记载,但无尚未言及具体穴位与灸法。《内经》从灸疗的起源、适应证、处方,到禁忌证,论述颇多,而治疗腰痛主要为针法。三国时期曹翕撰集的《曹氏灸方》为较早灸法专著,惜已矢佚。晋唐之际,灸法盛行。《针灸甲乙经》记载疾病的针灸治疗,在腧穴之后注明灸法操作,提出了灸法禁忌证,还记载了禁灸穴。葛洪所撰《肘后备急方》收录了多种灸疗方法,推广普及灸法,首创了隔物灸。唐孙思邈撰集的《千金要方》《千金翼方》,收载了多种隔物灸法,提倡治疗时,艾灸与针刺、药物结合。王焘注重灸疗,所著《外台秘要》"不录《针经》,唯取灸法"。宋代为针灸并重,《太平圣惠方》卷一百为《明堂灸经》,收集了大量灸疗处方。窦材撰《扁鹊心书》专论灸法,书中载有专为灸法所设的"睡圣散"。《备急灸法》和《灸膏肓俞穴法》对后世颇有影响。金元针法崛起,但灸法仍流行。明代是我国针灸的全盛时期,不仅在针灸专著中有灸法内容,还出现了"太乙神针""雷火针灸"和"艾卷灸"。有清之时亦有《罗遗编》《采艾编翼》《神灸经纶》等灸法专著问世。日本针灸界传承、研究灸法,对中国灸法的发展影响很大。

1. **《肘后备急方》** 《肘后备急方》:"葛氏治卒腰痛诸方,不得俯仰方。"

"正立倚小竹,以度其人足下至脐,断竹,及以度之背后当脊中,灸竹上头处,随年壮,毕,藏竹,勿令人得矣。""治反腰有血痛……灸足踵白肉际三状。""又腰痛,灸腰眼中,七状。"

2. **《诸病源候论》** 《诸病源候论》卷一:"肾中风,踞而腰痛,视胁左右未有黄色如饼粢大者可治,急灸肾俞百壮。"

3. **《千金方》** 《千金方》卷八:"大肠俞……腰脊疼强……灸百壮,三日一报。"

《千金方》卷十三:"胸中痛引腰背……灸上门,随年壮,穴在侠巨阙两边,相去各半寸。一云一寸。"

《千金方》卷十五:"腰疼不得俯仰……灸第十一椎上及左右各一寸五分,三处各七壮。""腰痛连胸,灸团冈百壮,穴在小肠俞下二寸。横三间寸灸之。"

《千金方》卷十七:"奔豚,上下腹中与腰相引痛,灸中府百壮。"

《千金方》卷十九:"男子腰脊冷疼,溺多白浊,灸脾募百壮。""腰痛,灸脚跟上横文中白肉际十壮良。""又灸足巨阳七壮,巨阳在外踝下,又灸腰目窌七壮,在尻上约左右是。""又灸八窌及外踝上骨约中。""腰卒痛,灸穷骨上一寸七壮,左右一寸,各灸七壮。""腰痛,灸脚跟上横文中白肉际十壮,良;又灸足巨阳七壮,巨阳在外踝下;又灸腰目髎七壮,在尻上约左右是;又灸八窌及外踝上骨约中。"

《千金方》卷二十:"腰痛,小便不利,苦胞转,灸玉泉七壮,穴在关元下一寸……又灸第十五椎五十壮,又灸脐下一寸,又灸脐下四寸,各随年壮。""腰脊痛,小便不利,妇人带下,灸小肠俞五十壮。""腹疾腰痛,膀胱寒,澼饮注下,灸下极输(《翼方》作'第十五椎'),随年壮。"

4.《千金翼方》　《千金翼方》卷二十七："腰背痛……随年壮；又灸心下二寸名胃管，百壮至千壮，佳。""中府二穴，主奔豚上下，腹中与腰相引痛，灸一百壮。""男子腰脊冷疼，小便白浊，灸脾募百壮。""腰卒痛，去穷脊上一寸，灸七壮。""肾俞，主五脏虚劳，少腹弦急胀热，灸五十壮，老小损之，若虚冷，可至百壮，横三间寸灸之。""灸三焦俞，腰卒痛，去五脏六腑积聚，心腹满，腰背痛，饮食不消，吐逆，寒热往来，小便不利，羸瘦少气，随年壮。"

　　《千金翼方》卷二十八："治冷痹，胫膝疼，腰脚挛急……即宜灸之，当灸悬钟穴。"

　　5.《敦煌医书》　《火灸疗法》(P.127)："受风疼痛，肾脉肿硬，腰痛……于短肋之间胸链交叉处，灸九壮即可。""肾腰疼痛，小腿肚发抖，脚关节脱臼，肺肝病症，于大腿粗大处，火灸九壮，即可治愈。"

　　《火灸疗法》(P.1044)："从后颈骨向下数至第十九节脊椎骨，并于其左右各量一寸三分处灸之……肾和脚疼痛（此五字一本作'肾病，腰腿疼痛'），皆有疗效，灸七次即可。"

　　《灸法图》(S.6168)："大肠俞，在十六椎两厢，相去二寸三分……腰脊疼强……灸百壮，善。""大小肠俞，在十七椎两厢，相去二寸三分……亦主腰痛，大小便不利，及妇人带下，灸一百壮，亦不（疑为可字）五百壮。"

　　6.《外台秘要》　《外台秘要》卷十七："《必效》疗积年腰痛方，取一杖令病人端腰立杖，以杖头当脐中分，以墨点讫，回杖于背，取墨点处当脊，量两口吻，折中，分灸两头，随年壮。妙。"

　　《外台秘要》卷十九："脚气……腰痛者，灸委中。"

　　《外台秘要》卷二十六："令疾者平坐解衣，以绳当脊大椎骨中向下量，至尾株骨尖头讫，再折绳更从尾株尖头向上量，当绳头正下即点之，高虢州初灸至一百壮得差，后三年复发，又灸之便断，兼疗腰脚。"

　　《外台秘要》卷三十九："始素，在腋胁下廉下二寸骨陷者中，主胁下支满，腰痛引腹，筋挛，阴气上缩，举臂取之。"

　　7.《太平圣惠方》　《太平圣惠方》卷九十九："气海俞，理腰痛，痔痛，泻血，通灸之。"

　　《太平圣惠方》卷一百："章门，腰背肋间痛，不可转侧。""胃俞，背中气上下行，腰脊痛。""胞肓，腰痛不可忍，俯仰难。""腰俞，腰疼不能久立，腰重如石……难举动也。""悬钟,膝胻连腰痛,筋挛急,足不收履,坐不能起。""地机,腰痛不可俯仰,足痹痛,屈伸难。""环跳,冷痹,风湿,偏风,半身不遂,腰胯疼痛,岐伯云,主睡卧伸缩,回转不得也。""跗阳,腰痛不能久立,腿膝胻酸重,筋急,屈伸难,坐不能起。"

"张文仲传神仙灸法:疗腰重痛,不可转侧,起坐难,及冷痹,脚筋挛急不可屈伸,灸曲跏两文头,左右脚四处处各三壮。每灸一脚,二火齐下。艾炷绪烧到肉,初觉痛,便用二人两边齐吹至火灭。午时著灸至人定以来,自行动脏腑一两回,或脏腑转动如雷声,其疾立愈。此法神效,卒不可量也。"

8.《圣济总录》 《圣济总录》卷一百九十三:"腰痛不已者,灸环腧(按:即'白环俞')二穴,在第一十一颇(按:应为二十一)下两旁各一寸半,足太阳脉气所发,伏而取之,各灸七状,炷如半核大。"

9.《扁鹊心书》 《扁鹊心书》卷上:"腰腧二穴……治久患风腰疼,灸五十壮。""窦材灸法:中年以上之人,腰腿骨节作疼,乃肾气虚惫也,风邪所乘之证,灸关元三百壮。若服辛温除风之药,则肾水愈涸难救。""寒湿腰痛,灸腰俞穴五十壮。"

《扁鹊心书》卷中:"老年肾气衰,又兼风寒客之,腰髋髀作痛……正法:服姜附汤散寒邪,或全真丹,灸关元百壮则肾自坚牢……""凡腰以下肾气主之,肾虚则下部无力,筋骨不用,可服金液丹,再灸关元穴,则肾气复长,自然能行动矣。若肾气难脱,虽灸无益。"

10.《备急灸法》 《备急灸法·竹阁经验备急药方》:"治腰疼,甚至不可抬举者,灸委中穴。两脚曲胺内折缝中间,寻两筋之中取穴,两脚齐灸三状,即愈,仍倚物立定取穴并灸,若痛发时灸尤验。"

11.《卫生宝鉴》 《卫生宝鉴》卷十五:"灸腰痛法,肾俞二穴……灸五壮。主腰痛不可俛仰,转侧难,身寒热,食倍多,身羸瘦,面黄黑,目肮肮。又主丈夫妇人冷积气劳病。""中膂俞二穴……灸五壮。主腰痛不可俛仰,夹脊脊痛,上下按之应手者,从项后始至此穴,痛皆灸之,立愈也。""腰俞一穴……灸五状。主腰疼不能久立,腰已下至足冷不仁,起坐难,腰脊痛不能立,急强不得俛,腰重如石,难举动也。"

12.《济生拔粹》 《济生拔粹》卷三:"治腹有逆气上攻心,腹胀满,上抢心,痛不得息,气冲腰痛,不得俯仰,灸足阳明经气冲二穴……禁针,次针三里

腰痛

二穴而愈。"

13.**《扁鹊神应针灸玉龙经》** 《扁鹊神应针灸玉龙经·磐石金直刺秘传》："肾虚腰疼,肾俞(灸)、委中。""风湿相搏,脊膂连腰强痛,痛则灸筋缩,麻木补肩井。"

14.**《神应经》** 《神应经·手足腰腋部》："腰痛不能举,仆参(二穴,在跟骨下陷中,拱足取之,灸二壮)。"

15.**《针灸捷径》** 《针灸捷径》卷之上："中膂内俞……主腰痛,侠脊膂痛,上下按之应者,从项后至此穴痛,皆灸之立愈。"

16.**《神农黄帝真传针灸图》** 《神农黄帝真传针灸图·计开病源灸法》："男女肩膊腰节骨酸疼者,灸肩井二穴、百劳一穴、承山二穴、肾俞二穴、下三里二穴、曲池二穴。"

17.**《针灸集书》** 《针灸集书》卷上："列缺、下关、上关、完骨、承浆、地仓、迎香、环跳、肩髃、曲池、照海、阴跷、阳陵泉、委中、百会,以上穴并治……屈身难,腰胯痛,不能转,或冷风湿痹,可选灸之。"

18.**《古今医统大全》** 《古今医统大全》卷七："伤寒……腰痛,有风寒、湿热、血虚,皆宜灸。肾俞、昆仑、命门。"

《古今医统大全》卷五十八："腰痛……雷火针法,五月五日,东引桃枝削去皮尖,两头如鸡子样,长寸用尖,针时以针向灯上点着,随后念咒三遍,用纸三层或五层,贴在患处,以针按纸上,患深者再燃立愈。"

19.**《针灸集要》** 《针灸集要·诸证的治疗穴》："腰痛,对脐脊中,以杖量之,灸之(年壮,是命门也),肾俞二穴各七壮。全九曰:志室、命门、胞肓、委阳、三里、腰俞宜灸之。

20.**《东医宝鉴》** 《东医宝鉴》卷三："一切心、腹、胸、胁、腰背苦痛,川椒为细末,醋和为饼,贴痛处,用熟艾铺饼上,发火烧艾,痛即止。"

21.**《类经图翼》** 《类经图翼》十一卷："腰挫闪疼,起止艰难,脊中、肾俞(三壮、七壮)、命门、中膂内俞、腰俞(俱七壮)。""腰背重痛难行:章门、腰俞、委中、昆仑(七壮)。"

22.**《景岳全书》** 《景岳全书》："腰痛,灸腰痛不可俯仰,令患人正立,以竹杖柱地,平脐点记,乃以度痛,于脊中点记,随年壮灸之。肾俞(三壮或七壮)、昆仑(三壮)、委中(刺出血,治脚腰肿痛)。"

23.《针灸经验方》 《针灸经验方·腰背》："腰背痛者,肾气虚弱而当风,坐卧触冷之致也。脏病不离其处,腑病居处无常。膀胱经及肝胆经主之,宜用缸灸。每处针刺,每处缸灸七次,神效。""腰痛不能屈伸,肾俞、委中、尾穷骨上一寸七壮(按:"七壮"恐系衍文)自处左右各一寸,七壮。""腰脊疼痛溺浊,章门,百壮;膀胱俞、肾俞、委中、次髎、气海,百壮。""腰痛腹鸣,胃俞,年壮;大肠俞、三阴交、太溪、太冲、神阙,百壮。""老人腰痛,命门,三壮;肾俞,年壮。""腰背伛偻,肺俞、期门,各三七壮;风池,七壮。"

24.《杉山真传流》 《杉山真传流·杉山真传流表之卷第三》："腰痛不能动,又妇人滞下为腰冷。""从大陵穴至中指末,以稻秆取之。骑竹马,从竹马脊,从脊骨引上尽处点,灸从七壮天七壮,甚妙也。又疝气寸白用效。"

25.《罗遗编》 《罗遗编》卷下:"胸背腰膝病,风门(胸背部)、章门(腰脊冷痛)、腰俞、昆仑(七壮)、委中(腰胁肿痛刺出血)。""腰膝酸痛,养老、环跳、阳陵泉(治脚膝冷痹不仁)、昆仑。"

26.《采艾编翼》 《采艾编翼》卷二:"腰痛,常痛肾虚,走痓痰痛,日轻夜重瘀血,遇阴雨即发湿。脉皆带沉弦,微为气滞元损。治:肾俞(十四节间或命门)、合阳(委中下二寸)、委阳(委中斜向上二寸)、气穴(石门开一寸半)。"

27.《名家灸选》 《名家灸选·腰痛》："疗积年腰痛法《外台》《必效》方,取一杖,令病人端腰立杖,以杖头当脐中分,以墨点讫,乃杖于背,取墨点处当脊,量两口吻折中,中央分,灸两头,随年壮。按:《千金方》疗腰痛不能俛仰者,法惟灸竹上头处,随年壮。予常合二法灸三处,殊妙。即《初编》所载瘕聚七穴中之三穴也。"

《名家灸选·续名家灸选》："治一切腰痛《试效》,十九椎上一穴,左右开各二寸即膀胱俞,灸二七壮。或兼灸十四椎两旁相去一寸五分,与脐平,即肾俞。及十六椎两旁相去一寸五分,得奇效。其肾俞穴原得于《本事方试验》。"

二、近代文献研究

清代末年,拘于封建礼教,清政府竟以"针刺火灸,究非奉君所宜"的荒谬理由,下令停止太医院使用针灸,废止针灸科。鸦片战争之后,乃至民国,盛行汤药,轻视针灸,中医事业遭到排斥、攻击,更趋衰落,几至一蹶不振。然而,由于灸法深受民众欢迎,因而仍在民间广为流传。各种中医学校、学社、杂志的创办,专著的出版,培养了大量人才,灸法宣传报道,灸具的革新,为灸法的发扬做出了贡献。

1.《神灸经纶》 《神灸经纶·身部证治》:"腰背重痛,腰俞、大肠俞、膀胱俞、身柱、昆仑。"

2.《针灸集成》 《针灸集成》卷二:"腰背痛者,肾气虚弱而当风坐卧触冷之致也。脏病不杂其处,腑病居处处无常,膀胱及肝胆经主之,宜用缸灸,每处针刺,每处缸灸,七次神效。""腰痛不能屈伸,肾俞、委中、尾穷骨上一寸七壮,自处左右各一寸七壮。""腰脊疼痛,溺浊:章门百壮,膀胱俞、肾俞、委中、次髎、气海百壮。""腰痛腹鸣:胃俞年壮、大肠俞、三阴交、太溪、太冲、神阙百。""老人腰痛,命门三壮,肾俞年壮。""腰背拘偻,肺俞、期门各三七壮,风池七壮。""又方:脊骨旁左右突起浮高处,以针深刺,灸五百壮至七八百壮,或病歇则不必尽其数。"

3.《灸法秘传》 《灸法秘传》:"腰痛,负重损伤不能转侧,灸环跳穴。""腰痛……湿气下注,不能俯仰,灸腰俞穴;倘连腹而引痛者,灸命门穴则安。"

4.《经脉通考》 《经脉通考》:"如腰痛,灸肾俞、昆仑、命门。"

5.《太乙神针》 《太乙神针》:"正面穴道证治,闪着腰痛,小儿遗尿,针气海穴。""背面穴道证治,命门……腰腹引痛(《育麟益寿万应神针》补:涌泉穴、复溜穴、环跳穴)。""腰胯脊痛,不能俯仰……针腰俞穴。""肾俞……肾经怠虚(此四字一本无),腰痛如折(《育麟益寿万应神针》补:环跳穴、阳陵穴、三阴交穴、滴泉穴)。"

6.《串雅全书》 《串雅全书·针法门》:"百发神针……痞块腰痛……按穴针之,真神妙,百中,乳香、没药、生川附子、血竭、川乌、草乌、檀香末、降香末、大贝母、麝香、母丁香、净蕲艾绒,作针(另有消癖神火针、阴症散毒针)。"

7.《针灸经验穴症汇编》 《针灸经验穴症汇编·腰痛》:"腰者,肾之苗,且为足太阳膀胱循行之路,膀胱又为肾之府。若房劳过度,肾气虚损,精血枯竭,勉强负重,血气错乱,血不归原,是以腰痛。治法:肾俞、委中、肾俞以下遍灸之。补泻亦视其人之身体强弱而定。"

8.《中国针灸治疗学》 《中国针灸治疗学·腰背门》:"肾弱腰疼,肾俞灸五壮至十数壮。""腰酸痛耳鸣,肾俞灸三十壮。"

三、现代文献研究

1949 年后，针灸疗法获得了新生，灸法得以复兴与繁荣。20 世纪 50 年代初，《沈氏针灸实验录》中记载了大量灸法经验。20 世纪 80 年代《灸绳》的出版，全国培训班的举行，"特殊灸感"的发现，灸具的革新，灸法的普及，成为灸法迈入了新时代的里程碑。

1. **《针灸学》** 《针灸学》："常用穴，肾俞、大肠俞、腰眼、命门、十七椎下，阳关(腰)。方法：艾条灸温和灸 5～10 min 或间接灸 1～3 壮，每日或隔日 1 次，每次选用 2～3 穴。"

2. **《福州民间针灸经验录》** 《福州民间针灸经验录》："肾虚腰痛，灸肾俞，脊中，委中(芭洲按：脊中禁灸)。""腰内挫痛及虚损湿滞，灸肾俞、腰俞、脊中、委中。""腰痛不能俯仰，灸膏肓、腰俞，刺委中出血。""腰节痛引脚：灸肩髃、曲池、阳陵、昆仑。""腰痛项强不能回顾，灸腰俞、肾俞，委中。"

3. **《中国灸法集粹》** 《中国灸法集粹·坐骨神经痛》："【选用穴位】主穴：病变压痛点(阿是穴)、八髎、秩边、风市、阳陵泉、足三里、昆仑。配穴：肾俞、腰阳关、环跳、承扶、委中、承山、绝骨、足临泣、神阙等。【灸治方法】① 艾卷温和灸：每次选用 3～5 个穴位，每穴每次施灸 10～20 min，每日灸治 1～2 次，或隔日灸治 1 次，7～10 次为 1 个疗程，疗程间隔 3～5 日。② 艾炷隔姜灸：每次选用 3～5 个穴位，每穴每次施灸 5～7 壮，艾炷如枣核或蚕豆大，每日灸治 1 次，7～10 次为 1 个疗程，疗程间隔 3～5 日。灸法治疗坐骨神经痛的临床疗效是肯定的，对各种原因引起的坐骨神经痛，都有不同程度的镇痛作用，其中对坐骨神经炎的疗效最好，往往经几次治疗，症状即可缓解。根性坐骨神经痛，特别是对腰椎间盘突出症患者疗效较差，如配合推拿疗法，可以提高疗效。本病复发率较高。平素应加强体育锻炼，提高抗病能力。下肢及腰部要注意保暖，避免风寒湿不良刺激。"

(叶明柱)

下 篇

腰痛专病历代名家经验

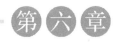

历代名医医论医话

第一节　古代名医医论医话(内治篇)

一、《肘后备急方》

葛氏,治卒腰痛诸方,不得俯仰方。

正立倚小竹,度其人足下至脐,断竹,及以度后,当脊中,灸竹上头处,随年壮,毕,藏竹,勿令人得矣。

又方,鹿角长六寸,烧,捣,末,酒服之,鹿茸尤佳。

又方,取鳖甲一枚,炙,捣,筛,服方寸匕,食后,日三服。

又方,桂八分,牡丹四分,附子二分,捣,末,酒服一刀圭,日再服。

治肾气虚衰,腰脊疼痛,或当风卧湿,为冷所中,不速治,流入腿膝,为偏枯冷痹,缓弱,宜速治之方。

独活四分,附子一枚大者(炮),杜仲、茯苓、桂心各八分,牛膝、秦艽、防风、芎劳、芍药六分,细辛五分,干地黄十分(切),水九升,煮取三升,空腹分三服,如行八九里进一服,忌如前顿服三剂。

治诸腰痛,或肾虚冷,腰疼痛阴萎方。

干漆(熬烟绝)、巴戟天(去心)、杜仲、牛膝各十二分,桂心、狗脊、独活各八分,五加皮、山茱萸、干薯蓣各十分,防风六分,附子四分,炼蜜丸,如梧子大,空腹酒下二十丸。日再加减,以知为度也,大效。

胁痛如打方。

大豆半升,熬令焦,好酒一升,煮之令沸,熟饮取醉。

又方,芫花、菊花等分,踯躅花半斤,布囊贮,蒸令热,以熨痛处,冷复易之。

又方,去穷骨上一寸,灸七壮,其左右一寸,又灸七壮。

又积年久痛,有时发动方。

干地黄十分,甘草五分,干漆五分,水五分,桂一尺,捣,筛,酒服一匕,日三服。

又方,六七月取地肤子,阴干,末,服方寸匕,日五六服。

治反腰有血痛方。

捣杜仲三升许,以苦酒和涂痛上,干复涂,并灸足踵白肉际,三壮。

治肾腰痛。

生葛根,嚼之,咽其汁,多多益佳。

又方,生地黄捣,绞取汁三升,煎取二升,纳蜜一升,和一升,日三服,不瘥,则更服之。

又方,灸腰眼中,七壮。

肾腰者,犹如反腰,忽转而怄之。

治腰中常冷,如带钱方。

甘草、干姜各二两,茯苓、术各四两,水五升,煮取三升,分为三服,《小品》云温。

治胁卒痛如打方。

以绳横度两乳中间,屈绳从乳横度,以趋痛胁下,灸绳下屈处三十壮,便愈,此本在杂治中,隐居效方,腰背痛方。

杜仲一斤,切,酒二斗,渍十日,服三合。

附方《千金方》,治腰脚疼痛。

胡麻一升新者,熬令香,杵,筛,日服一小升,计服一斗,即永瘥,酒饮蜜汤羹汁,皆可服之,佳。

《续千金方》,治腰膝疼痛伤败。

鹿茸不限多少,涂酥炙,紫色为末,温酒调下一钱匕。

《经验方》,治腰脚痛。

威灵仙一斤,洗干,好酒浸七日,为末,面糊丸,桐子大,以浸药酒,下二十丸。

《经验后方》,治腰疼神妙。

用破故纸为末,温酒下三钱匕。

又方,治肾虚腰脚无力。

生栗袋贮,悬干,每日平明吃十余颗,次吃猪肾粥。

又方,治丈夫腰膝积冷痛,或顽麻无力。

菟丝子(洗,秤)一两,牛膝一两,同浸于银器内,用酒过一寸,五日曝干,为末,将元浸酒,再入少醇酒作糊,搜和丸如梧桐子大,空心酒下二十丸。

《外台秘要》,疗腰痛。

取黄狗皮,炙裹腰痛处,取暖彻为度,频即瘥也。徐伯玉方同。

《斗门方》,治腰痛。

用大黄半两,更入生姜半两,同切如小豆大,于铛内炒令黄色,投水两碗,至五更初,顿服,天明取下腰间恶血物,用盆器贮,如鸡肝样,即痛止。

又方,治腰重痛。

用槟榔为末,酒下一钱。

《梅师方》,治卒腰痛暂转不得。

鹿角一枚,长五寸,酒二升,烧鹿角令赤,纳酒中,浸一宿饮之。

崔元亮《海上方》,治腰脚冷风气。

以大黄二大两,切如棋子,和少酥炒,令酥尽入药中,切不得令黄,焦则无力,捣筛为末,每日空腹以水大三合,入生姜两片如钱,煎十余沸,去姜,取大黄末两钱,别置碗子中,以姜汤调之,空腹顿服,如有余姜汤,徐徐呷之。令尽,当下冷脓多恶物等,病即瘥止。古人用毒药攻病,必随人之虚实而处置,非一切而用也。姚僧垣初仕,梁武帝因发热,欲服大黄,僧垣曰,大黄乃是快药,至尊年高不可轻用。帝弗从,几至委顿。元帝常有心腹疾,诸医咸谓宜用平药,可渐宣通。僧垣曰,脉洪而实,此有宿食,非用大黄无瘥理。帝从而遂愈,以此言之,今医用一毒药而攻众病,其偶中病,便谓此方之神奇,其瘥误乃不言,用药之失,如此者众矣,可不戒哉。

《修真方》,神仙方。

菟丝子一斗,酒一斗,浸良久,漉出曝干,又浸,以酒尽为度,每服二钱,温酒下,日二服,后吃三五匙水饭压之。至三七日加至三钱匕,服之令人光泽。三年老变为少,此药治腰膝去风,久服延年。

【按】晋代葛洪的《肘后备急方》是古代中医方剂著作,也是现存的第一部临床急救手册,中医治疗学专著。该书由实用有效的单验方及简要灸法汇编而成。经梁代陶弘景增补录方101首,改名《补阙肘后百一方》。此后又经金代杨用道摘取《证类本草》中的单方作为附方,名《附广肘后方》,即现存《肘后备急方》。所以该书不仅有晋代以前各类验方的集萃,同时也收录了一定数量隋唐时期的验方经验。

在其对腰痛治疗认识方面，"治肾气虚衰，腰脊疼痛，或当风卧湿，为冷所中，不速治，流入腿膝，为偏枯冷痹，缓弱"，其症见初起腰部疼痛，并逐渐向下肢放射，以致下肢发生疼痛麻木，最后发展到肌肉萎缩，行动无力，其对于一部分腰椎间盘突出症患者的典型病程发展的了解在葛洪的年代已经非常成熟，而给出的由独活、寄生等十二味中药组成的治疗方剂也已经具备了《千金方》中独活寄生汤的雏形。另外，书中还收集了例如鹿角、槟榔、补骨脂、杜仲、菟丝子等临床卓有成效的治疗单方，虽然目前临床用单方治疗腰痛并不很常见，但这些单方的药物依旧是现在临床治疗腰痛方剂中最常用的几类药物，对于今天临床依旧有着重要的指导价值。

二、《小品方》

肾虚腰痛治之方。

牡丹二分（去心），萆薢三分，白术三分，桂心三分。

上四味，捣筛，以酒服方寸匕，日三。亦可作汤服之。忌生葱、胡荽、桃李、雀肉等。

治腰痛少气，阴弱寒冷，小便清冷沥滴，阴下湿痒，少腹急，无子息方。

甘草十四分（炙），续断三分，麦门冬三分，薯蓣三分，附子三分（炮），干姜二分，棘刺四分。

上七味，捣筛，酒服方寸匕，日三。忌猪肉、冷水、海藻、菘菜。

治腰痛，皆积年痛者方。

干地黄十分，白术五分，干漆五分，桂心八分，甘草五分（炙）

上五味，捣末，以酒服方寸匕，日三。忌桃李、雀肉、生葱、海藻、菘菜、芜荑等。

治卒腰痛不得俯仰方。

鹿角长六寸（烧）

上一味，捣筛为末，以酒服方寸匕。

腰疼方。

鳖甲一枚（炙令黄，刮削令净洁）。

上一味，捣筛，空腹以汤、饮、酒服方寸匕，日三。忌人、苋菜。

【按】南北朝时期陈延之的《小品方》又叫《经方小品》，是隋唐以前医学史上一部极为重要的方书，其重要性体现在根据唐代的制度，《小品方》与《伤寒论》相提并论，都是当时学医之人必读的教材。该书组方用药以简单、方便为主，收录方剂多为小方，很少有超过10味药的大方，但疗效却很灵验，而且药物的选择也体现了方便经济，以"山草中可自掘取"为原则。显然，这与《肘后备急方》一样，也是适合寻常百姓使用的"救世良方"。

在其收录的治疗腰痛的方子中，也体现了简洁实用的特点，部分方子为单方，类似鹿角、鳖甲等药物治疗腰痛，已经有了后世使用"血肉有情之品"的影子。而萆薢、白术等药物治疗腰痛，也为后世医家所经常采用。该书另外的特点是酒剂用的特别多，在治疗腰痛的方子中，用药酒通行血脉，增强药性，亦为后世医家所广泛采用。

三、《诸病源候论》

1.**腰痛候**　肾主腰脚。肾经虚损，风冷乘之，故腰痛也。又，邪客于足太阴之络，令人腰痛引少腹，不可以仰息。

诊其尺脉沉，主腰背痛。寸口脉弱，腰背痛。尺寸俱浮，直上直下，此为督脉腰强痛。

凡腰痛有五：一曰少阴，少阴申也，七月万物阳气伤，是以腰痛。二曰风痹，风寒着腰，是以痛。三曰肾虚，役用伤肾，是以痛。四曰暨腰，坠堕伤腰，是以痛。五曰寝卧湿地，是以痛。其汤熨针石，别有正方，补养宣导，今附于后。

《养生方》云：饭了勿即卧，久成气病，令腰疼痛。

又曰：大便勿强努，令人腰疼目涩。

又云：笑多，即肾转腰痛。

又云：人汗次，勿企床悬脚，久成血痹，两足重及腰痛。

《养生方·导引法》云：一手向上极势，手掌四方转回，一手向下努之，合手掌努指，侧身歃形转身，向似看，手掌向上，心气向下，散适，知气下缘上，始极势，左右上下四七亦然。去膊并肋、腰脊痛闷。

又云：互跪，长伸两手，拓席向前，待腰脊须转，遍身骨解气散，长引腰极势，然始却跪使急，如似脊内冷气出许，令臂膊痛，痛欲似闷痛，还坐，来去二七。去五脏不和、背痛闷。

又云：凡人常觉脊强，不问时节，缩咽膊内，仰面努搏并向上也。头左右两向挪之，左右三七，一住，待血行气动定，然始更用，初缓后急，不得先急后缓。若无病患，常欲得旦起、午时、日没三辰，如用辰别三七，除寒热，脊、腰、颈痛。

又云：长舒两足，足指努向上，两手长舒，手掌相向，手指直舒，仰头努脊，一时极势，满三通。动足相去一尺，手不移处，手掌向外七通。更动足二尺，手向下拓席，极势，三通。去遍身内筋脉虚劳，骨髓痛闷。长舒两足，向身角上，两手捉两足指急搦，心不用力，心气并在足下，手足一时努纵，极势三七。去臂、腰疼、解溪蹙气，日日渐损。

又云：凡学将息人，先须正坐，并膝头足，初坐，先足指指向对，足跟外扒，坐上少欲安稳，须两足跟向内相对，坐上，足指外扒，觉闷痛，渐渐举身似款便，坐坐上，待共两坐相似，不痛，始双竖足跟向上，坐上足指并反而向外，每坐常学。去膀胱内冷、面冷风、膝冷、足疼、上气、腰痛，尽自消适也。

2.**腰痛不得俯仰候**　肾主腰脚，而三阴三阳、十二经、八脉，有贯肾络于腰脊者。劳损于肾，动伤经络，又为风冷所侵，血气击搏，故腰痛也。阳病者，不能俯；阴病者，不能仰，阴阳俱受邪气者，故令腰痛而不能俯仰。

《养生方·导引法》云：伸两脚，两手指着足五指上。愈腰折不能低着、唾血、久疼愈。又云：长伸两脚，以两手捉足五指七通，愈折腰不能低仰也。

3.**风湿腰痛候**　劳伤肾气，经络既虚，或因卧湿当风，而风湿乘虚搏于肾经，与血气相击而腰痛，故云风湿腰痛。

4.**卒腰痛候**　夫劳伤之人，肾气虚损，而肾主腰脚，其经贯肾络脊，风邪乘虚卒入肾经，故卒然而患腰痛。

5.**久腰痛候**　夫腰痛，皆由伤肾气所为。肾虚受于风邪，风邪停积于肾经，与血气相击，久而不散，故久腰痛。

6.**肾着腰痛候**　肾主腰脚，肾经虚则受风冷，内有积水，风水相搏，浸积于肾，肾气内着，不能宣通，故令腰痛。其病状，身重腰冷，腹重如带五千钱，如坐于水，形状如水，不渴，小便自利，饮食如故。久久变为水病，肾湿故也。

7.**腰候**　腰者，谓卒然伤损于腰而致痛也。此由损血搏于背脊所为，久不已，令人气息乏少，面无颜色，损肾故也。

8.腰脚疼痛候 肾气不足,受风邪之所为也。劳伤则肾虚,虚则受于风冷,风冷与真气交争,故腰脚疼。

9.背偻候 肝主筋而藏血。血为阴,气为阳。阳气,精则养神,柔则养筋。阴阳和同,则气血调适,共相荣养也,邪不能伤。若虚则受风,风寒搏于脊膂之筋,冷则挛急,故令背偻。

10.胁痛候 邪客于足少阳之络,令人胁痛,咳,汗出。阴气击于肝,寒气客于脉中,则血泣脉急,引胁与小腹。

诊其脉弦而急,胁下如刀刺,状如飞尸,至困不死。左手脉大,右手脉小,病右胁下痛。寸口脉双弦,则胁下拘急,其人涩涩而寒。其汤熨针石,别有正方,补养宣导,今附于后。

《养生方·导引法》云:卒左胁痛,念肝为青龙,左目中魂神,将五营兵千乘万骑,从甲寅直符吏,入左胁下取病去。

又云:右胁痛,念肺为白虎,右目中魄神,将五营兵千乘万骑,从甲申直符吏,入右胁下取病去。

胁侧卧,伸臂直脚,以鼻纳气,以口出之,除胁皮肤痛,七息止。

又云:端坐伸腰,右顾视目,口纳气,咽之三十。除左胁痛,开目。

又云:举手交项上,相握自极。治胁下痛。坐地,交两手着不周遍握,当挽。久行,实身如金刚,令息调长如风云如雷。

【按】隋代巢元方所著的《诸病源候论》,是现存最早的病因证候学专著,在病因学上,自《内经》之后,再次详细论述了腰痛,书中首次明确提出了"肾主腰脚",并首次明确了本病病因病机,从寒邪、风痹、肾虚、瘀血、湿邪五个方面系统阐述了腰痛的病因,虽然该书没有提出完全对应的治疗方药,但对腰痛系统规范地分型与归类,无疑对于后世治疗腰痛的分型辨证有着很重要的意义。

在对各类腰痛症状细分的病因归纳中,肾虚依旧是一个核心环节,无论何种腰痛,肾虚总为一个关键因素。而在其对腰痛的治疗中,导引是该书的一个重要特色,尤其是在其引用的《养生方》中,很多导引的姿势,对于拉伸核心肌群有着很好的作用,如果再配合呼吸和意念,其治疗的方式已经很符合现代医学的前沿理念,在临床有着非常好的应用前景。

四、《备急千金要方》

论曰：凡腰痛有五，一曰少阴，少阴肾也，十月万物阳气皆衰，是以腰痛。二曰风痹，风寒着腰，是以腰痛。三曰肾虚，役用伤肾，是以腰痛。四曰暨腰，坠堕伤腰，是以腰痛。五曰取寒眠地，为地气所伤，是以腰痛，痛不止，引牵腰脊痛。

杜仲酒　治肾脉逆小于寸口，膀胱虚寒，腰痛胸中动，四时通用之方。

杜仲、干姜各四两(一云干地黄)、萆薢、羌活、细辛、防风、川芎、秦艽、乌头天雄、桂心、川椒各三两，五加皮、石斛各五两，栝蒌根、地骨皮、续断、桔梗、甘草各一两。

上十九味㕮咀，以酒四斗，渍四宿，初服五合，加至七八合，日再。通治五种腰痛。

又方：桑寄生、牡丹皮、鹿茸、桂心等分。

上四味治下筛，酒服方寸匕，日三。

又方：单服鹿茸与角亦愈。

治肾虚腰痛方

萆薢、白术、桂心各三分，牡丹皮二分。

上四味治下筛，酒服方寸匕，日三。亦可作汤，服之甚良。

又方：附子二分，桂心、牡丹皮各一两。

上三味治下筛，酒服一刀圭，日再。甚验。

肾着汤　肾着之为病，其人身体重，腰冷如坐水中，形如水状，反不渴，小便自利，食饮如故，是其证也。从作劳汗出，衣里冷湿，久久得之，腰以下冷痛，腰重如带五千钱者方(《古今录验》名甘草汤)。

甘草二两，干姜三两，茯苓、白术各四两。

上四味㕮咀，以水五升，煮取三升，分三服。腰中即温。

肾着散方

杜仲、桂心各三两，甘草、干姜、牛膝、泽泻各二两，茯苓、白术各四两。

上八味治下筛为粗散，一服三方寸匕，酒一升，煮五六沸，去滓，顿服，日再。

治腰疼不得立方

甘遂、桂心(一作附子)、杜仲、人参各二两。

上四味治下筛,以方寸匕纳羊肾中,炙令熟,服之。

治腰痛方

萆薢、杜仲、枸杞根各一斤。

上三味㕮咀,好酒三斗,渍之纳罂中密封头,于铜器中煮一日,服之无节度,取醉。

杜仲丸 补之之方。

杜仲二两,石斛二分,干姜、干地黄各三分。

上四味为末,蜜丸如梧子大,酒服二十丸,日再。

丹参丸 治腰痛并冷痹方。

丹参、杜仲、牛膝、续断各三两,桂心、干姜各二两。

上六味为末,蜜丸如梧子大,每服二十丸,日再夜一,禁如药法。

独活寄生汤 腰背痛者,皆是肾气虚弱,卧冷湿当风得之。不时速治,喜流入脚膝,或为偏枯冷痹缓弱疼重。若有腰痛挛,脚重痹急,宜服之(方见前八卷偏风门)。

独活三两,寄生(《古今录验》用续断)、杜仲、牛膝、细辛、秦艽、茯苓、桂心、防风、川芎、干地黄、人参、甘草、当归、芍药各二两。

上十五味㕮咀,以水一斗,煮取三升,分三服,温身勿冷。风虚下利者,除干地黄。服汤取蒴叶火燎浓安席上及热眠上,冷复燎之,冬月取根、春取茎熬,卧之佳。其余敷熨不及蒴蒸为愈也。诸处风湿亦用此法,新产竟便患腹痛不得转动,及腰脚挛痛不得屈伸痹弱者,宜服此汤除风消血(《肘后》有附子一枚,无寄生、人参、甘草、当归)。

治腰脊苦痛不遂方

大豆三斗(熬一斗,煮一斗,蒸一斗),酒六斗,瓮一口,蒸令极熟,豆亦熟纳瓮中封口,秋冬二七日,于瓮下作孔,出取,服五合,日夜二三服。

又方:地黄花为末,酒服方寸匕,日三。

又方:三月三日收桃花,取一斗一升,井花水三斗,曲六升,米六斗炊之,一时酿熟,去糟,酒服一升,日三服。若作食饮,用河水。禁如药法,神良。

又方:鹿角去上皮取白者,熬令黄为末,酒服方寸匕,日三。特禁生鱼,余不禁。角新者,良。陈者,不任服。角心中黄处亦不中服。大神良。

又方:羊肾为末,酒服二方寸匕,日三。

治丈夫腰脚冷不遂，不能行方：上醇酒三斗。水三斗合著瓮中，温渍脚至膝，三日止。冷则瓮下常着灰火勿使冷。若手足烦者，以小便三升，盆中温渍手足。

腰痛导引法　正东坐将手抱心，一人于前据蹴其两膝，一人后捧其头，徐牵令偃卧，头到地，三卧三起，止便瘥。

针灸法　腰痛，宜针决膝腰勾画中青赤路脉，出血便瘥。

腰痛不得俯仰者，令患人正立，以竹柱地度至脐，断竹乃以度背脊，灸竹上头处，随年壮。灸讫藏竹，勿令人知。

腰痛，灸脚跟上横纹中白肉际十壮，良。

又灸足巨阳七壮（巨阳在外踝下）。

又灸腰目七壮在尻上约左右是。

又灸八髎及外踝上骨约中。

腰卒痛，灸穷骨上一寸七壮，左右一寸各灸七壮。

另附，治妊娠腰痛方：

大豆二升，以酒三升，煮取二升，顿服之。亦治常人猝腰痛。

又方：麻子三升，以水五升，煮取汁三升，分五服，亦治心痛。

又方：香豉二两，榆白皮三两。

上二味熟捣，蜜丸如桐梧子大，服二七丸。亦治心痛。

又方：烧牛屎焦末，水服方寸匕，日三服。

又方：地黄汁八合，酒五合，合煎，分温服。

【按】《备急千金要方》是唐代医药学家孙思邈所著的一部中医学经典著作，被誉为中国最早的临床百科全书。该书集唐代以前诊治经验之大成，总结了唐代以前医学成就，对后世医家影响极大，素为后世医学家所重视。在涉及腰痛的论述中，《千金方》继承了《诸病源候论》中对腰痛的分类，并整理了前代治疗腰痛的有效方剂，尤其是千古名方"独活寄生汤"的提出，对后世治疗"冷风顽痹"确立了很好的典范。在具体的用药方面，《千金方》治疗腰痛依旧秉承了《金匮》以来治疗"肾着"病利湿祛风为主的用药风格，白术、萆薢等药物用的较为广泛，而在补肾的药物中，肉桂、附子等作为补益剂而非温阳药物经常被应用，这是与唐代以后用药较为不同的地方。在单方应用中，除了前代的鹿角、龟甲经常被提及外，治疗妊娠腰痛的大豆、地黄汁等，也给我们临床治疗妊娠腰痛这一特殊类型的腰痛提供了宝贵的用药经验。

五、《扁鹊心书》

腰痛：老年肾气衰，又兼风寒客之，腰髋髀作痛，医作风痹走痛，治用宣风散、趁痛丸，重竭真气，误人甚多。

正法服姜附汤散寒邪，或全真丹，灸关元百壮，则肾自坚牢，永不作痛，须服金液丹，以壮元阳，至老年不发（老年腰痛而作风气痹证治者，多致大害，即使风痹，重用温补亦能散去）。

【按】强调了腰痛治疗标本之道，老年人的腰痛实为本虚表实之证，肾虚为本，风寒侵袭为标。临床上，在一些急性的老年腰痛中，单纯用祛除外邪之法，包括活血、祛风、除湿、通络等法，效果其实还是可以的。但在慢性腰痛治疗中，补肾一定是重中之重，当然具体是如文中所说的重用温补，抑或后世医家所采用的滋补肾阴之法，也应当按照患者体质和临床具体情况而定。

六、《三因极一病证方论》

腰 痛 叙 论

夫腰痛，虽属肾虚，亦涉三因所致。在外则脏腑经络受邪，在内则忧思恐怒，以至房劳坠堕，皆能致之。方书五种之说，未为详论，但去圣逾远，文籍简脱，难以讨论，虽是缺文，不可弃置，随其有无，提其纲目，庶几后学以类推寻，为治疗之典据耳。

外因腰痛论 太阳腰痛，引项脊尻背如重状；阳明腰痛，不可以顾，顾则如有所见，善悲；少阳腰痛，如针刺其皮，循循然，不可俯仰，不可以顾；太阴腰痛，烦热，腰下如有横木居其中，甚则遗溲；少阴腰痛，痛引脊内；厥阴腰痛，腰中强急，如张弩弦状。此举六经以为外因治备。大抵太阳、少阴多中寒，少阳、厥阴多中风热，太阴、阳明多燥湿。以类推之，当随脉别，其如经中有解脉、散脉，同阴会、阴阳维、衡络、直阳、飞阳、肉里、尻交等穴，皆不出六经流注，但别行，各有所主，不欲繁引，请寻《内经·刺腰痛论》以备明之，准此，从所因汗下施治。

内因腰痛论 失志伤肾，郁怒伤肝，忧思伤脾，皆致腰痛者，以肝肾同系，脾胃表里,脾滞胃闭,最致腰痛。其证虚羸不足,面目黧黑,远行久立,力不能尽,失志所为也;腹急胁胀,目视荒荒,所祈不得,意淫于外,宗筋弛纵,及为白淫,郁怒所为也;肌肉濡渍,痹而不仁,饮食不化,肠胃胀满,闪坠腰胁,忧思所为也。准此,从内所因调理施治。

不内外因腰痛论 肾着腰痛,腰冷如冰,身重不渴,小便自利,食饮如故,腰以下冷重如带五千钱,因作劳汗出,衣里冷湿,久久得之。(公对切)䐴腰痛者,伛偻肿重,引季胁痛,因于坠堕,恶血流滞;及房劳疲力,耗竭精气,致腰疼痛,准此,从不内外因补泻施治。

腰 痛 治 法

独活寄生汤(略)

小续命汤 治风腰痛最妙(方见中风门,加桃仁炒去皮尖)。

牛膝酒 唐筠州刺史王绍颜《传信方》云,顷年予在姑苏,得腰痛不可忍,医以肾伤风毒攻刺,此方即制一剂服之,便减五分,步履渐轻。

牛膝、川芎、羌活、地骨皮、五加皮、薏苡仁各一两,甘草、生地黄各十两,海桐皮二两。

上为锉散,帛裹入无灰酒二斗浸,冬二七日,夏月分数服,旋浸三五宿。每服一杯,日三四杯,长令酒气不绝为佳。一法,入杜仲一两,炒丝断入。

杜仲酒 风冷伤肾,腰痛不能屈伸。并补肾虚。

杜仲一斤(切,姜汁制,炒去丝断)

上用无灰酒三升,浸十日。每服二三合,日四五服。一方,为末,温酒调一钱,空心服。

肾着汤 (略)

鹿角丸 治肾虚伤冷,冷气入肾,其痛如掣。

鹿角屑一两(酥炙),附子(炮)二两,桂心三分。

上为末,酒糊丸,如梧子大。盐酒下三五十丸,空心服。

安肾丸 治肾虚腰痛,阳事不举,膝骨痛,耳鸣口干,面色黧黑,耳叶焦枯。

补骨脂(炒)、胡芦巴(炒)、茴香(炒)、川楝(炒)、续断(炒)各三两,桃仁(麸炒,去皮尖,别研)、杏仁(如上法)、山药(炒,切)、茯苓各二两。

上为末,蜜丸,如梧子大。盐汤五十丸,空心服。

神应丸　治肾经不足，风冷乘之，腰痛如折，或引背膂，俯仰不利，转侧亦难；或役用过度，劳伤于肾；或寝卧冷湿，地气伤腰；或坠堕伤损，并宜服之。

威灵仙（去土）二两，桂心、当归各一两。

上为末，以酒煮糊丸，如梧子大。每服三五十丸，煎茴香汤或炒茴香酒下，食前服；妇人煎桂心汤下。有孕妇人，不得服。一方，添破故纸、桃仁、地肤子等分。

立安丸　治五种腰痛。常服补肾，强腰脚，治脚气。

破故纸（生）、续断、木瓜干、牛膝（酒浸）、杜仲（去皮锉，姜制，炒丝断）各一两，萆薢二两。

上为末，蜜丸，如梧子大。每服五十丸，盐汤、盐酒任下。

五积散　治感寒湿与脾胃气蔽腰痛最效（方见伤寒，加桃仁煎）。

熟大黄汤　治坠堕闪肭，腰痛不能屈伸。

大黄（切如豆大）、生姜各半两（切）。

上同炒令焦黄。以水一大盏，浸一宿，五更去滓顿服，天明所下如鸡肝者即恶物出。

青娥丸　治肝肾虚，腰重痛。并治风湿脚气。常服壮筋补虚，填精益髓。

杜仲一斤（炒），生姜十两（炒），破故纸一斤（炒）。

上为末，用胡桃肉一百二十个，汤浸去皮，研成膏，入少熟蜜，丸如梧子大。每服五十丸，盐酒、盐汤任下，食前服。

橘子酒　治打扑腰痛，恶血蓄瘀，痛不可忍。

橘子（炒，去皮）。

上一味，研细。每服二钱匕，酒调服；未知再作。或用猪腰子一只，去筋膜，破开入药，同葱白、茴香、盐，湿纸裹煨熟，细嚼，温酒下。

桃仁酒　治肾虚，风劳所伤，毒肿掣痛，牵引小腹，连腰痛。

桃仁（麸炒，去皮、尖）

上一味，研细。每服抄四钱匕，热酒调下即汗愈。

五运时气民病证治

附子山茱萸汤　治肾经受湿，腹痛寒厥，足痿不收，腰痛，行步艰难；甚则中满，食不下，或肠鸣溏泄。

附子(炮,去皮脐)、山茱萸各一两,木瓜干、乌梅各半两,半夏(汤洗去滑)、肉豆蔻各三分,丁香、藿香各一分。

上锉散。每服四钱,水盏半,姜钱七片,枣一枚,煎七分,去滓,食前服。

凡遇六庚年,坚成之纪,岁金太过,燥气流行,肝木受邪,民病胁、小腹痛,目赤痒,耳无闻,体重烦冤,胸痛引背,胁满引小腹;甚则喘咳逆气,背、肩、尻、阴、股、膝、髀、足痛。为火所复,则暴痛,胁不可反侧,咳逆甚而血溢,太冲绝者死。

牛膝木瓜汤 治肝虚遇岁气,燥湿更胜,胁连小腹拘急疼痛,耳聋目赤,咳逆,肩背连尻、阴、股、膝、髀皆痛,悉主之。

牛膝(酒浸)、木瓜各一两,芍药、杜仲(去皮,姜制,炒丝断)、枸杞子、黄松节、菟丝子(酒浸)、天麻各三分,甘草(炙)半两。

上锉散。每服四钱,水盏半,姜三片,枣一个,煎七分,去滓,食前服。

凡遇六丙年,流衍之纪,岁水太过,寒气流行,邪害心火,民病身热烦心,躁悸阴厥,上下中寒,谵妄心痛,甚则腹大,胫肿喘咳,寝汗憎风。为土所复,则反腹满,肠鸣溏泄,食不化,渴而妄冒;甚则神门绝者死。

五味子汤 治肾虚坐卧湿地,腰膝重着疼痛,腹胀满,濡泄无度,步行艰难,足痿清厥;甚则浮肿,面色不常,或筋骨并辟,目视荒荒,膈中咽痛。

五味子、附子(炮,去皮脐)、巴戟(去心)、鹿茸(燎去毛,酥炙)、山茱萸、熟地黄、杜仲(制炒)各等分。

上锉散。每服四钱,水盏半,姜七片,盐少许,煎七分,去滓,食前服之。

凡六壬、六戊、六甲、六庚、六丙岁,乃木、火、土、金、水太过,五运先天;六丁、六癸、六己、六乙、六辛岁,乃木、火、土、金、水不及,为五运后天,民病所感。治之,各以五味所胜调和,以平为期。

【按】南宋陈无择的《三因极一病证方论》创造性地将三因理论用于腰痛,"夫腰痛,虽属肾虚,亦涉三因所致",将腰痛分为外因腰痛(太阳腰痛、阳明腰痛、少阳腰痛、太阴腰痛、少阴腰痛、厥阴腰痛)、内因腰痛(失志伤肾,郁怒伤肝,忧思伤脾,皆致腰痛)和不内外因腰痛(肾着腰痛,及房劳疲力,耗竭精气,致腰疼痛),在《内经》及《诸病源候论》之后,对后世医家的腰痛病因分类亦有一定影响。其中的外因腰痛的描述承袭了《内经》中"刺腰痛论"的分类与描述的基础上,并提出了"从所因汗下施治"的治疗原则,在"内因"方面,则着重从脾、肝、肾三脏进行调理,而在不内外因方面,则基本因袭了《金匮要略》中"肾着"的提法。在后面的具体治疗方剂选择方面,《三因极一病证方论》因袭了前代的有效医方,着重"补肾"与"祛风、攻下、活血"等方法的综合应用。另外值得一提的是,在"运气学说"的临床应用方面,《三因极一病证方论》将《内经》中的"五运六气"学从理论落实到了具体的方药治疗,这也是本书最有特色的方面。其中的"运气方"也涉及了腰痛的治疗。在后世临床上,"运气"学说的方剂并不很为后世医家所重视,腰痛是否与特定的时令年份有关,值得在临床进一步实践探索。

七、《妇人大全良方》

妇人腰痛方论第七

夫肾主于腰,女人肾脏系于胞络。若肾气虚弱,外感六淫,内伤七情,皆致腰痛。古方亦有五种之说,如风腰痛,宜小续命汤加桃仁、杜仲煎服;脾胃气蔽及寒湿腰痛,宜五积散加桃仁;如虚损及五种腰痛者,青蛾丸、神应丸(诸方并见《和剂局方》)皆可用也。如气滞腰痛,如神保丸、黑牵牛、茴香、橘核必有功也。

如神汤

治男子、妇人腰痛(陈总领方)。

延胡索、当归、桂心等分。一方无当归,有杜仲。

上为末,温酒调下二钱。甚者不过数服。潭人滕珂云:此方得之于歙州祁门老医,真是如神,故以名之。

独活寄生汤(略)

妇人腰脚痛方论第八

夫肾主于腰脚,女人肾脏系于胞络。若劳伤,肾气虚弱而风冷客于胞络,邪气与真气交争,故令腰脚疼痛也。

酸枣仁散 治妇人血气风虚,腰脚疼痛,头目昏闷,食少无力。

酸枣仁(炒)、川牛膝、当归各三分,羌活、川芎、桂心、防风、木香、海桐皮、杜仲、附子(炮)、萆薢、川续断、粉草各半两。

上咬咀，每服四钱。水一盏半，姜三片，煎七分，去滓温服。

骨碎补散　治妇人血风气攻腰脚疼痛，腹胁拘急，肢节不持。

骨碎补（炒）、萆薢、川牛膝、桃仁、海桐皮、当归、桂心、槟榔各一两，赤芍药、附子、川芎各三分，枳壳半两。

上为粗末，每服三钱。水一大盏，姜三片，枣一个，煎至七分，去滓，食前热服。

【按】南宋陈自明的《妇人大全良方》是我国第一部完整的妇产科专著，其中对于妇人腰痛与妇人腰脚痛也设有专门的章节。女性作为一个特殊的人群，其生理有其特点，"肾脏系于胞络"，病理方面亦有特点，"血气风虚"。在治疗方面，也提出了如神汤、酸枣仁散、骨碎补散等方药。总体而言，这些方剂虽出现在妇人腰痛的章节中，但其实也是男女腰痛可以通用的治疗方剂，只要符合"血气风虚"的情况，临床也不必过于拘结。

八、《兰室秘藏》

川芎肉桂汤　丁未冬，曹通甫自河南来。有役人小翟露宿寒湿之地，腰痛不能转侧，两胁搐急作痛已经月余不愈矣。《腰痛论》中说皆为足太阳、足少阴血络中有凝血作痛，间有一二证属少阳胆经外络脉病，皆去血络之凝乃愈。其《内经》有云冬三月禁不得用针，只宜服药，通其经络，破其血络中败血。以此药主之：

酒汉防己、防风各三分（炒），神曲、独活各五分，川芎、柴胡、肉桂、当归梢、炙甘草、苍术各一钱，羌活一钱五分，桃仁五个（去皮、尖，研如泥）。咬咀都作一服，好酒三大盏煎至一大盏，去渣，稍热，食远服。

独活汤　治因劳役腰痛如折沉重如山。

炙甘草二钱，羌活、防风、独活、大黄（煨）、泽泻、肉桂各三钱，当归梢、连翘各五钱，酒汉防己、酒黄柏各一两，桃仁三十个。

上咬咀，每服五钱，酒半盏，水一大盏半，煎至一盏，去渣热服。

破血散疼汤　治乘马损伤跌其脊骨，恶血流于胁下，其痛苦楚不能转侧，妨于饮食。

羌活、防风、中桂各一钱，苏木一钱五分，连翘、当归梢、柴胡各二钱，麝香（少许另研），水蛭三钱（炒去烟尽，另研）。

上件分作二服,每服酒二大盏水一大盏,除水蛭、麝香另研如泥,煎余药作一大盏,去渣,上火令稍热,调二味空心服之,两服立愈。

地龙散 治腰脊痛,或打扑损伤从高坠下,恶血在太阳经中,令人腰脊痛或胫臂股中痛,不可忍,鼻塞不通。

当归梢一分,中桂、地龙各四分,麻黄五分,苏木六分,独活、黄柏、甘草各一钱,羌活二钱,桃仁六个。

上㕮咀,每服五钱,水二盏煎至一盏,去渣温服食。

苍术汤 治湿热腰腿疼痛。

防风(风能胜湿)、黄柏各一钱(始得之时寒也,久不愈寒化为热,除湿止痛),柴胡二钱(行经),苍术三钱(去湿止痛)。

上都作一服,水二大盏煎至一盏,去渣空心服。

麻黄复煎散 治阴室中汗出懒语,四肢困倦无力,走注疼痛,乃下焦伏火而不得伸浮而躁热,汗出一身尽痛。盖风湿相搏也,以升阳发汗,渐渐发之,火郁及湿在经者,亦宜发汗,况正值季春之月,脉缓而迟,尤宜发汗,令风湿去而阳升。以此困倦乃退,气血俱得生旺也。

白术、人参、生地黄、柴胡、防风各五分,羌活、黄柏各一钱,麻黄(去节微捣,不令作末,水五大盏,煎令沸,去沫,煎至二盏,入下项药,再煎)、黄芪各二钱,甘草三钱,杏仁三个(去皮),上㕮咀,都作一服,入麻黄汤煎至一盏,临卧服之,勿令食饱,取渐次,有汗则效。

缓筋汤(一名羌活汤) 治两目如火肿痛,两足及伏兔筋骨痛,膝少力,身重腰痛,夜恶寒,痰嗽,颈项皆急痛,目外眦,目丝急,食不下。

熟地黄二分,生甘草、柴胡、红花、炙甘草、苏木、独活各二分,本升麻黄、芩草、豆蔻仁、酒黄柏、生地黄、当归身、麻黄各三分,羌活三钱,苍术五分。

上为粗末,都作一服,水二大盏煎至一盏,去渣,食远服之。

拈痛汤 治湿热为病,肩背沉重,肢节疼痛,胸膈不利。

白术五分,人参(去芦)、苦参(酒炒)、升麻(去芦)、葛根、苍术各二钱,防风(去芦)、知母(酒洗)、泽泻、黄芩(炒)、猪苓、归身各三钱,炙甘草、黄芩(酒洗)、茵陈(酒炒)、羌活各五钱,上㕮咀,每服一两,水二大盏煎至一盏,去渣,食远服。

苍术复煎散 治寒湿相合,脑右痛,恶寒,项筋脊骨强,肩背胛眼痛,膝膑痛,无力,行步沉重。

红花一分,黄柏三分,柴胡、本泽泻、白术、升麻各五分,羌活一钱,苍术四两(水二碗,煎二盏,去渣入药)。

上㕮咀,先煎苍术,汤二大盏,复煎前项药至一大盏,稍热,空心服。取微汗为效,忌酒湿面。

羌活苍术汤 治脚膝无力沉重。

炙甘草、黄柏、草豆蔻、生甘草、葛根各五分,橘皮六分,柴胡七分半,升麻、独活、缩砂仁、苍术各一钱,防风一钱五分,黄芪二钱,知母二钱五分,羌活三钱。

上㕮咀,分作二服,水二大盏煎至一盏,去渣,空心服。

【按】作为金元四大家之一,李东垣的许多经典论述和经典方剂都被后世所广泛采用,腰痛治疗亦不例外。善用风药升发阳气是李东垣治疗腰痛的很大特色,无论是治疗湿热为患的腰痛,还是瘀血阻滞经脉的腰痛,在大量的利湿药物和活血药物中添加升麻、羌活、防风等升发阳气的风药,静中有动,升发气机,往往有点睛之笔的作用,这些用药的配伍和思路也是非常值得我们临床学习的关键之处。在《兰室秘藏》治疗腰痛的方子中,李东垣给我们后世留下了一些非常实用的传世名方,如拈痛汤、川芎肉桂汤、地龙散等,无论是原方药物组成还是其组方的思路,现在依旧被我们临床所广泛使用。

九、《丹溪心法》

腰痛主湿热、肾虚、瘀血、挫闪、有痰积。脉大者肾虚,杜仲、龟板、黄柏、知母、五味之类为末,猪脊髓丸服;脉涩者瘀血,用补阴丸加桃仁、红花;脉缓者湿热,苍术、杜仲、黄柏、川芎之类;痰积作痛者,二陈加南星、半夏。腰曲不能伸者,针人中。凡诸痛皆属火,寒凉药不可峻用,必用温散之药。诸痛不可用参,补气则疼愈甚。人有痛,面上忽见红点者,多死。

戴云:湿热腰疼者,遇天阴或久坐而发者是也;肾虚者,疼之不已者是也;瘀血者,日轻夜重者是也。

入方:治湿痰腰痛,大便泄。

龟板一两(炙),苍术、椿皮、滑石各半两,白芍(酒炒)、香附各四钱。

上为末,酒糊丸。如内伤,白术、山楂汤下。

又方：治腰腿湿痛。

龟板(酒炙)、黄柏(酒炙)、苍术、苍耳、威灵仙(酒浸)各一两,扁柏半两。

上为末,酒糊丸。每用黑豆汁煎四物汤加陈皮、甘草,生姜煎汤下。久腰痛,必用官桂以开之,方止。腹胁痛亦可用。

又方：龟板(酒炙)一两半,炒柏、白芍各一两,陈皮、威灵仙、知母、苍术、苍耳各半两。

上为末。调服。

又方：龟板(酒炙)半两,酒炒柏四钱,青皮三钱,生甘草一钱半。

上为末。姜一大片,同前药末一钱研匀,以苍耳汁荡起,煎令沸服之。

摩腰膏　治老人虚人腰痛,并妇人白带。

附子尖、乌头尖、南星各二钱半,雄黄一钱,樟脑、丁香、干姜、吴茱萸各一钱半,朱砂一钱,麝香五粒大者。

上为末,蜜丸如龙眼大。每用一丸,姜汁化开如粥浓,火上炖热,置掌中,摩腰上。候药尽粘腰上,烘绵衣包缚定,随即觉热如火,日易一次。

【附录】腰者,肾之外候,一身所恃以转移阖辟者也。盖诸经皆贯于肾而络于腰脊,肾气虚,凡冲寒、受湿、伤冷、蓄热、血涩气滞、水积堕伤,与失志、作劳种种腰疼,叠见而层出矣。脉若弦而沉者为虚,沉者为滞,涩者瘀血,缓者为湿,滑与伏者是痰。

气痛,一身腔子尽痛,皆用少许木香于药内行气。若寒湿腰痛,见热则减,见寒则增,五积散加吴茱萸半钱,杜仲一钱。若湿腰痛,如坐水中,或为风湿雨露所着,湿流入肾经,致腰痛,宜渗湿汤;不效,宜肾着汤。肾虚腰痛,转侧不能,以大建中汤加川椒十粒,仍以茴香盐炒为末,破开猪腰子,作薄片,勿令断,层层散药末,水纸裹煨,熟,细嚼,酒吃下。闪挫腰痛,宜复元通气散,酒调服,或五积散加牵牛头末一钱,或桃仁七枚。

【附方】

青娥丸　治肾虚腰痛,益精助阳。

破故纸四两(炒),杜仲四两(炒去丝),生姜二两半(炒干)。

上为末,用胡桃肉三十个研膏,入蜜,丸桐子大。每服五十丸,盐酒下。

独活寄生汤(略)

上锉。每服三钱,水煎,空心服。下利者,去地黄;血滞于下,委中穴刺出血,妙。仍灸肾俞、昆仑,尤佳。

治腰疼

黑丑(四两,半生半炒)

上研细,取头末,水丸桐子大,硫黄为衣。每服三十丸,空心盐酒送下,四服即止。

补阴丸 见诸虚类。

侧柏、黄柏、乌药叶各二两,龟板(酒炙)五两,苦参三两,黄连半两。

冬,加干姜;夏,加缩砂。上为末,地黄膏丸如梧子大。

五积散 见脚气类。

白芷一两半,陈皮三两,厚朴(姜制)二两,桔梗六两,枳壳三两,川芎、甘草(炙)、茯苓各一两半,桂、芍药、半夏(泡)各两半,当归一两半,麻黄三两(去节),干姜三两,苍术二两。

上咬咀。每服四钱,水一盏,姜三片,葱白三茎,煎至七分,热服。冒寒用煨姜,挟气加茱萸,妇人调经催产入艾醋。

大建中汤 见斑疹类。

黄芪、当归、桂心、芍药各二钱,人参、甘草各一钱,半夏、黑附(炮去皮)各二钱半。

上咬咀。每服五钱,水二盏,姜三片,枣二枚煎,食前服。

复元通气散 见气类。

复元通气散 治气不宣流,或成疮疖,并闪挫腰痛,诸气滞闭,耳聋耳疼。止痛活血。

茴香、穿山甲(蛤粉炒)各二两,白牵牛(炒)、玄胡索、甘草(炒)、陈皮各一两,木香一两。

上为末。每服一钱,热酒调服。

肾着为病,其体重,腰冷如冰,饮食如故,腹重如物在腰,治宜流湿,兼用温暖之药以散之。

肾着汤 治肾虚伤湿,身重腰冷,如坐水中,不渴,小便自利。

干姜(炮)、茯苓各四两,甘草(炙)、白术各二两。

上咬咀,每服五钱,水煎,空心服。

渗湿汤 治寒湿所伤,身体重着,如坐水中。

苍术、白术、甘草（炙）各一两，茯苓、干姜（炮）各一两，橘红、丁香各二钱半。

上每服五钱，水一钟，生姜三片，枣一枚，煎服。

十、《丹溪治法心要》

肾虚、瘀血、湿热、痰积、闪挫。腰痛之脉必弦而沉。弦者，为虚；沉者，为滞。若脉大者，肾虚涩者，是瘀血；缓者，是湿；滑与伏者，是痰。肾虚者，用杜仲、龟板、黄柏、知母、枸杞、五味，一加补骨脂、猪脊髓，丸服。瘀血作痛者，宜行血顺气补阴丸加桃仁、红花之类。更刺委中穴出血，以其血滞于下也。湿热作痛者，宜燥湿行气，用苍术、杜仲、川芎、黄柏之类，宜子和煨肾散。因痰作痛者，二陈加南星，佐以快气药，使痰随气运。闪挫诸实痛者，当归、承气等下之。肾着为病，腰冷如水，身重不渴，小便自利，饮食如故，腹重如有物在腰，治宜流湿兼用温暖药以散之。寒湿作痛者，摩腰膏治之。腰痛不能立者，针人中穴。久患腰痛，必官桂以开之，方止股痛，胁痛亦可用。诸痛，勿用参补气，气不通则愈痛。凡诸痛多属火，不可峻用寒凉药，以温散之可也。

湿痰腰痛作泄：

龟板（炙）一两，樗皮（炒）、苍术、滑石各五钱，白芍、香附各四钱。

上粥丸，如内伤白术、山楂汤下。

腰腿湿痛：

酒炙龟板、酒炙柏各五钱，青皮三钱，生甘草一钱半。

上末之，捣姜一片，入药末二钱重，研细，以苍耳汁调，荡起令沸服之。

腰脚湿痛：

龟板末二两（酒炙），酒炙柏、苍耳、苍术、威灵（酒洗）各一两，扁柏半两。

上末之，以黑豆汁煎四物汤、陈皮、甘草、生姜，去渣调服前药二钱。

摩腰膏治老人虚人腰痛，并治白带：

乌附、南星各二钱半，雄、砂各一钱，樟脑、丁香、干姜、吴茱各钱半，麝五粒。

上为末，蜜丸，如龙眼大，每一丸姜汁化开，如粥，浓火烘热放掌中摩腰上，候药尽粘腰上为度，烘绵衣缚定，腰热如火，间二日用一丸。

治湿热腰腿疼痛，两胁搐急，露卧湿地，不能转侧苍术汤：

苍术、黄柏、柴胡、防风、附子、杜仲、川芎、肉桂。

作汤服之。若寒湿气客身，体沉重肿痛，面色痿黄加麻黄。

一人年六十，因坠马腰疼不可忍，六脉散大，重取则弦小而长稍坚，此有恶血未可逐之，且以补接为先，以苏木煎参、归、芎、陈皮、甘草服之。半月后，脉渐敛，食渐进，遂以前药调下自然铜等药，一旦而安。

治腰痛并筋骨冷痛：

当归、赤芍药、羌活、酒炒黄柏、酒炒杜仲各一钱，白术、川芎、木香、槟榔、防风、白芷、苍术、八角茴香各半钱，甘草三分，作汤，调乳香一钱，食前服。外用摩腰膏亦好。

【按】上述两篇医论均为朱丹溪所作，作为金元四大家中以"相火论"著称的朱丹溪，在腰痛方面同样有着十分精辟的论述。首先，将腰痛病因分为"湿热、肾虚、瘀血、挫闪、有痰积"五类，在《诸病源候论》的病因基础上，增加了湿热与痰积，更贴切于临床的实际情况，尤其在现代社会，生活节奏快，压力大，阴液亏耗，脾胃虚损，痰积与湿热引起的腰痛在临床并不少见。在诊断上，从脉象到症状，对五类腰痛的做了翔实的鉴别，尤为重要的是，还提出了一系列临床卓有疗效的方药，尤其是治疗湿热腰痛的龟板、黄柏、知母、苍术等药物的配伍，一直被后世的医家所广泛采用。还有，类似"凡诸痛皆属火，寒凉药不可峻用，必用温散之药。诸痛不可用参，补气则疼愈甚"之类的临床经验的总结，虽然在后世医家中有一定争议，但也非常值得我们在临床上注意和观察。

十一、《古今医统大全》

病　机

《内经》曰：足太阳脉令人腰痛，引项脊尻背如重状。少阳令人腰痛如以针刺，其皮中循循然，不可以俯仰，不可以顾。阳明令人腰痛，不可以顾，如有见者，善悲。足少阴令人腰痛引脊内廉。厥阴之脉令人腰痛，腰中如张弓弩弦。太阴腰痛，下如有横木居其中，甚则遗溺。又曰：太阳所至为腰痛。巨阳虚则腰背头项痛。是动则项如拔，挟脊痛，腰似折，髀不可以曲。腰者，肾之府，转摇不能，肾将惫矣。

《脉经》曰：凡有所用力举重，若入房过度，汗出如浴水，则伤肾。肾胀者，腹满引背快快然，腰痹痛。肾着之为病，从腰以下冷，腰重如带五千钱。

腰痛所感有五:一曰阳气不足,少阴肾衰,是以痛也;二曰风痹,风寒湿着腰痛;三曰肾虚,劳役伤肾而惫;四曰坠堕险地,伤腰而痛;五曰寝卧湿地腰痛。

陈无择云:六经腰痛皆外因。大抵太阳、少阴多中寒,少阳、厥阴多中风热,太阴、阳明多燥湿,以类推之。失志伤肾,郁怒伤肝,忧思伤脾,皆致腰痛者,以肝肾同系脾胃表里,脾滞胃闭最致腰痛。其证虚羸不足,面目黧黑,远行久立不能,尽失志所为也。腹急胁胀,目视荒荒,所祈不得,意淫于外,宗筋弛纵,及为白淫,郁怒所为也。肌肉濡渍,痹而不仁,饮食不化,肠胃胀满,闭坠腰胁,忧思所为也。此属内因。肾着腰痛,腰冷如冰,身重不渴,小便自利,饮食如故,腰以下冷重如带五千钱,因作劳汗出,衣里冷湿,久久得之。臀腰伛偻,肿重引季胁痛,因于坠堕,恶血流滞,及房劳疲力,耗竭精气致痛。此属不内外因。

腰者肾之外候,一身所恃以转移阖辟者也。盖诸脉皆贯于肾而络于腰脊,肾气一虚,腰必痛矣。除坠伤之外不涉于虚,其于风寒湿热,虽有外邪,多有乘虚相犯,而驱邪之中又当有以究其本也。举世之人,每每醉以入房,欲竭其精,耗散其真,务快其心,恬不知养,其不虚者几希。予见房室劳伤肾气,腰脊兼痛,久则髓减骨枯,发为骨痿者有矣,岂直腰痛已哉!养生君子不可以不慎于斯也。甫年少时,常有腰痛及闪挫之病,每服补肾汤丸,仅得不甚而易愈,尚不知房室之害也。予禀性淡于欲事,自壬子以来,多游江湖间,欲渐稀而腰痛亦稀。至辛酉之后集此书,兼视病家,外不少遑而欲益寡,腰觉强健而绝无痛作之因。可见寡欲之功而优于补剂多矣,并书于此,为君子告焉。

脉　候

《脉经》曰:腰痛,时时失精,饮食减少,其脉沉滑而迟,此为可治。《病源》云:尺脉沉迟主腰背痛,寸口脉弱腰背痛。尺寸俱浮直下,此为督脉腰强痛。刘立之曰:腰痛之脉皆沉而弦。沉弦而紧者为寒,沉弦而浮者为风,沉而濡细者为湿,沉弦而实者为闪肭。丹溪曰:尺脉大者肾虚有火,沉者为滞,缓者为湿,涩者瘀血,或滑或伏为痰。

治　法

大抵腰痛,未尝不由肾虚而致。以《内经》推足三阴、三阳、十二经脉有贯络于腰脊而痛者,则经中各有刺法治之。或风寒湿蓄热与失志房劳,及坠伤闪肭,气滞血滞而痛者,当于五种三因而推之,不过从其所由用汗下补泻之法。凡攻补之剂常要相因,标痛甚者,攻击之后须是补养,以固其本,庶无复作之患也。

初治腰痛当察其所因

戴氏曰:日夜悠悠痛而不已者,肾虚也,宜鹿茸丸、煨肾丸、青娥丸之类。日轻夜重者,瘀血也,宜如神汤、元戎加味四物汤。遇天阴或久坐而痛者,湿也,独活寄生汤、羌活汤之类。

四肢缓、足寒逆、腰冷如冰、冷汗、精滑、腰痛者,湿热也,苍术汤、拈痛汤之类。又有六气乘虚而外入,七情所感而内伤,如失志伤肾,郁怒伤肝,或负重伤损,瘀血蓄而不行,皆使气停血滞,宜当审分其所因而治之。

腰痛有宜刺

《经》曰:腰痛上寒不可顾,取足太阳阳明。腰痛上热,取足厥阴。不可以俯仰,取足少阳。东垣云:足之三阳从头走足,足之三阴从足入腹,经所过处皆能为痛,治之者,当审其何经所过分野,循其空穴而刺之,审其寒热而药之。假令足太阳令人腰痛引项脊尻背如重状,刺其郄中、太阳二经出血,余仿此。

腰痛有宜下

子和云:腰者肾之府,为大关节。血气不行,则沉痛不能转侧,及气挫血瘀、湿热甚者用补药不效,须用舟车丸、神佑丸之类下之,大泻其湿热,行其滞积,方可补助。

丹 溪 治 法

虚者补之,杜仲、牛膝、续断、当归、菟丝子、肉桂、枸杞子之类。风者散之,麻黄、防风、川乌、羌活、独活之类。寒者温之,肉桂、干姜、附子、鹿茸之类。挫闪者行之,当归、苏木、桃仁、红花之类。瘀血者逐之,大黄、牵牛、桃仁、水蛭、虻虫之类。有刺委中出血,以其血滞于下也。湿痰流注者消导之,苍术、抚芎、香附、白芷、橘皮、半夏、茯苓之类,痰药须用南星、半夏,必以快气药佐之,使痰随气运。腰曲不能屈伸者,刺人中,立愈。肾着证,其体重,腰冷如冰,饮食如故,小便自利,腰以下冷痛而重,治宜疏湿兼用温药。腰痛甚者不宜补气,亦禁寒凉。

治　案

东垣治一人,露宿寒湿之地,腰痛不能转侧,两胁搐急作痛月余。《腰痛论》云皆足太阳、足少阴,血络有凝血作痛,兼有一二证属少阳胆经外络脉病,皆去血络之凝乃愈。《经》云:冬三月禁针,只宜用温药通其经络,破血络中败血。以汉防己、防风各三分,炒曲、独活各五分,川芎、柴胡、肉桂、当归、炙甘草、苍术各一钱,羌活钱半,桃仁七粒,作一剂酒煎服,遂愈。

药　方

（《局方》）**青娥丸**　治肾虚腰痛,或风寒乘之,血气相搏为痛。

杜仲（姜炒）一斤,破故纸（炒）八两,胡桃肉二十两。

上为末,蒜四两为膏,和丸,如梧桐子大。每服三十丸,空心温酒送下。一法酒糊丸不用蒜。

（《局方》）**煨肾丸**　治肾虚腰痛。

杜仲（以姜汁炒,断系）,花椒（炒出汗）,食盐（少许）。

上为末,以猪腰子一只薄批作五七片,以椒盐淹去腥水,掺杜仲末三钱在肉,以荷叶包,外加湿纸二三层,煨熟食之,酒下。

（丹溪）**补肾丸**　治肾虚腰痛。

（《局方》）**黄建中汤**　治男女诸虚不足,身重短气,腰背强痛（二方并见虚损门）。

（《三因》）**安肾丸**　治肾虚腰痛。

破故纸（炒）、胡芦巴（炒）、茴香（炒）、川楝子（炒）、续断（炒）各三两,桃仁（炒）、杏仁（炒）、山药、茯苓各二两。

上为末,炼蜜丸,梧桐子大。每服五十丸,空心盐汤下。

（《百一》）**补髓丸**　治老人虚弱,肾伤腰痛不可屈伸。

破故纸（用芝麻五两同炒,以芝麻黑色无声为度,筛去芝麻不用）十两,杜仲十两(炒),鹿茸一两(燎去毛浸炙)。

上为末,用胡桃肉三十个浸去皮,杵为膏,入面少许煮糊为丸,梧桐子大。每服百丸,温酒盐汤任下。

(《济生》)**二至丸**　治老人虚弱,肾气虚损,腰痛不可屈伸。

附子(炮,去皮脐)、桂心、杜仲(制)、补骨脂(炒)各一两,鹿角霜、鹿角(镑)、鹿茸(酒炙)、青盐(另研)各半两。

上为细末,酒煮糊丸,梧桐子大。每服七十丸,空心用胡桃肉细嚼,盐汤或盐酒送下。

如恶热药者,去附子,加肉苁蓉。

立安散　治腰痛。

杜仲(姜制)、橘核仁(炒)各等分。

上为末,空心盐酒调服三钱。

(《三因》)**独活寄生汤**　治肾虚,卧冷寒湿当风所得。

独活三钱,桑寄生、杜仲(炒)、细辛、牛膝、秦艽、茯苓、芍药、桂心、川芎、防风、甘草(炙)、人参、当归、熟地黄各五分。

上㕮咀,水盏半,姜三片煎七分,空心服。

(《局方》)**小续命汤**、**五积散**　并治感寒风湿腰痛(方见风门)。

(东垣)**川芎肉桂汤**　治冬月露卧感寒湿腰痛,兼行瘀血。

羌活(钱半)、柴胡、肉桂、桃仁、当归尾、苍术、甘草(炙)、川芎各八分,独活、神曲(炒)、防风、防己(酒制)各三分。

上酒三盏煎一盏,食前暖室温服。

麻黄苍术汤　治寒湿所客身体沉重,腰痛面色痿黄。

麻黄、泽泻、白茯苓、炒曲、陈皮各一钱,苍术二钱,杏仁十个,桂枝、草豆蔻、半夏、猪苓各五分,黄芪(炙)、甘草(炙)各三分。

上水盏半煎七分,食远温服。

牛膝酒　治肾受风毒,攻刺腰痛不可忍者。

牛膝、地骨皮、五加皮、薏苡仁、川芎、羌活、甘草(炙)各一钱,海桐皮、生地黄十两。

上㕮咀,用绵包药入无灰酒一斗装入坛内浸,春五、夏三、秋七、冬十日,每服一盏,一日三四次,长令酒气不绝(一方加杜仲)。

萆薢酒　治五种腰痛连脚膝，筋脉拘急酸疼。

萆薢、牛膝各三两，羌活、附子（制）、狗脊、杜仲（制）、桂心、桑寄生各二两。

上咬咀，绢袋盛，以酒二斗浸，密封七日后开，食前温服。

神应丸　治肾经足膝风冷乘之，腰痛如折，痛引背脊，俯仰不得。或劳役伤肾，或寝湿地，或坠伤损，风寒客搏，皆令腰痛。

威灵仙、桂心、当归各二两。

上为细末，酒煮面糊丸，梧桐子大。每服三十丸，食前温水下。

（《济生》）**术附汤**　治寒湿腰痛重冷，小便自利。

附子、白术各一两，杜仲（炒）半两。

上咬咀，每服四钱，入姜煎。

（东垣）**独活汤**　治因劳役湿热自甚，腰痛如折，沉重如山。

独活、防风、羌活、肉桂、大黄（煨）、泽泻各二钱，甘草（炙）一钱，当归、连翘各半两，黄柏（酒炒）一两，防己（同上），桃仁三十粒。

上咬咀，每服五钱，水酒各半盏煎，空心热服。

苍术汤　治湿热腰腿疼痛。

苍术三钱，柴胡二钱，黄柏、防风各一钱。

上作一剂，水煎空心服。

（《拔萃》）**当归拈痛汤**　治湿热为病，肢节烦疼，腰背沉重，胸膈不利，及遍身疼痛，下注于足胫，肿痛不可忍。

当归身、羌活、甘草（炙）、黄芩（酒洗）、茵陈（酒洗）各半两，人参、升麻、苦参（酒洗）、茯苓、泽泻、猪苓、白术各三钱。

上咬咀，每服一两，水二盏煎一盏，空心温服。

（东垣）**健步丸**　治下虚湿腰腿疼痛（方见痿门）。

（《易简》）**枳壳汤**　治腰背气动发痛。

枳壳半两，甘草一钱。

上为细末，葱白汤调下二钱，服讫即卧少时。

（《局方》）**小七香丸**　治七情内伤，伤损挫闪，一切气滞腰痛。

丁皮、香附子、甘草各一两，蓬术、砂仁各二钱，甘松八钱，益智六钱。

上为末，蒸饼丸绿豆大。每服二三十丸，米饮送下。

（《三因》）**如神汤**　治闪挫腰痛，甚者不过三服即平。

当归、肉桂、玄胡索各等分。

上为细末，每服二钱，食前热酒调下，或咬咀酒煎。

（《元戎》）**加味四物汤**　治瘀血腰痛。

四物汤，桃仁泥，红花（酒拌）。

六味同煎，空心热服。

（东垣）**地龙丸**　治打扑伤损，从高坠下，恶血在太阳经中，令人腰脊或胫、臀股中痛，鼻塞不通。

中桂四分，桃仁六个，羌活钱半，独活、黄柏各七分，麻黄、当归尾、地龙、苏木、甘草各五分。

上咬咀，水煎服。为丸，弹子大，临时煎。

（《济生》）**菴萳丸**　治坠堕闪肭，气血凝滞腰痛。

菴萳子半两，没药、乳香各二钱，破故纸（炒）、威灵仙、杜仲（炒）、桂枝、当归各半两。

上为末，酒糊丸，如梧桐子大，每服七十丸，空心盐酒或汤任下。

（《三因》）**熟大黄汤**　治坠堕闪挫，腰痛不能屈伸。

大黄（炒）、生姜各半两。

水煎滚浸一宿，五更去渣温服。

（子和）**益肾丸**

甘遂（为末）三钱。

以猪腰子批开，用盐椒腌去水，掺药三钱于内，荷叶包，文火烧熟，细嚼，酒送下。

（杨氏）**牵牛丸**　治冷气流注，腰痛不可俯仰。

玄胡索（炒）、破故纸（炒）、黑牵牛（另研末）各一两。

煨蒜捣膏，丸梧桐子大。每服五十丸，空心葱、酒、盐汤任下。

（《经验》）**羌活桃仁汤**　治坠堕闪挫，气血凝滞攻刺腰痛。神效。

羌活、桃仁、红花、牛膝（酒洗）、玄胡索、大黄（酒拌）各等分。

上咬咀，每服五钱，水二盏、葱一根，煎七分食前服。

（《良方》）**杜仲木香散**　治腰痛，行气血，立愈。

杜仲（制）三钱，木香、官桂各一钱。

上为细末，每服二钱，空心温酒调下。

《太平圣惠方》：治风冷寒痹腰痛。

川乌头(三个)，生捣罗末盐调，涂于故纸软帛上，敷痛处，须臾止。

又方：治卒患腰脚疼痛。

杜仲一两(制)。水二盏煎一盏，用羊肾二对(细切，去脂膜)入药汤煮，次入韭白七茎，盐花椒、姜、醋、酱作羹，空腹食之二三次，腰脚倍健。

又方：治风湿痹腰脚痛，牛膝叶一斤(切)，以米三合入豆豉汁中相合，煮粥，热入盐酱空心食。

《易简方》：治一人举手攀高转其肠，疼痛不能伸腰者。就令患人依旧举手攀其原所，尽饮温蜜水三四腕，其肠自顺。

又方：治卒腰痛暂转不得，鹿角一枚长五寸，酒二升，烧角令红，内酒中浸一宿，空心饮之。

《肘后方》：治卒腰痛不能俯仰，鳖甲炙为末，空心酒调一钱。

又方：治积年久病，腰痛有时发动，六七月收地肤子，干为末，酒调服方才匕，日三服。

《斗门方》：治腰重痛，槟榔末食远酒调一钱。

《经验秘方》：治肾虚腰脚无力，生栗子用绢袋悬风干，每日平明吃十余颗，次用猪腰煮粥吃，瘥。

又方：治急引腰脊痛，白蒺藜为末，蜜丸如芡实子大。每服二丸，日进二服。一月后腰脚轻健。

正元广利丸　治丈夫腰脚痹软，行履不稳者，以萆薢十四分、杜仲八分为末，每服二钱，空心热酒调服，加至五六钱，忌牛肉。

《续千金方》：治腰膝痛，用鹿茸酥炙紫色为末，酒调服一钱。

玉红散　治腰痛，红曲炒为末，每服一钱，热酒调下。

针灸法　灸腰痛不可俯仰，令患人正立，以竹杖拄地，度至脐用黑点记，乃以度背脊，灸点处，随年壮灸之，讫，可藏竹勿令人知。灸肾俞亦可，与脐平，在十四椎下各开寸半，灸三壮或七壮。

昆仑(二穴，在外踝后、跟骨上陷中。灸三壮，治腰尻痛)，委中(二穴，在脚中央约文刺出血，治腰脚肿痛)。

雷火针法　五月五日东引桃枝削去皮尖，两头如鸡子样，长寸用尖。针时,以针向灯上点着,随后念咒三遍,用纸三层或五层贴在患处,以针按纸上。患深者再燃,立愈。

咒曰:天火地火,三昧真火。针天天开,针地地裂。针鬼鬼灭,针人人得长生。百病消除,万病消灭。吾奉太上老君急急如律令。

【按】明代的医学全书较多,徐春甫的《古今医统大全》在明代以前历代医家对腰痛的认识,收集较为全面,一般认为其没有太多新的创意与自己临床经验的总结,只是对于自己房劳过度导致腰痛的亲身经历颇有体会,但该书对于系统认识明代以前对腰痛的认识非常有帮助。从脉象到病因病机,再到具体方药组成,都是记载非常翔实的,对比今日的临床,我们会发现,明代以前治疗腰痛,内因多从肾虚,外因多从风邪湿邪,从病因病机上,与临床差别不是太大,但其最后处方,体现在具体用药方面,似乎还多是强调了湿邪的重要性,在补肾药物方面,与今日常用的以地黄丸为主的补肾之剂,也有一定的差别。

十二、《周慎斋遗书》

凡腰痛挟小腹痛者,阴中之气滞。用小茴、破故纸,行气破滞。

腰挫闷,是为气不足。用黄芪八钱,甘草一钱,水煎服。年老精衰腰痛,用菟丝子一斤,酒煮烂,晒干,冻米一升炒熟,二味末,白糖调服。

肾气虚寒而腹痛,用青盐炒杜仲五钱,胡桃肉四钱,大茴三钱,酒三碗,煎一碗服;不饮酒者,止用一碗,煎半碗。

腰痛,必用肉桂以开之,川楝子、茴香、破故纸为末,热酒调服。

腰痛肾气虚寒,杜仲、补骨脂共为末,将腰子竹刀剖开,入药在内,包煨熟吃。

腰痛或酸,当归、延胡、肉桂为末,酒调服。

腰痛属虚寒,以暖为主,山药、茯苓、熟地、杜仲、补骨脂、小茴、肉桂、当归,蜜丸。风湿腰痛,独活、寄生、秦艽、牛膝、茯苓、熟地、白芷、细辛、肉桂、人参、川芎、防风、甘草、归身,水煎服。

肾受湿热腰痛,生附子、白术、茯苓、甘草、厚朴、苍术、杜仲、牛膝、干姜、生姜、大枣,煎服。

肾经骨痿,不能起床,腰背腿皆痛。萆薢、杜仲、菟丝子、肉苁蓉,共末,酒煮腰子捣丸。空心温酒下五十丸。

跌坠闪挫，气凝血滞腰痛。莶蓟子五钱，乳香、没药各一钱五分，杜仲、骨碎补、威灵仙、肉桂、当归，糊丸，盐汤下。

腰痛，三仙丹、青娥丸、立安丸，皆可选用。

三仙丹

川芎一两五钱（盐炒），茴香三两（炒），苍术二两，葱白（同炒）。

酒煮，曲糊丸，盐水、酒任下。

青娥丸

补骨脂四两（炒），生姜二两半（炒干），核桃肉三十枚（研）。

蜜丸，盐汤下。

立安丸（治腰痛并脚痛）

补骨脂、续断、木瓜各一两，草薢三两，杜仲、牛膝各一两。

蜜丸，酒下。

【按】周慎斋是明代医家，他一生忙于诊务，无暇著述，其著作均为后人根据其临床经验所著。从本书的腰痛篇而言，虽其基本因袭了前代医家治疗腰痛的一些经验，但也是作者临床经验的一个总结，因而其对于腰痛理论的论述并不太多，倒是在短小的篇幅内，描述了周慎斋自己的临床心得和用药经验，对于临床的针对性非常强，拿现在的话来说，也是"很有干货"的一篇文章。例如用行气破滞法治疗腰痛，用黄芪、甘草治疗"气不足"的"腰挫闷"，常被后世医家所采用，也还是非常符合现代临床的。

十三、《医学入门》

腰痛新久总肾虚　新痛宜疏外邪，清湿热，久则补肾，兼理气血。腰者，肾之候，一身所持以转移开辟。然诸经贯于肾，而络于腰脊，虽外感、内伤，种种不同，必肾虚而后邪能凑之，故不可纯用凉药，亦不可纯用参补气。痛甚，面上忽见红点、人中黑者，死。

外感暴痛寒背拘　伤寒必根据六经证用药，详三卷。寻常感冒，暴痛不能转侧，如寒伤肾者，遇天寒发，连背拘挛，脉沉弦紧，五积散加吴萸、杜仲、桃仁。痛甚，加黑牵牛少许；肢厥者，古姜附汤；连肩背者，通气防风汤、摩腰丹，屈伸导法。

湿痛重着热烦躁 久处卑湿，雨露侵淫，为湿所着，腰重如石，冷如冰，喜热物熨，不渴便利，饮食如故，肾着汤加附子。停水沉重，小便不利，五苓散，渗湿汤。腰重痛，单角茴散。久不已，单牛膝浸酒服，青娥丸加萆薢最妙。湿兼热者，长夏暑湿相搏，或因膏粱成湿热者亦同。实者，二炒苍柏散加柴胡、防风煎服；虚者，七味苍柏散；溺赤者，五苓散、清燥汤、健步丸。有诸药不效者，用甘遂、牵牛大泻其湿而止，乃湿热甚也。古方有以甘遂末三钱，和猪腰子煨热，空心酒下。

风牵脚膝强难舒 风伤肾，腰痛左右无常，牵连脚膝强急，不可俯仰以顾。风热，败毒散加杜仲。二便闭者，甘豆汤加续断、天麻。风虚，小续命汤加桃仁，或乌药顺气散加五加皮。风挟寒湿者，五积交加散，用全蝎炒过，去蝎。独活寄生汤、羌活胜湿汤、加味龙虎散，或单威仙为末，酒调服。

内伤失志腰膨胀 失志则心血不旺，不参摄养筋脉，腰间郁郁膨胀不伸，令人虚羸面黑，不能久立远行，七气汤倍茯苓，加沉香、乳香少许；虚者，当心肾俱补，人参养荣汤加杜仲、牛膝。

忧怒腹胁痛相须 五脏皆取气于谷，脾者，肾之仓廪也。忧思伤脾，则胃气不行，腰痛连腹胁胀满，肉痹不仁，沉香降气汤、木香匀气散。饮食难化者，异香散。宗筋聚于阴器，肝者，肾之同系也。怒伤肝，则诸筋纵弛，腰痛连胁，聚香饮子、调肝散。七情挟外感有表者，人参顺气散、乌药顺气散、枳甘散加葱白。通用七香丸、青木香丸、立安丸。

痰连背胁积难仰 湿痰流注经络，背胁疼痛，脉滑者，二陈汤加南星、苍术、黄柏。风，加麻黄、防风、羌活；寒，加姜、桂、附子、控涎丹。大便泄者，龟樗丸。食积，因醉饱入房，湿热乘虚入肾，以致腰痛，难以俯仰，四物二陈汤加麦芽、神曲、葛花、砂仁、杜仲、黄柏、官桂、桔梗；痛甚者，速效散。积聚者，加味龙虎散。湿热者，七味苍柏散、清燥汤。

闪挫瘀逆夜偏呼 闪挫跌坠堕，以致血瘀腰痛，日轻夜重，宜行血顺气。实者，桃仁承气汤，或大黄、生姜等分，水浸一宿，五鼓服之。久者，补阴丸加桃仁、红花，或五积散去麻黄，加茴香、木香、槟榔。连胁痛者，复元通圣散加木香。

作劳血脉难周养 劳力伤肾者，黄芪建中汤加当归、杜仲，或四物汤加知母、黄柏、五味子、杜仲，吞大补阴丸。热者，独活汤。劳心者，梦授天王补心丹,杜仲煎汤下。

房欲悠悠或软如 房欲伤肾,精血不足养筋,阴虚悠悠痛不能举者,杜仲丸、补阴丸。阳虚腰软,不能运用者,九味安肾丸加杜仲、鹿茸,百倍丸;八味丸加鹿茸、木瓜、当归、续断,或煨肾丸、猪肾酒。

【按】明代李梴的《医学入门》是一部非常实用的给医学初学者学习的入门书籍,书中理论不繁杂,多以朗朗上口的临床治疗歌诀为主,易于记忆掌握。从内容而言,主要还是沿袭了朱丹溪的学说经验,从症状、病机与方药的联系而言,还是比较紧密的。

十四、《景岳全书》

经义 《脉要精微论》曰:腰者肾之府,转摇不能,肾将惫矣。肾脉搏坚而长,其色黄而赤者,当病折腰。《邪气脏腑病形篇》曰:肾脉缓甚为折脊。《五癃津液别篇》曰:五谷之精液和合而为膏者,内渗入于骨空,补益脑髓,而下流于阴股。阴阳不和,则使液溢而下流于阴,髓液皆减而下,下过度则虚,虚故腰背痛而胫酸。《本神篇》曰:肾盛怒而不止则伤志,志伤则喜忘其前言,腰脊不可以俯仰屈伸。《经脉篇》曰:足少阴之别,名曰大钟,当踝后绕跟,别走太阳。实则闭癃,虚则腰痛,取之所别也。膀胱足太阳也,是动则病冲头痛,目似脱,项如拔,脊痛腰似折。肝足厥阴也,是动则病腰痛不可以俯仰。《脉解篇》曰:太阳所谓肿腰痛者,正月太阳寅,寅太阳也,正月阳气出在上而阴气盛,阳未得自次也,故肿腰痛也。少阴所谓腰痛者,少阴者肾也,十月万物阳气皆伤,故腰痛也。厥阴所谓腰脊痛不可以俯仰者,三月一振荣华,万物一俯而不仰也。《骨空论》曰:督脉为病,脊强反折。腰痛不可以转摇,急引阴卵,刺八髎与痛上,八髎在腰尻分间。《刺腰痛篇》曰:足太阳脉令人腰痛。以下共十七证,各有刺法,具详本篇。《杂病篇》曰:腰痛,痛上寒,取足太阳、阳明;痛上热,取足厥阴;不可以俯仰,取足少阳。《终始篇》曰:刺诸痛者,其脉皆实。故曰:从腰以上者,手太阴、阳明皆主之;从腰以下者,足太阴、阳明皆主之。病在上者下取之,病在下者高取之,病在头者取之足,病在腰者取之。病痛者阴也,痛而以手按之不得者阴也,深刺之。病在上者阳也,病在下者阴也。痒者阳也,浅刺之。《热论篇》曰:伤寒一日,巨阳受之,故头项痛,腰脊强。《刺疟篇》曰:足太阳之疟,令人腰痛。足厥阴之疟,令人腰痛。肾疟者,令人洒洒然腰脊痛。先腰脊痛者,先刺郄中出血。

论证(共三条) 腰痛证,旧有五辨:一曰阳虚不足,少阴肾衰。二曰风痹、风寒、湿着腰痛。三曰劳役伤肾。四曰坠堕损伤。五曰寝卧湿地。虽其大约如此,然而犹未悉也。盖此证有表里、虚实、寒热之异,知斯六者庶乎尽矣,而治之亦无难也。

腰痛证,凡悠悠戚戚,屡发不已者,肾之虚也。遇阴雨或久坐,痛而重者,湿也。遇诸寒而痛,或喜暖而恶寒者,寒也。遇诸热而痛,及喜寒而恶热者,热也。郁怒而痛者,气之滞也。忧愁思虑而痛者,气之虚也。劳动即痛,肝肾之衰也。当辨其所因而治之。

腰为肾之府,肾与膀胱为表里,故在经则属太阳,在脏则属肾气,而又为冲任督带之要会。所以凡病腰痛者,多由真阴之不足,最宜以培补肾气为主。其有实邪而为腰痛者,亦不过十中之二三耳。

论治(共七条) 腰痛之虚证,十居八九,但察其既无表邪,又无湿热,而或以年衰,或以劳苦,或以酒色斫丧,或七情忧郁所致者,则悉属真阴虚证。凡虚证之候,形色必清白而或见黎黑,脉息必和缓而或见细微,或以行立不支而卧息少可,或以疲倦无力而劳动益甚。凡积而渐至者皆不足,暴而痛甚者多有余,内伤禀赋者皆不足,外感邪实者多有余,故治者当辨其所因。凡肾水真阴亏损,精血衰少而痛者,宜当归地黄饮,及左归丸、右归丸为最。若病稍轻,或痛不甚,虚不甚者,如青娥丸、煨肾散、补髓丹、二至丸、通气散之类,俱可择用。

腰痛之表证,凡风寒湿滞之邪,伤于太阳、少阴之经者皆是也。若风寒在经,其证必有寒热,其脉必见紧数,其来必骤,其痛必拘急兼酸,而多连脊背,此当辨其阴阳,治从解散。凡阳证多热者,宜一柴胡饮,或正柴胡饮之类主之;若阴证多寒者,宜二柴胡饮、五积散之类主之。其有未尽,当于伤寒门辨治。

湿滞在经而腰痛者,或以雨水,或以湿衣,或以坐卧湿地。凡湿气自外而入者,总皆表证之属,宜不换金正气散、平胃散之类主之。若湿而兼虚,宜独活寄生汤主之。若湿滞腰痛而小水不利者,宜胃苓汤,或五苓散加苍术主之。若风湿相兼,一身尽痛者,宜羌活胜湿汤主之。若湿而兼热者,宜当归拈痛汤、苍术汤之类主之。若湿而兼寒者,宜《济生》术附汤、五积散之类主之。

腰痛有寒热证,寒证有二,热证亦有二。凡外感之寒,治宜温散如前,或用热物熨之亦可。若内伤阳虚之寒,治宜温补如前。热有二证。若肝肾阴虚、水亏火盛者,治当滋阴降火,宜滋阴八味煎,或用四物汤加黄柏、知母、黄芩、栀子之属主之。若邪火蓄结腰肾,而本无虚损者,必痛极,必烦热,或大渴引饮,或二便热涩不通,当直攻其火,宜大厘清饮加减主之。

　　跌扑伤而腰痛者,此伤在筋骨,而血脉凝滞也,宜四物汤加桃仁、红花、牛膝、肉桂、玄胡、乳香、没药之类主之。若血逆之甚而大便闭结不通者,宜《元戎》四物汤主之,或外以酒糟、葱、姜捣烂罨之,其效尤速。

　　丹溪云:诸腰痛不可用参补气,补气则疼愈甚;亦不可峻用寒凉,得寒则闭遏而痛甚。此言皆未当也。盖凡劳伤虚损而阳不足者,多有气虚之证,何为参不可用? 又如火聚下焦,痛极而不可忍者,速宜清火,何为寒凉不可用? 但虚中挟实不宜用参者有之,虽有火而热不甚,不宜过用寒凉者亦有之,若谓概不可用,岂其然乎? 余尝治一董翁者,年逾六旬,资禀素壮,因好饮火酒,以致湿热聚于太阳,忽病腰痛不可忍,至求自尽,其甚可知。余为诊之,则六脉洪滑之甚,且小水不通而膀胱胀急,遂以大厘清饮倍加黄柏、龙胆草,一剂而小水顿通,小水通而腰痛如失。若用丹溪之言,鲜不误矣,是以不可执也。

　　[新按]一、妇人以胎气、经水损阴为甚,故尤多腰痛脚酸之病,宜当归地黄饮主之。

　　述古(共三条)　陈无择曰:肾着之候,其体重,腰冷如水,食饮如故,小便自利,腰已下冷重如带五千钱,治宜流湿,兼用温散药,肾着汤主之。又渗湿汤亦治肾着。

　　丹溪治法曰:肾虚腰痛,用杜仲、龟板、黄柏、知母、枸杞、五味之类,猪脊髓丸服。瘀血用补阴丸加桃仁、红花。湿热,苍术、杜仲、黄柏、川芎之类。痰积作痛,二陈加南星,加快气药佐之,使痰随气运。腰曲不能伸者,针人中立愈。

　　徐东皋曰:腰者肾之外候,一身所恃以转移阖辟者也。盖诸脉皆贯于肾而络于腰脊,肾气一虚,腰必痛矣。除坠伤之外,不涉于虚。其于风寒湿热,虽有外邪,多有乘虚相犯,而驱邪之中,又当有以究其本也。举世之人,每每醉以入房,欲竭其精,耗散其真,务快其心,恬不知养,其不虚者几希。予见房室劳伤肾气,腰脊兼痛,久则髓减骨枯,发为骨痿者有矣,岂直腰痛已哉,养生君子不可以不慎于斯也。甫年少时,常有腰痛及闪挫之病,每服补肾汤丸,仅得不甚而易愈,尚不知房室之害也。予禀性淡于欲事,自壬子以来,多游江湖间,欲渐稀而腰痛亦稀。至辛酉之后,集此书兼视病家,无暇而欲益寡,腰觉强健,而绝无痛作之因。可见寡欲之功,优于补剂多矣,并书于此,为君子告焉。

简易方 《太平圣惠方》:治风冷寒痹腰痛。用川乌头三个,生捣为末,少加盐水调,摊于纸帛上,贴痛处,须臾止。

又方:治卒患腰脚疼痛。用杜仲一两,制,水二钟,煎一钟;再用羊肾四枚,细切去脂膜,入药汤,煮熟;次入韭白、盐、花椒、姜、酱、醋作羹,空腹食之,二三次即腰脚倍健。

针灸法 灸腰痛不可俯仰,令患人正立,以竹杖柱地,平脐点记,乃以度背,于脊中点记,随年壮灸之。

肾俞(三壮或七壮),昆仑(三壮),委中(刺出血沉脚腰肿痛)。

腰痛论列方(略)

论外备用方(略)

【按】明代张景岳的《景岳全书》是一部对后世影响非常大的医学类全书,其对于腰痛的论述较前代又增加了新的内涵。腰痛从补肾入手,是从《内经》以来一直的提法,张景岳在肾虚的基础上,更提出了"真阴虚证""腰痛之虚证,十居八九,但察其既无表邪,又无湿热,而或以年衰,或以劳苦,或以酒色斫丧,或七情忧郁所致者,则悉属真阴虚证",并给出了左归丸、右归丸等名方,对于后世治疗腰痛和补肾治疗方法的转变,乃至我们现代中医临床的用药,都具有极大的影响。在继承前贤学说的方面,张景岳也颇有创见,根据自己实际临床经验,对朱丹溪部分治疗腰痛的观点提出了质疑与修订,在不断的学术争鸣与否定之否定的过程中,使中医理论与临床一步步地前进,趋于完善。

十五、《傅青主男科》

腰痛 痛而不能俯者,湿气也,方用:

柴胡、泽泻、猪苓、白芥子各一钱,防己二钱,白术、甘草各五钱,肉桂三分,山药三钱。

水煎服。

此方妙在入肾去湿，不是入肾而补水，初痛者，一二剂可以奏功，日久必多服为妙。

痛而不能直者，风寒也，方用逍遥散加防己一钱，一剂可愈，若日久者，当加杜仲一两，改白术二钱，酒煎服，十剂而愈。

又方：

杜仲一两（盐炒），破故纸五钱（盐炒），熟地、白术各三两，核桃仁二钱。

蜜丸，每日空心白水送下五钱，服完可愈，如未全愈，再服一料，必愈。

凡痛而不止者，肾经之病，乃脾湿之故，方用：

白术四两，薏仁三两，芡实二两。

水六碗，煎一碗，一气饮之，此方治梦遗之病亦神效。

腰腿筋骨痛　方用养血汤。

当归、生地、肉桂、牛膝、杜仲、破故纸、茯苓、防风各一钱，川芎五分，甘草三分，核桃二个，山萸、土茯苓各二钱。

水酒煎服。

腰痛足亦痛　方用：

黄芪半斛，防风、茯苓各五钱，薏仁五两，杜仲一两，肉桂一钱，车前子三钱。

水十碗，煎二碗入酒，以醉为主，醒即愈。

腰足痛，明系是肾虚而气衰，更加之湿，自必作楚，妙在不补肾而单益气，盖气足则血生，血生则邪退，又助之薏仁、茯苓、车前之类，去湿，湿去而血活矣，况又有杜仲之健肾，肉桂之温肾，防风之荡风乎。

腿痛　身不离床褥，伛偻之状可掬，乃寒湿之气侵也，方用：

白术五钱，芡实二钱，肉桂一钱，茯苓、草薢各一两，杜仲三钱，薏仁二两。

水煎，日日服之，不必改方，久之自奏大功。

背骨痛　此症乃肾水衰耗，不能上润于脑，则河车之路，干涩而难行，故作痛也，方用：

黄芪、熟地各一两，山萸四钱，白术、防风各五钱，五味子一钱，茯苓三钱，附子一分，麦冬二钱。

水煎服。

此方补气补水,去湿去风,润筋滋骨,何痛之不愈哉。

腰痛兼头痛　上下相殊也,如何治之乎,治腰乎,治头乎,谁知是肾气不通乎,盖肾气上通于脑,而脑气下达于肾,上下虽殊,而气实相通,法当用温补之药,以大益其肾中之阴,则上下之气通矣,方用:

熟地一两,杜仲、麦冬各五钱,五味子二钱。

水煎服,一剂即愈。

方内熟地、杜仲,肾中药也,腰痛是其专功,今并头而亦愈者何也,盖此头痛,是肾气不上达之故,用补肾之味,则肾气旺而上通于脑,故腰不痛而头亦不痛矣。

【按】清初医学大家傅山的《傅青主男女科》是医学史上影响非常大的临床著作,不仅在妇产科和男科方面是圭臬之作,在其他疾病方面,傅山也有很深的造诣。在《傅青主男科》的"腰腿肩背手足疼痛门"中,虽然用"痛而不能俯"和"痛而不能仰"来鉴别湿与寒,在现代临床很少用,但其出的方子入肾祛湿加疏肝,验之临床上应该还是卓有成效的。还有,用调和气血的方法治疗腰痛足亦痛,用养血补肾之法治疗腰腿筋骨痛,对临床都很有实际指导意义。

十六、《辨证录》

人有两腰重如带三千文,不能俯仰者。夫腰痛不同,此病因房劳力役,又感风湿而成。伤肾之症,治须补肾矣。然有补肾而腰愈痛者,其故何也?盖腰脐之气未通,风湿入于肾而不得出故也。法宜先利其腰脐之气,以祛风利湿,而后大补其肾中之水火,则腰轻可以俯仰矣。方用轻腰汤:

白术一两,薏仁一两,茯苓五钱,防己五分。

水煎服。连服二剂而腰轻矣。

此方惟利湿而不治腰,又能利腰脐之气,一方而两治之也。

然不可多服者,以肾宜补而不可泻,防己多用必至过泄肾邪。肾已无邪可祛,而反损正气,故宜用补肾之药,而前药不可再用矣。方另用三圣汤:

杜仲一两,白术五钱,山茱萸四钱。

水煎服。

此方补肾中之水火,而仍利其腰脐者,肾气有可通之路,则俯仰之间,无非至适也。

此症用术桂汤亦神。

白术三两,肉桂三分。

水煎服。二剂全愈,不再发。

人有动则腰痛,自觉其中空虚无着者,乃肾虚腰痛也。夫肾分水火,未可以虚字一言了之。《经》谓诸痛皆属于火,独肾虚腰痛非火也。惟其无火,所以痛耳。治法似宜单补肾中之火,然而火非水不生,若徒补火而不补水,所谓无阴不能生阳,而痛不可遽止,必须于水中补火,水火既济,肾气足而痛自除,此即贞下起元之意也。方用补虚利腰汤:

熟地一两,杜仲五钱,破故纸一钱,白术五钱。

水煎服。连服四剂自愈。

熟地补肾水也,得白术则利腰脐,而熟地不腻,杜仲、破故补火以止腰痛者也,得熟地则润泽而不至干燥,调剂相宜,故取效最捷耳。

此症用实腰汤亦佳。

杜仲一两,白术二两,熟地一两,山茱萸四钱,肉桂一钱。

水煎服。十剂全愈。

人有腰痛,日重夜轻,小水艰涩,饮食如故者,人以为肾经之虚,谁知是膀胱之水闭乎?膀胱为肾之府,火盛则水不能化,而水反转入于肾之中。膀胱太阳之经也,水火虽犯肾阴,而病终在阳而不在阴。若不治膀胱,而惟治肾,用补精填水,或用添薪益火,适足以增其肾气之旺。阴旺而阳亦旺,肾热而膀胱益热,致水不流而火愈炽。膀胱之火愈炽,必更犯于肾宫,而腰之痛何能痊乎。方用宽腰汤治之。

车前子三钱,薏仁五钱,白术五钱,茯苓五钱,肉桂一分。

水煎服。一剂而膀胱之水大泄,二剂而腰痛顿宽也。

夫车前、茯苓以利膀胱之水,薏仁、白术以利腰脐之气,则膀胱与肾气内外相通。又得肉桂之气,尤易引肾气而外达于小肠,从阴器而尽泄,腰痛有不速愈哉。此症用术桂加泽泻汤亦神。

白术一两,泽泻三钱,肉桂五分。

水煎服。一剂即通。

人有大病之后,腰痛如折,久而成为伛偻者,此乃湿气入于肾宫,误服补肾之药而成之者也。夫腰痛明是肾虚,补肾正其所宜,何以用补肾填精之药,不受其益,而反受其损乎?不知病有不同,药有各异。大病之后,腰痛如折者,乃脾湿而非肾虚也。脾湿当去湿,而乃用熟地、山茱一派滋润之药,虽非克削之味,而湿以加湿,正其所恶,故不特无益,而反害之也。医工不悟,而以为补肾之药尚少用之也,益多加其分两,则湿以助湿,腰骨河车之路,竟成泛滥之乡矣,欲不成伛偻不可得也。方用起伛汤:

薏仁三两,白术二两,黄芪一两,防风三分,附子一分。

水煎服。日用一剂,服一月而腰轻,服两月而腰可伸矣,服三月而全愈。

此方利湿而又不耗气,气旺则水湿自消,加入防风、附子、于术之中,有鬼神不测之机,相畏而相使,建功实奇。万不可疑药剂之大,而少减其品味,使废人不得为全人也。此症用术防桂汤亦可。

白术四两,黄芪二两,防己一钱,肉桂一钱。

水煎服。十剂轻,二十剂愈。

人有跌打闪挫,以至腰折不能起床,状似伛偻者,人以为此腰痛也,而不可作腰痛治。然腰已折矣,其痛自甚,何可不作腰痛治哉。或谓腰折而使之接续,其中必有瘀血在内,宜于补肾补血之中,而少加逐瘀治血之药,似未可止补其肾也,而不知不然。夫肾有补而无泻,加逐瘀之味,必转伤肾脏矣。折腰之痛,内伤肾脏,而非外伤阴血,活血之药不能入于肾之中,皆不可用,而必须独补肾也。惟是补肾之剂,小用熟地一斤、白术半斤。

水大碗数碗,煎服。一连数剂,而腰如旧矣。

夫熟地原能接骨,不止补肾之功,白术善通腰脐之气,气通则接续更易,但必须多用为神耳。使加入大黄、白芍、桃仁、红花之药,则反败事。若恐其腰痛而加杜仲、破故、胡桃等品,转不能收功矣。

人有露宿于星月之下,感犯寒湿之气,腰痛不能转侧,人以为血凝于少阳胆经也,谁知是邪入于骨髓之内乎。夫腰乃肾堂至阴之宫也,霜露寒湿之气,乃至阴之邪也。以至阴之邪,而入至阴之络,故搐急而作痛。惟是至阴之邪,易入而难散。盖肾宜补而不宜泻,散至阴之邪,必泻至阴之真矣。然而得其法,亦正无难也。方用转腰汤:

白术一两,杜仲五钱,巴戟天五钱,防己五分,肉桂一钱,苍术三钱,羌活五分,桃仁水煎服。

一剂而痛轻,再剂而痛止也。

此方以白术为君者,利湿而又通其腰脐之气,得杜仲之相佐,则攻中有补,而肾气无亏。且益之巴戟、肉桂以祛其寒,苍术、防己以消其水,更得羌活、桃仁逐其瘀而行其滞,虽泻肾而实补肾也。至阴之邪既去,而至阴之真无伤,故能止痛如神耳。

此病用术桂防汤亦佳。

白术二两,肉桂三钱,防己一钱,豨莶草五钱。

水煎服。十剂见效。

【按】陈士铎也是清初的著名医家,他通过临床实践,擅长归纳总结,喜爱著书立说,《辨证录》即是其代表作之一。从湿邪论治腰痛,自《金匮》提出"肾着"病以来,历代都将利湿作为治疗腰痛的一个重要原则,但所重用的药物不尽相同。隋唐以来,用牵牛子、萆薢等药物利湿治疗腰痛的记载比较多。然而在该书的腰痛门中,反复提到用白术"利其腰脐之气",是一大临床特色。此外,还客观看待了补肾与利湿和健脾的关系,"大病之后,腰痛如折者,乃脾湿而非肾虚也。脾湿当去湿,而乃用熟地、山茱一派滋润之药,虽非克削之味,而湿以加湿,正其所恶,故不特无益,而反害之也",也可以认为是对明代中晚期以后兴起的"峻补真阴"学说的临床反思。总体而言,陈士铎这篇对于腰痛的论述,持论公允,也比较符合我们现在的临床现状,有较强的临床指导意义。

十七、《张氏医通》

《经》云:腰者肾之府,转摇不能,肾将惫矣。巨阳虚则头项腰背痛(此二条言证之虚)。膀胱之脉,挟脊抵腰,故挟脊痛,腰似折(此一条言邪之实)。

按《内经》,言太阳腰痛者,外感六气也;言肾经腰痛者,内伤房劳也。假令肾脏真气布护,六气焉能为害。惟肾脏虚伤,膀胱之府安能独足,又有膏粱之人,久服热剂,醉以入房,损其真气,则肾脏热,腰脊痛。久则髓减骨枯,发为骨痿,此为本病。其有风寒、湿热、闪挫、瘀血、滞气、痰积,皆为标病,而肾虚则其本也。风痛者,脉浮,或左或右,痛无定处,牵引两足,小续命加减。寒痛者,其腰如冰,其脉必紧,得热则减,得寒则增,干姜附子汤加肉桂、杜仲,外用摩腰膏。兼风寒者,五积散热服微汗之。内蓄风热痛者,脉必洪数,口渴便闭,小柴胡去半夏,加羌活、续断、黑豆。若大便闭者,先用大柴胡微利之,湿痛者，如坐水中，肾属水，久坐水湿，或着雨露，以致腰下冷痛，脉必弦缓，小便自利，饮食如故。

天阴头必重，体必沉重，渗湿汤。肾虚由卧湿地，流入腰脚，偏枯冷痹疼重，《千金》独活寄生汤。兼风湿者，改定三痹汤。如挟寒湿，并用摩腰膏。虚寒甚而挟湿者，术附汤。挟湿热者，羌活胜湿汤合二妙散。肾气虚寒而受寒湿，腰疼不得立，用烧羊肾主之，此《千金》法也。闪挫痛者，跌扑损伤，肝脉搏坚而长，两尺实，忽然不可俯仰，复元通气散。不效，必有恶血，复元活血汤。气滞而痛，脉沉弦或结伏，初起乌药顺气散，不应，八味顺气散。痰注而痛，脉滑或沉伏，动作便有痰，或一块作痛，导痰汤加香附、乌药、枳壳。脉实，加大黄。肝气不条达，睡至黎明，觉则腰痛，频欲转侧，晓起则止，宜柴胡疏肝散或二妙散加柴胡、防风，即东垣苍术汤。腰痛如以带束引痛，此属带脉为病，用辛味横行而散带脉之结，甘味舒缓带脉之急，调肝散。腰痛牵引足膝，青娥丸加蝎尾最妙，以补肾兼补肝也。两腰偻废，乃热邪深入，血脉久闭之故，桃核承气多用肉桂，少加熟附行经，但痛者可治，偻废而不痛者，不可治也。诸般腰痛，皆由肾虚，若兼六淫，须除其邪。如无他证而腰肢痿弱，隐隐作痛，身体疲倦，脚膝酸软者，总属肾虚。然须分寒热主治，脉细而软，或虚浮，力怯短气，小便清利，属阳虚火衰，肾气丸加肉苁蓉、补骨脂、巴戟、鹿茸之类。脉大而软，或细数，小便黄。属阴虚火炎，六味丸加龟板、当归、杜仲、续断之类。

腰酸 腰痛尚有寒湿伤损之异，腰酸悉属房劳肾虚，惟有峻补。男子用青娥丸，或八味丸加补骨脂、杜仲。有热，去附子加五味。走精，用六味丸去泽泻，加鳔胶、沙苑蒺藜、五味子。大便不实，加肉果、补骨脂。山药粉糊代蜜。妇人用六味加杜仲、续断。有带，去熟地加艾、附。经候不调，加当归、阿胶。

腰软 湿气袭于少阳经络之中，则为肾着，《金匮》用甘姜苓术汤，后世更名为肾着汤，或渗湿汤选用。斫丧太过者，八味丸。肾虚风袭，腰背软痛，安肾丸。

腰胯痛 寒湿流注于足少阳之经络，则为腰胯痛。盖腰乃胆经之所过，因受寒湿，结滞于骨节而痛，渗湿汤去橘红加肉桂。有痰滞经络，导痰汤加减。若肾肝伏热，用姜汁炒黄柏、酒防己，少加肉桂。若腰胯连脚膝晓夜疼痛者，肾虚风毒乘之也，用虎骨散加补骨脂。老人肾虚腰痛连膝痛者，二至丸。

〔诊〕脉大为肝肾阴虚,尺沉为肾脏阳虚,浮缓为虚风,弦细为寒湿,或弦或涩为瘀血,或滑或伏为痰饮,沉弦而紧为寒,沉弦而细为湿,沉弦而实为闪肭。若肾惫及盛怒伤志,则腰失强,不能转摇者死。

石顽治沈云步媳,常有腰疼带下之疾,或时劳动,日晡便有微热,诊其两尺皆弦,而右寸关虚濡少力,此手足太阴气衰,敷化之令不及也。合用异功散加当归、丹皮调补胃中营气,兼杜仲以壮关节,泽泻以利州都,则腰疼带下受其益矣。

江苏总藩张公,严冬腰腹疼重,甲夜延石顽诊候。脉得沉滑而快,遂取导痰兼五苓之制,一剂而腹痛止,三啜而腰弛纵自如,未尝用腰腹痛之药也。

脊痛脊强 脊者,督脉之经与膀胱之经,皆取道于脊也,故项脊常热而痛者,阴虚也。六味丸加麋茸。常寒而痛者,阳虚也,八味丸加鹿茸。有肾气攻背,而项筋痛连脊髀,不可转移者,此地气从背而上入也,椒附散。太阳经脊痛项强。腰似折,项似拔,羌活胜湿汤。脉浮紧为伤寒,麻黄汤。沉缓为风湿,五苓散换苍术、桂枝,加羌活。打扑伤损,从高坠下,恶血在太阳经中,腰脊痛不可忍,地龙汤。

尻痛 尻乃足少阴与督脉所过之处,兼属厥阴。若肾虚者,六味丸加肉桂,不愈,加鹿茸。肥人属湿痰,二陈合二妙。有因死血作痛者,当归、赤芍、牡丹、桃仁、延胡索、生牛膝、穿山甲、肉桂之类清理之,不应。加地龙、生附子。

【按】张璐作为清初医学三大家之一,其《张氏医通》一般被认为是一部持论公允,少有创见的医学类全书,地位并不是很高,也因此,张璐在医学史上并不算很知名的医家。但我们细看《张氏医通》,尤其是在其论述腰痛的篇章中,其可称道之处还是不少的。他将腰痛、腰酸、腰胯痛、脊痛、尻痛等分开论述,具有极强的临床针对价值。腰酸者,"惟有峻补""腰痛牵引足膝,青娥丸加蝎尾最妙,以补肾兼补肝也""肝气不条达,睡至黎明,觉则腰痛,频欲转侧,晓起则止"等论述,都具有极强的临床针对性,作为从事腰痛治疗的医生,《张氏医通》中对于腰痛治疗的观点还是非常值得一读的。

十八、《七松岩集》

或问:所谓腰痛者,痛于腰肾之地步,其痛在肾、在腰有所分别否?

曰：肾为作强之官。所言作强者，肾坚强而不至萎弱也。故曰"腰者，肾之府，转摇不能，肾将惫矣事"，此即作强之义也。然痛有虚实之分，所谓虚者，是两肾之精神气血虚也。凡言虚证，皆两肾自病耳。所谓实者，非肾家自实，是两腰经络血脉之中，为风寒湿热之所侵，闪䏶锉气之所碍，腰内空腔之中，为湿痰瘀血凝滞不通而为痛。当依据脉证辨悉而分治之。

腰痛脉证治法，两腰髀为风寒所感，肢体酸软，绵绵而痛，腰肾无力，畏寒就热，其脉弦紧浮弦，以温散为主。如两腰为暑热所侵，心烦躁热，其痛乍发乍止，其脉浮数无力，以分清之药主治。如湿痰湿热外袭，其痛微缓，转输重者，阴寒天气则痛甚，其脉微滑而濡软，以升阳除湿为主。如闪䏶挫气，转输不便，呼吸皆痛，其脉沉缓，以顺气活络为主。如跌打损伤，死血瘀积，日夜作痛，其脉芤数，以活血化瘀为主。

通治腰痛主方：当归、川芎、羌活、独活、苍术、泽泻、延胡、肉桂。

凡痛必由气滞而血凝，因闭结不通而痛，前方顺气、活血、通经脉之要药也，如风寒外感，加防风，去泽泻；如暑热所侵，加香薷、黄连、干葛，去肉桂、延胡；如湿痰滞着，加半夏、陈皮、苡仁、枳壳，去延胡、当归；如闪䏶锉气，加木香、枳壳；如瘀血积滞，加红花、桃仁、肉桂，去苍术、泽泻、羌活。

熨法，以肉桂、吴萸、生姜、葱头、花椒，上五味捣匀，炒热，以绢帕奏包，熨痛处，冷则再炒熨之，外用阿魏膏贴之。

治肾虚腰痛主方，人参、黄芪、白术、当归、川芎、牛膝、杜仲。

肾气虚，以参、芪、白术益之；血脉虚，以川芎、归、牛膝润之，精力虚，以杜、膝、参、归补之；如脉络不通，加独活、羌活引之；气滞而气闭为痛，加木香、补骨脂、熟地、枸杞，去白术、黄芪；如血枯而脉闭不通，加川芎、熟地、枸杞，去白术；气虚加肉桂、独活；如肾经虚热加黄柏、丹皮、车前、知母，去芪、术，宜兼服丸药。

若肾虚劳伤者，宜鹿角胶炒研，同上药丸服，如瘀血停滞，生鹿角骨屑炒。如丸药外治之法，各遵指掌本文。

注释：① 经文出宜《素问·脉要精微论篇》。② 阿魏膏（《苏沈良方》）：羌活、独活、元参、宫桂、赤芍、穿山甲、生地、大黄、白芷、天麻、槐枝、柳枝、桃枝、红花、土鳖子、人发（一方无羌活、元参、白芷、天麻、生地、赤芍，有川乌、南星、半夏、甘遂、甘草、人参、五灵脂）。

【按】诸多论述腰痛的著作中,清代医家郑树圭的《七松岩集》对于腰痛的论述还是非常简洁规范的。首先,分为虚和实,然后,实证用通治腰痛主方,虚证用肾虚腰痛主方,整个随症加减描述得都非常详细,和我们现在的临床规范已经非常相近。从通治腰痛主方而言,活血祛风利湿的药物并用,充分考虑到几大外在致病因素的错杂影响,从肾虚腰痛主方而言,也充分考虑了气血脾肾的关系。当然,临床上虚实错杂的腰痛有十之八九,纯虚纯实的腰痛最多不过十之一二,实证与虚证之方灵活应用,方能应对自如。

十九、《医学从众录》

《经》曰:太阳所至为腰痛。太阳,膀胱也,主外感而言。如五积散及桂枝汤加白术、附子之类,皆可治之。又曰:腰者肾之府,转摇不动,肾将惫矣。主内伤而言,水虚用六味丸,火衰用八味丸,如牛膝、杜仲、鹿茸、羊肾、人参、当归、枸杞之类,无不可以随宜加入。此恒法也,业医者无不共晓。用而不效,则束手无策,而不知肝脾胃及督脉、带脉,皆有此病,须当细心分别。《经》云:肝,足厥阴也,是动则病腰痛,不可以俯仰,宜当归四逆汤治之(方中细辛能遂肝性,木通能通络脉,以久痛必入络)。又曰:从腰以下者,足太阴、阳明皆主之。病在腰者,取之腘。

余遇此症,每以白术为君者,取之太阴;有时用苡仁为君,取之阳明。人第曰二药利湿,湿去而重着遂已。孰知白术营运土气于肌肉,外通皮肤,内通经络,风、寒、湿三气为痹,一药可以兼治;苡仁为阳明正药,阳明主润宗筋,宗筋主束骨而利机关,故二药分用合用,或加一二味引经,辄收奇效。又有瘀血作痛,以一味鹿角为末,酒调服甚效。或因挫跌,外伤肿痛,或败血凝滞而不去,痛止而又作者,以桃仁承气汤,加附子、穿山甲,甚效。至于督脉为病,尺寸中央俱浮(三部俱浮),直上直下(弦长之象),主腰强痛;带脉为病,关部左右弹,主腰溶溶如坐水中,须用针灸之法。

当归四逆汤、**桂枝汤**(俱见《伤寒》)。

六味丸、**八味丸**(俱见《时方》)。

新定白术汤　治腰痛而重,诸药不效者。

白术(生用)五钱至一两,杜仲(生用)五钱,或一两附子二三钱。

水煎,空心服。脉沉而微,口中和,加肉桂一钱;脉沉而数,口中热,去附子,加黄柏一钱。

新定薏仁汤　治腰痛筋挛,难以屈伸者。

薏仁一两,附子一二钱,木瓜一钱五分,牛膝二三钱。

水煎,空心服。如脉洪重按有力,口中热,去附子,加白术五钱。

鹿角散　以鹿角切片,酒拌焙黄勿焦。研末,空心老黄酒送下三四钱。以此药入督脉,兼能拓散瘀血也。

备　　方

青娥丸(略)

奇效方

胡桃肉　补骨脂　杜仲(各一钱)

水三盅,煎一盅服(按:骨脂宜减半)。

甘姜苓术汤(略)

摩腰膏(略)

【按】从肾虚论治腰痛是自《内经》以后一个中医界的共识,但临床有很多情况下,用了补肾之法,效果并不明显,这时该怎么办? 清代著名医家陈修园在《医学从众录》中给出了自己的答案。"不知肝脾胃及督脉、带脉,皆有此病,须当细心分别""每以白术为君者,取之太阴;有时用苡仁为君,取之阳明",更是给出了自己的处方经验和君药,与此同时,作者并不拘泥于汤药,对于督脉、带脉有病,"须用针灸之法",这些治疗经验,来源于临床真实实践,都是非常宝贵的。

(顾钧青)

第二节　近现代名医医论医话(内治篇)

一、郑钦安·肾病腰痛

近来市习,一见腰痛,不究阴阳,不探虚实,便谓房劳过度,伤及肾阴,故所用药品,多以熟地、枣皮、杜仲、枸杞、巴戟、首乌、苁蓉、补骨脂、菟丝、龟胶一派,功专滋阴补水,人人所共信,殊不知肾为至阴之脏,先天之真阳寄焉,阴居其二,阳居其一,夫妇交媾,生男育女,《易》云:乾道成男(禀父之阳经也),坤道成女(禀母之阴精也)。由此观之,男子所亏者肾中之阳,而非肾中之阴也。所谓阴虚者,指肾为阴脏而说,非专指肾中之水虚,实指肾中之阳虚也。若不辨明这点机关,但称阴虚,但知滋水,势必阴愈盛而阳愈微,湿愈增而寒愈闭,腰痛终无时已,治人实以害人,救世实以害世,此皆通套之弊,岂忍附和不言,实不得已耳。惟愿同道,抛去此项药品,按定阴阳虚实,外感内伤治之,庶不致遗害焉耳。更有可怪者,今之医家,专以首乌、熟地一派甘寒之品,为补水必用之药,何不将天一生水这句道理,细心推究,试问天一生水,专赖此一派甘寒之品乎? 总之宗旨不明,源头莫澈,仲景而下,罕能了了。

1. **阳虚** 或由其用心过度,亏损心阳;或由饮食伤中,损及脾阳;或由房劳过度,亏损肾阳。阳衰阴盛,百病丛生,不独腰疾,但腰之痛属在下部,究竟总是一个阳虚,然下焦之阳虚,下焦之阴寒自盛,阳微而运转力衰,腰痛立作。其人定见身重畏寒,精神困倦,法宜峻补坎阳,阳旺阴消,腰痛自已,如阳旦汤、术附汤、羌活附子汤之类。

2. **阴虚** 由肾阳素旺也,旺甚即为客邪,火盛血伤,元阴日竭,则真阳无依,腰痛立作。其人必小便赤而咽干,多暴躁,阳物易挺,喜清凉,法宜养阴,阴长阳消,肾气自摄,腰痛自已,如滋肾丸、地黄汤、封髓丹倍黄柏加全皮之类。

3. **寒** 由外感寒邪,从太阳而入少阴(太阳与少阴为表里),少阴为阴脏,外寒亦阴,入而附之,阴主收束,闭其肾中真阳运行之气机,故腰痛作。其人定见发热恶寒,或兼身痛,咽干不渴,时时欲寐,法宜温经散寒,寒散而腰痛自已,如麻黄附子细辛汤、附羌汤之类。

4. **湿滞** 其人素禀劳苦,久居湿地深坑,中气每多不足,易感外来之客邪,太阴与肾相连,湿邪不消,流入肾界,阻其运行之机,故腰痛。定见四肢沉重,常觉内冷,天阴雨更甚,腰重如有所系,法宜温经除湿,湿去而腰痛自已,如肾着汤、桂苓术甘汤。

【按】郑钦安作为清末著名的伤寒学家,扶阳学派的奠基人,极其重视人体阳气,并将很多疾病都视作阳虚来治疗,非常重视姜、桂、附等辛温之品的应用。在其对腰痛的论述中,他对于明代中后期以来过于重视"真阴不足"的倾向进行了批评,"所谓阴虚者,指肾为阴脏而说,非专指肾中,实指肾中之阳虚也"。即使是临床辨证为肾阴虚的患者,如果单纯注重补阴,而不添加任何生发阳气的药物,临床效果并不好,这一点其实也符合"阳中求阴"之理。在郑钦安治疗肾阴虚的方子中,封髓丹是特别要注意的,这张方子由砂仁、甘草、黄柏构成,"夫黄柏味苦入心,禀天冬寒水之气而入肾,色黄而入脾,脾也者,调和水火之枢也,独此一味,三才之义已具。况西砂辛温,能纳五脏之气而归肾,甘草调和上下,又能伏火,真火伏藏,则人身之根蒂永固,故曰封髓。其中更有至妙者,黄柏之苦,合甘草之甘,苦甘能化阴。西砂之辛,合甘草之甘,辛甘能化阳。阴阳合化,交会中宫,则水火既济,而三才之道,其在斯矣"。

二、张锡纯·论腰疼治法

方书谓:"腰者肾之府,腰疼则肾将惫矣。"夫谓腰疼则肾将惫,诚为确论。至谓腰为肾之府,则尚欠研究。何者?凡人之腰疼,皆脊梁处作疼,此实督脉主之。督脉者,即脊梁中之脊髓袋,下连命门穴处,为人之副肾脏(是以不可名为肾之府)。肾虚者,其督脉必虚,是以腰疼。治斯证者,当用补肾之剂,而引以入督之品。曾拟益督丸一方,徐徐服之,果系肾虚腰疼,服至月余自愈。

益督丸 杜仲四两酒浸炮黄,菟丝子三两酒浸蒸熟,续断二两酒浸蒸熟,鹿角胶二两,将前三味为细末,水化鹿角胶为丸,黄豆粒大。每服三钱,日两次。服药后,嚼服熟胡桃肉一枚。

诸家本草皆谓,杜仲宜炒断丝用,究之将杜仲炒成炭而丝仍不断,如此制法殊非所宜。是以此方中惟用生杜仲炮黄为度。胡桃仁原补肾良药,因其含油质过多,不宜为丸,故于服药之后单服之。

若证兼气虚者,可用黄芪、人参煎汤送服此丸。若证兼血虚者,可用熟地、当归煎汤送服此丸。

有因瘀血腰疼者,其人或过于任重,或自高坠下,或失足闪跌,其脊梁之中存有瘀血作疼。宜治以活络效灵丹,加全虫三钱,煎汤服,或用葱白作引更佳。

李某,腰疼数年不愈,为之延医。其疼剧时心中恒觉满闷,轻时则似疼非疼,绵绵不已;亦恒数日不疼。其脉左部沉弦,右部沉牢。自言得此病已三年,服药数百剂,其疼卒未轻减。观从前所服诸方,虽不一致,大抵不外补肝肾、强筋骨诸药,间有杂以祛风药者。因思《内经》谓通则不痛,而此则痛则不通也。且即其脉象之沉弦、沉牢,心中恒觉满闷,其关节经络必有瘀而不通之处可知也。爰为拟利关节通络之剂,而兼用补正之品以辅助之。

生怀山药一两,大甘枸杞八钱,当归四钱,丹参四钱,生明没药四钱,生五灵脂四钱,穿山甲二钱(炒捣),桃仁二钱,红花钱半,䗪虫五枚,广三七二钱(捣细)。

药共十一味。先将前十味煎汤一大盅,送服三七细末一半。至煎渣再服时,仍送服其余一半。此药服至三剂,腰已不疼,心中亦不发闷,脉较前缓和,不专在沉分。遂即原方去山甲,加胡桃肉四钱。

连服十剂,自觉身体轻爽。再诊其脉,六部调匀,腰疼遂从此除根矣。就此证观之,凡其人身形不羸弱而腰疼者,大抵系关节经络不通;其人显然羸弱而腰疼者,或肝肾有所亏损而然也。

在妇女又恒有行经时腰疼者,曾治一人,年过三旬,居恒呼吸觉短气,饮食似畏寒凉。当行经时觉腰际下坠作疼。其脉象无力,至数稍迟。知其胸中大气虚而欲陷,是以呼吸气短,至行经时因气血下注,大气亦随之下陷,是以腰际觉下坠作疼也。为疏方用生箭芪一两,桂枝尖、当归、生明没药各三钱。连服七八剂,其病遂愈。

又治一妇人行经腰疼且兼腹疼,其脉有涩象,知其血分瘀也。治以当归、生鸡内金各三钱,生明没药、生五灵脂、生箭芪、天花粉各四钱,连服数剂全愈。

【按】《医学衷中参西录》是近代中西医汇通大家张锡纯的代表性著作,学术地位很高,堪称理论联系实际的典范,具有极强的临床指导价值。在其对腰痛的论述中,张锡纯明确肯定了腰痛与肾虚之间的关系,同时,并把督脉作为"脊髓袋",把脊柱正中位置的腰痛归因为"督脉虚",符合当时中西医汇通时代的时代背景和临床。具体到用药方面,其所提的"益督丸"由鹿角、菟丝子、杜仲、续断等药物构成,补肾药物加上"血肉有情之品"引入督脉,方简意远。在其后的两个具体医案中,张锡纯并没有拘泥于"益督丸"的原方,在补肾强督药物外,还加入活血祛瘀之药,补肾与活血两法同用,其实更符合大多数临床的实际情况。另外,第二个病例中所提的生箭是生箭芪,内蒙黄芪的别称。

三、施维智·施维智诊治腰腿痛经验

1. 明辨病因 《诸病源候论·腰脚疼痛候》云:"肾气不足,受风邪之所为也。劳伤则肾虚,虚则受于风冷,风冷与真气交争,故腰脚痛。"施维智认为本病的发生起因于劳伤,导致肾气虚损,外邪乘虚袭入,有风、寒、湿、瘀、痰之邪,然风寒之邪首当其冲,积于肾经与真气相争,正不胜邪,阻塞经络,气血闭阻,不能畅行,卫气不固,腠理空疏,发为风寒痹证。本病近似于现代医学的关节炎,由于炎性改变,刺激腰背部的感觉神经末梢,也可压迫神经,引起疼痛,这和中医"不通则痛"的理论是相一致的。因此,施维智认为风寒是不可忽略的因素,风寒为标属实,肾虚为本属虚,是为正虚邪实证,因而对本病的治疗,辨明虚实,"急者治其标,缓者治其本",是极其重要的。

2. 重在诊断 施维智认为腰腿痛患者多数有外伤史,或慢性腰痛史,腰部疼痛伴下肢酸肿麻木或仅为臀腿部酸胀麻木疼痛,劳累后加重,天气变化时加剧,晨间起床时尤甚,稍稍活动后缓解,劳累则重,如伴下肢放射痛,弯腰活动受限,应考虑腰椎间盘突出症,反之,腰部背伸受限,伴间歇性跛行,主观症状多于客观征象,应考虑腰椎管狭窄症。大多数患者腰椎部有压痛,有叩击痛,直腿抬高试验(+),腰椎侧弯后突改变。必要时行 CT、MRI 检查,明确诊断,有利治疗。

3. 分型辨治 施维智根据数十年的临床经验将本病分为急性期和缓解期,前者应区别是风胜,还是寒胜,后者应辨明肾阳虚,还是肾阴虚,按虚实而施补泻,主要以内服汤剂治疗。

(1)寒痹型:腰部剧痛,不能转侧,行走困难,遇寒则剧,得热则缓,脉沉,苔白。拟散寒止痛,活血通络,地龙舒腰汤主之。方用麻黄 3 g,当归 9 g,赤芍 4.5 g,制川乌 4.5 g,制乳香、制没药各 4.5 g,广地龙 6 g,防己 12 g,威灵仙 4.5 g,川牛膝 4.5 g,木瓜 4.5 g,三七粉 4 g(吞)。

(2)风痹型:腰痛或腰腿酸痛,酸胀不舒,游走不定,痛无定处,弯腰欠利,下肢麻木,行走乏力,脉浮,苔白。拟疏风通络,和营活血,疏风活血汤主之。方用:防风 4.5 g,独活 4.5 g,秦艽 4.5 g,当归 9 g,赤芍 4.5 g,川芎 4.5 g,威灵仙 4.5 g,五加皮 4.5 g,川牛膝 9 g,防己 12 g,桑寄生 9 g,川断 9 g。

(3)肾阳虚型:腰腿酸软无力,隐隐作痛,劳累后尤甚,神疲气短,面色无

华,小便清利,苔白质淡,脉微无力。此乃劳伤肾,肾气不足,气营二亏,筋脉失养。拟益火之源,补肾健腰汤主之。方用:党参9g,黄芪9g,当归9g,白芍9g,川芎4.5g,杜仲9g,甜从蓉9g,怀牛膝9g,川断9g,狗脊9g,秦艽4.5g,千年健4.5g,独活4.5g。

(4)肾阴虚型:腰腿酸软,神疲乏力,疲劳尤甚,面色潮红,眼圈微瞳,小便黄赤,舌尖红,脉洪而数。虚火上炎,拟育阴壮水,育阴健腰汤主之。方用:党参9g,黄芪9g,生地9g,当归9g,白芍9g,川芎4.5g,枸杞子9g,川断9g,狗脊9g,怀牛膝9g,杜仲9g,威灵仙4.5g,鸡血藤9g,秦艽4.5g。

(5)随证加减:下肢麻木,老鹳草9g,威灵仙4.5g,秦艽4.5g;腰痛胀满,连及胸肋,香附4.5g,佛手9g,郁金9g,茴香2.4g;痛有定处,兼有痰饮,半夏4.5g,白芥子4.5g;脾胃困乏,陈皮4.5g,谷芽、麦芽各9g,藿香、佩兰各9g;肾阳虚衰,鹿角胶9g,淫羊藿9g,补骨脂9g,仙茅9g,肉苁蓉9g,锁阳9g,肾阴亏损,何首乌9g,鳖甲9g,龟甲9g。顽痹,痛如针刺,舌质暗红,脉涩,穿山甲片9g,刘寄奴9g,全蝎4.5g,蛤蚧一条。湿困痹阻,薏苡仁9g,宣木瓜6g,苍术、白术各9g。

(6)外治法:外敷万应膏加宿伤散(处方略)。用法:将万应膏烘热,加宿伤散2g于膏药中心贴于痛处。3~4日更换1次。同时在治疗期间应卧硬板床休息。

4. **结语** 腰腿痛是一个证候群,可由多种疾病引起,在骨伤科临床中常见的腰痛是以腰椎间盘突出症和骨关节病为多,此外还有椎管狭窄、后纵韧带骨化、椎管肿痛均可导致腰腿痛。因此,在跟随施维智应诊时,他灵活运用现代医学论诊断方法,辨证与辨病相结合,注重阴阳,先别虚实,整体与局部相结合,辨证用药,如轻车熟路,得心应手,有左右逢源之妙。治阴虚生内热之病,以壮水之主奏功。治腰痛并发胃痛,随证加减见功,不拘泥一方固定几味药的套方习俗,而是灵活运用,随证加减。

综上所述,祛风通络,活血化瘀,扶正培本,健腰固肾药可能改善微循环和使静脉郁血返流通畅,增强机体免疫力,清除炎性肿胀和致痛物,促进代谢产物的排出,纤维粘连消除,加速病损愈合。当然其确切疗效机制有待于进一步研讨。但对某些疾患确需手术的应慎重为宜。(《中医文献杂志》1997年第2期)

【按】施维智是沪上著名骨伤流派施氏伤科的代表性人物,与石氏伤科内治法中着重于气血和痰湿不同,施氏伤科在腰痛治疗中更着重于寒邪和风邪,用药剂量小,更显轻灵。其实,我们在看不同流派用药遣方不同特点时,我们更应该看到他们在治疗腰痛时所拥有的共识与治疗理念的共性。"无偏不成派",每个流派的形成,都有其背后不同的时代、地域与人文背景,他们各自的学术经验,离开了这个特殊的背景,有时我们很难去复制。所以我们学习继承各大名老中医学术流派的时候,一定要去了解背后的学术思想背景,了解其治疗理念的共性,这样在临床上才能做到"知常达变"。

四、朱良春·朱良春治疗椎间盘突出,增生性脊柱炎特色选析

1. **治椎间盘突出症,证病合辨方药议,经脏兼治用虫蚁**　朱良春治疗椎间盘突出症提倡辨证和辨病相结合,认为本病内因多肾虚、局部气血不畅而致椎体纤维环退变、破裂,或椎管内部增生,导致椎管狭窄,髓核突出后压迫神经根。加之久坐、弯腰工作,更增其病变程度。虽有人认为椎间盘突出症的根本病变在脊柱,而督脉又循行于脊柱之中,但临床所见椎间盘突出症患者继发的腰腿痛、酸、胀、麻、冷等病变部位,大多发生在足太阳膀胱经上,只有少数患者病变部位在督脉循行部位上。本病的外因多为风寒湿邪侵入太阳经脉,使局部气血阻滞、不得流通,络脉瘀阻,或骨质增生对周围组织压迫,又加重了络脉瘀阻之病理改变,两者相互作用,使纤维环这原本供血就少的组织更加代谢减慢,退化加速,弹性日渐减退,故一旦遇负重、弯腰、蹦跳,或极少的扭身等诱因,均可使纤维环破裂,髓核突出,压迫神经根或脊髓而诸症蜂起。张景岳云:"腰为肾之府,肾与膀胱为表里,故在经属太阳,在藏属肾气。"张氏把腰部疾病(包括本病痛、酸、胀、麻、冷诸症)分为"在脏"与"在经"两类。在脏者乃因肾亏患者脏腑阴阳气血失去平衡,此即"在脏属肾气"之意。有医者凡遇腰痛,即诊为肾虚。用方总不外左归、右归、六味之属,殊不知有许多腰腿痛并非单纯肾虚引起。尤其是风寒湿等外邪侵入足太阳膀胱经,致经气不利、经脉不通。盖"不通则痛",故此类腰痛其病位在经络,尚未涉及脏腑,椎间盘突出症所继发的腰腿痛,临床体会太多部位滞留在太阳经脉上,朱良春临床用药选用麻黄、桂枝、川乌、草乌、羌活、北细辛、制附片等温

通太阳经脉之品,往往效出意外。此乃遵张景岳"在经属太阳之旨,从足太阳膀胱经论治"。笔者仿朱良春之法,历年来用仲景麻黄附子细辛汤、桂枝芍药知母汤合自拟之补骨脂益损散加减化裁。或配合朱良春创制之益肾蠲痹丸通络搜剔,益肾壮督,"经、脏"同治,颇有佳效。每用单纯的中药治愈众多的椎同盘突出患者。事实证明,急慢性椎间盘突出并发之各种腰腿痛、酸、胀、麻、冷,大多可用单纯的中药治愈。只要辨清在经在脏,或"经脏"兼夹,对症用药,均收满意疗效。

椎间盘突出症继发的腰痛、压痛,又放射至下肢过膝,其腰痛部位多在脊柱两侧的骶脊肌正中或外缘,而很少在后正中线上。下肢反射痛则多沿坐骨神经的分布区放射,从臀部坐骨大孔到腘窝,再循小腿外侧。《灵枢·经脉》云:"膀胱足太阳之脉……其支者,从腰中下挟脊、贯臀、入腘中……挟脊内,过髀枢,循髀外从后廉下合腘中,以下贯踹内,出外踝之后,循京骨,至小指外侧。"此述足太阳膀胱经的循行部位,正好和椎间盘突出症继发的疼痛、压痛、放射痛部位相合。盖足太阳膀胱经主表,风寒束表,则经脉阻滞,亦有外伤闪挫致瘀血阻于经脉,更有因腰部劳损日久,气血津液化生痰瘀、阻滞经络,导致经气不通。故椎间盘突出症继发的腰腿痛、酸、胀、麻、冷,大多病位在足太阳膀胱经。督脉为奇经,受十二正经之余气,亦受十二正经之邪气,风寒湿或痰瘀诸邪如滞留足太阳膀胱经,久之则邪气溢于督脉,以致督脉经气不利,即出现下肢瘫痪、二便失禁等症。临床多见于"正中央型"椎间盘突出症,亦可见长期误治之其他型椎间盘突出症后期。朱良春指出:"椎间盘突出症的治疗关键是首先辨明病因、病机,更要辨清病位。"

朱良春曾治周某,男,68岁。双侧腰腿痛、酸、胀、麻,不能行走两个月。曾经前医牵引、推拿、针灸、理疗、药物注射封闭无效。CT示:① $L_4 \sim L_5$ 椎间盘退变膨隆。② $L_3 \sim L_4$、$L_5 \sim S_1$ 椎间盘突出。③ $L_2 \sim S_1$ 椎管轻度狭窄。④ 椎体及小关节增生退变。刻见:口干便秘、舌质红、苔薄黄、脉弦,朱良春诊为经脏同病,法拟益肾壮督通络。处方:

露蜂房、蛰虫、赤芍、白芍、全当归、补骨脂、骨碎补、乌梢蛇各 10 g,生地、熟地各 15 g,延胡索、全瓜蒌、鸡血藤、豨莶草 30 g。

另外益肾蠲痹丸 4 g×30 包,每次 1 包,每日 3 次。

二诊:药服 10 剂,痛、酸、胀、麻大减,能自行上楼梯,口干、便秘均除,脉转细弦。上方加桑寄生、川断各 15 g 续服两周，痛、酸、胀、麻全除，活动自如，唯足趾麻，夜间下肢痉挛。仍见舌红、苔黄腻，此乃气血不畅经络欠利，营阴亏损。继以调气血和脉络、养阴液。

转投生白芍、豨莶草、鸡血藤、全瓜蒌、伸筋草各 30 g，生黄芪、生熟薏苡仁各 20 g，宣木瓜、葛根各 15 g，桃仁、全当归各 10 g。

再服 2 周，诸症均除，苔转自薄，嘱以益肾蠲痹丸善后巩固，随访 2 年无复发。

辨证辨病相结合，治经治脏相结合，此即朱良春治疗椎间盘突出的特色。更值得提出的是朱良春的"益肾蠲痹丸"，其虫蚁通络，搜剔络中之痰瘀，对治疗椎间盘突出重症必不可少。因虫类药均含有动物异体蛋白质，对机体的补养调整有特殊作用，特别是蛇类药，还能促进垂体前叶，促使肾上腺皮质激素的合成与释放，使血中激素浓度升高，从而达到抗炎、消肿、止痛的效果。据现代药理研究证明，此丸含有人体需要的多种氨基酸及微量元素。

2. 治增生性脊柱炎，同是顽痹治各异，胸有变法是良医　"中药不传之秘在于用量上"。近代名医岳美中谓：医者辨证择药思路即使准确，不一定疗效就好，而疗效的关键是中药用量的增减和变化，这是诀窍。笔者在上述椎间盘突出症中应用麻黄附子细辛汤等方加减化裁中，夏月亦用麻黄、桂枝、苍术各 15～30 g，祛表里之湿，且用制附子 30 g 以上，北细辛 10 g 以上，助麻桂共入足太阳膀胱经，通其经络，诸症速愈。有人减其麻、桂、附、辛量仿用之，则疗效茫然。朱良春用药当重者重用之，但提倡少而精，少而不漏，专而轻灵的处方，具有以少胜多、轻可去实、事半功倍的特色。其早年创制的益肾蠲痹丸即是重药轻投，能治疗多种疑难杂病，且可随证化裁。可谓茎草可化丈六金身。今选朱良春治疗增生性脊柱炎验案一例，以见其一斑。

曾治王某，女，47 岁。患者主诉，1971 年 4 月开始腰痛，逐步增剧，脊柱渐趋弯曲，头向前倾，不能直立，呈严重驼背状，而且掣及两腿疼痛，行走不利，迭经中西药、针灸、理疗治疗未效，于 1972 年 8 月 30 日至南通某医院诊治，经 X 线腰椎正侧摄片：L_4～L_5 椎轻度增生、L_5 下缘许氏结节，诊为增生性脊柱炎。曾多方求医年余，并以常服止痛片聊减其苦，不能劳动，殊为苦闷。困行走不便，难以继续外出求诊，1973 年 3 月 15 日由其朋友携 X 线摄片及病历来南通中医院求诊于朱良春。朱良春分析证情后，诊为"顽痹"，以其病情较重、邪已深入经隧骨骱、骨节磋砣,非虫蚁搜剔,不能奏效。腰为肾之府、腰椎乃督脉循行之处.正如上题所说,风寒湿或痰瘀诸邪滞留足太阳膀胱经,久之则邪气溢于督脉,以至督脉经气不利。因肾与膀胱为表里,亦可谓外邪由表入里。因久病正虚、不耐大荆攻伐,加之经济困难,拟益肾蠲痹丸守服之,处方:

熟地、全当归、淫羊藿、仙茅、炙露蜂房、炙乌梢蛇、炙僵蚕、鹿衔草、骨碎补各 150 g,炙全蝎、炙蜈蚣各 40 g,炙蛴螬虫、炙䗪虫各 100 g,生甘草 50 g。

二诊:上药共粉碎为细末,用豨莶草、鸡血藤、寻骨风各 200 g 煎汁泛丸如绿豆大,每早晚各服八丸,75 日后复诊告之腰痛大减、寐安,行走较前灵活,腰椎弯驼亦稍好转,舌苔薄、质淡红,脉细弦。

三诊:效不更方,原方续服一料,腰痛消失。并能直立行走,能从事一般轻活,唯觉口燥而干,舌质红、脉细弦,有伤阴之征。

上方去仙茅,加生地、生白芍、川石斛各 150 g,如法制丸守服,以巩固疗效。

【原按】增生性脊柱炎至严重驼背,当是外邪深入经隧骨骱,属中医"顽痹"范畴,如以经络辨证,其腰痛部位均和足太阳膀胱经无关。盖督脉的功能是总督诸阳,沟通阴阳,筑摄诸经,督脉失约,则阴阳失去平衡,诸经统摄失灵,病邪深入经隧、骨骱,如油入面,非虫蚁之品殊难获效。《内经》早就提出"肾主骨"。明代王肯堂在《证治准绳》中明确言及痹证之痛固,有风、有湿、有寒、有热、有挫闪、有瘀血、有滞气、有痰积,皆标也。肾虚,其本也,因此朱良春治顽痹之益肾蠲痹丸着重蠲痹通络与益肾壮督并进,标本同治,收效较速。但风药多燥,易于伤津耗液。如本例在三诊发现口燥咽干、舌质转红、苔糙、脉弦细之征,即须随证加用滋养扶阴之品,调整处方,因证制宜,随证用药,才恰到好处。笔者深有体会,为医者,胸有变法,方称盘医。似此病长期中西药误治之正虚邪恋,患者颇有厌恶汤药之嫌,如用常量或大剂量药物反不能提高疗效,用丸散缓图,确属上策。(《辽宁中医杂志》2001 年第 10 期)

【按】国医大师朱良春先生一生学验俱丰,对于很多临床疾病都有自己独到见解,尤其是在虫类药物的应用方面,其编著的《虫类药的应用》,以及其创立的益肾蠲痹丸,在临床治疗痹病顽症方面发挥了很好的作用。治疗腰痛最重要的两条途径,补肾与通络,在朱良春的处方中体现得淋漓尽致。

五、赵绍琴·治疗腰痛的六种方法

腰为肾之府,足太阳膀胱经经过腰脊,肾与膀胱相表里,故肾虚可致腰痛。外感之后,太阳经脉受病,也可腰痛。可见,腰痛有外感与内伤之别。另外又有闪挫、瘀血及湿阻络脉等原因。所以不可一见腰痛就片面地言肾虚,必须辨证施治,才能取得比较满意的疗效。

1. 祛风化湿,活络缓痛 风邪外袭,太阳之脉受病,以致经气不通,发为腰痛。腰痛并多抽掣,牵引腿足,上连背脊,或有寒热头痛,舌苔白腻,脉象浮滑。当以祛风化湿,活络缓痛。仿独活寄生汤意:独活 5 g,细辛 1.5 g,荆芥穗 10 g,防风 6 g,秦艽 6 g,桑枝 30 g,丝瓜络 10 g。

加减法:若恶寒较重,咳嗽气促,表闭无汗,舌苔白滑,可加麻黄 3 g,桂枝 6 g;若口干舌红,心烦咽痛者,此有内热,当去细辛、独活、荆芥穗之辛温药,加薄荷 1.5 g,忍冬藤 15 g,连翘 10 g,鲜芦根 20 g。

2. 温化寒湿,以缓腰痛 寒湿侵犯太阳之络,周身酸楚,沉重乏力,转侧不便,每遇阴雨则腰痛即重,舌苔薄白,脉象沉濡。这符合《金匮要略》:"肾着之病,其人身体重,腰中冷,如坐水中,形如水状,反不渴,小便自利,饮食如故……"宜用温化寒湿方法:紫苏叶 10 g,桂枝 10 g,干姜 6 g,茯苓 12 g,苍术、白术各 10 g,羌活、独活各 5 g。

加减法:若患者体痛,恶寒,无汗,可去紫苏叶加麻黄 3 g,以宣郁解表祛寒。若湿邪已渐化热,舌质变红,脉象略有数意,可于方中加黄芩 6 g,生石膏 6 g(先煎),减桂枝、干姜、羌独活之量。

3. 清热化湿,疏风缓痛 湿热蕴郁,阻于络脉,气机不调,发为腰痛,大便溏薄,肛门灼热,小溲黄赤,心烦梦多,口苦纳差,舌红苔黄腻。用清热化湿,疏风缓痛方法:荆芥穗 10 g,防风 6 g,大豆卷 10 g,黄柏 5 g,丝瓜络 10 g,石楠藤 15 g,苍术 6 g,泽泻 10 g,路路通 10 g。

加减法:湿热阻络,应分析湿与热的多少,在气分还是入血分。早期以宣散为主,晚期以活血为务。若入血分,舌红绛,口不渴,面色苍白,痛有定处,当以活血通络方法,加片姜黄 6 g,桃仁 10 g,鸡血藤 15 g,制乳香、制没药各 2 g。

4. 温补肾阳,以缓腰痛 肾阳不足,腰部及下肢逆冷,腰膝酸痛无力,遇劳即重,小溲清长,大便有时干结,舌胖苔白,脉微无力。可用温补肾阳的方法,仿青娥丸意:补骨脂 12 g,杜仲 12 g,桑寄生 20 g,胡桃肉 15 g,芡实米 10 g,白术 12 g,肉桂心 3 g,熟地 12 g,附子 10 g(先煎)。服药有效,可用丸剂缓调。

5. 填补下元,滋阴降火　肾阴不足,腰痛绵绵,虚火上炎,心烦失眠,手心灼热,夜梦遗精,溲黄便结,舌红口干,脉小细数,沉取弦滑。必须用填补下元,滋阴降火之方法:生地、熟地各 10 g,知母 6 g,芡实 12 g,补骨脂 10 g,金樱子 10 g,龟甲 12 g(先煎),续断 12 g,杜仲 12 g。

加减法:若血虚便干,可加墨旱莲 10 g,女贞子 10 g,稽豆衣 10 g。若心烦梦多,可先泄其虚热,加竹茹 6 g,马尾连 10 g。服 2～3 剂后,再加白芍 20～30 g,沙苑蒺藜 15 g 以补其阴。

本病如服药有效,可改用丸剂,每早晚服,效果比较平稳。同时必须增加体力锻炼,配合治疗,否则单凭药力,效不明显。

6. 活血理气,通络缓痛　行动不慎,腰际闪挫,或因外伤,瘀血阻络,腰痛如刺,日轻夜重,动则痛甚,不能俯仰转侧,甚则呼吸亦牵引疼痛,大便色黑或秘结。当用活血理气方法:当归尾 6 g,桃仁 10 g,生地 15 g,川芎 12 g,䗪虫 3 g,赤芍 10 g,旋覆花 10 g(包),醋炒大黄 1 g。外用七厘散酒调敷于患处。

加减法:若病久体弱,在活血的基础上加益气补中之品,但不可多用,为方便起见,一般可用丸药,如跌打丸、第一灵丹等。

【按】赵绍琴是现代温病学大家,其对于痹证、腰痛等,也有很深刻的临床体会。他对于腰痛的六型治法分类,已经和我们教科书上的辨证分型很接近了,在具体用药方面,尤其是外感腰痛方面,赵绍琴的处方还体现了温病用药的轻灵透达,这一块,还是非常值得我们用心学习的。

六、李国衡·腰椎退行性病变的成因和辨证施治

1. 中医对本病的病因认识　《素问·五脏生成篇》云:"肾之合骨也。"《素问·脉要精微论篇》云:"腰者肾之府,转摇不能,肾将惫矣。""肾藏精,精生髓,髓充骨。"肾气充沛,骨骼则坚强有力,尤其是与负重的骨骼关节更为密切。脊柱骨节的退变导致组织结构的平衡失调,造成腰酸背痛,并影响到功

能活动。

2. 有关腰椎结构与生理病理的认识 腰椎是脊柱的组成部分,《灵枢·骨度》将其列入膂骨之内,载有"膂骨以下至尾骶廿一节长三尺"。《内经》所述的节数与长度和现代解剖基本符合,说明了中医对脊柱结构很早已有相当认识。大而广者承受应力较大,故在下。小而狭者承受应力较小,故在上。上面易扭,下面易损,为我们提供了病理依据。

脊柱的生理有支撑人体保护内脏的功用。脊柱更属全身之干,在整体运动中腰部强弱至关重要。故腰者,实为一身之要也。

《医宗金鉴·正骨心法要旨》云:"腰骨,即脊骨之十四椎,十五椎,十六椎间骨也。"相当于 L_2、L_3、L_4 节,这个部位是构成生理弧度和活动范围最大的部位,在运动中所负担的力量较大,容易发生损伤和退行性病变。

3. 腰椎退行性病变分类 中医对腰痛分类,隋唐时期分为五类:一曰阴虚不足,少阴肾衰;二曰风痹风寒湿著腰痛;三曰劳役伤肾;四曰坠堕损伤;五曰寝卧湿地。随着现代医学的发展,局部退行性病变有以下三种常见情况:① 腰椎增生性脊椎炎。② 腰椎骨质疏松症。③ 腰椎假性滑脱等。

4. 治疗和辨证

(1)局部辨证

1)腰椎增生性脊柱炎:一般无明显畸形,严重者则腰椎正常前突弧度消失或增加。腰部活动有不同程度的限制。直腿抬举受限。臀部有牵拉感,下肢感觉无明显改变。腰部酸痛可放射到臀部和下肢相应的部位。病史长而反复发作者,局部可发生水肿或粘连,压痛点广泛。后期可能出现下肢肌肉萎缩,行走无力左右摇晃。X 线摄片腰椎有广泛增生改变。

2)腰椎骨质疏松症:骨质疏松症与中医所讲的"骨痿"颇为相似。这和骨质疏松症主要特征"圆背"畸形腰脊不能挺直是一致的。其原因是"肾气热",肾水不足,阳盛阴消,阴液内损所致。

本病以女性为多见,除"圆背"畸形外,腰背疼痛可传至大腿部,或沿着坐骨神经向下扩散,这种疼痛与体位活动有关,卧床休息可减轻,行走劳累即加重,不能久坐久立。突然弯腰和颠簸震动能引起椎体压缩骨折。X 线摄片示腰椎呈骨质疏松。

3)腰椎假性滑脱:腰部疼痛,向下肢两侧放射,两大腿外侧或后有麻木感,不能久立。腰部有前突畸形,前屈活动限制。直腿抬举限制,两下肢一侧或两则肌肉萎缩,肌力减退。可能出现跛行,行走时足部有踩海绵之感。滑脱部大都在 L_5 和 S_1 及 L_4、L_5 的节段间,局部压痛,椎体向前移位,腰后可呈凹陷。X 线摄片示腰椎向前滑脱,椎弓峡部正常,椎体可赘增生等改变。

(2) 全身辨证:核心是以肾为主,兼顾其他脏器和气血的变化。一般分以下五种类型,肾阴虚、肾阳虚、脾肾两虚、肝肾两虚、心肾两虚。

(3) 治疗:腰痛虚证占十之八九,特别是腰椎退行性病变。一般采用下列原则:① 治标:局部症状严重,或急性发作,功能限制,影响生活和工作。② 治本:局部症状不很严重,功能尚可,全身症状明显,主诉较多。③ 标本同治:局部症状明显,全身症状亦多,两者并重,病程较长,生活工作困难。

治标以外治为主,治本以内治为主,标本同治则内外并重。

外治法:可用督脉经手法,但有骨质疏松和腰椎假性滑脱者只能轻手法。局部蒸敷与外洗方,或热敷床及洗浴方、伤膏药等,并结合导引锻炼。

内治法:肾阴虚者知柏八味丸主之,肾阳虚者附桂八味丸主之,脾肾两虚者六味地黄汤合香砂六君子汤加减,肝肾两虚者补肾固腰汤加减,心肾两虚者六味地黄汤合天王补心丹加减。

附方如下。

洗浴方:落得打 30 g,伸筋草 18 g,生葛根 30 g,桑寄生 30 g,徐长卿 30 g,透骨草 30 g,制川乌、制草乌各 12 g,川牛膝 12 g,老鹳草 30 g,羌活、独活各 18 g。

大锅煎汤,煎二汁,将汤倒入浴缸内,再加水适量,浸泡腰部,每日 1 剂(天热季节用)。

蒸敷方:桂枝 30 g,当归 30 g,红花 30 g,扦扦活 30 g,五加皮 60 g,路路通 30 g,虎杖 30 g。

共研细末,装入小布袋内将口缝合,放在锅内隔水蒸热,热敷患处,每日 1 次,每剂药可用 5~7 日(天冷使用)。

补肾固腰汤:生、熟地各 12 g,黄芪、黄精各 10 g,怀山药 9 g,枸杞子 9 g,厚杜仲 10 g,川断 9 g,巴戟天 9 g,制何首乌 9 g,桑寄生 9 g,肥知母 6 g,盐黄柏 6 g,炙甘草 3 g。(《山东中医杂志》1982 年第 4 期)

【按】李国衡是沪上另一著名骨伤流派魏氏伤科的代表性传承人,在沪上各个伤科流派中,魏氏伤科是以外治法而著名的。李国衡在这篇文章中,从中西医的角度阐述了对腰痛的认识,对于西医解剖和影像学诊断也做了初步的介绍,在内治方面,魏氏其实更注重"瘀",在外治方面,魏氏伤科的外洗方及手法治疗更是其特色,值得在临床上总结学习。

七、郭焕章·郭焕章名老中医治疗急性腰扭伤经验

1. 手法治疗 根据扭伤部位的不同和患者腰痛的程度及身体的强弱适当选用,一般选用1～2种。

(1)卧位手法:患者俯卧于床上,两上肢紧贴身体两侧,术者右手掌根部放于腰部压痛点处,左手叠于右手背上,令患者深呼吸。深呼气时,术者两手用力向下推按;吸气时,双手随之抬起,反复4～5次。此法适用于各种急性腰扭伤,年老体弱或不能站立者。

(2)立位手法:患者面对墙壁,双手举起,双足平立,身体紧贴墙壁,令患者深呼气。术者以双手掌根部或双拇指推压痛点,同时用力向前上方推按,吸气时放松。反复4～5次。此法适用于各种急性腰扭伤,年轻力壮或可以站立者。

(3)卧位拉腿手法:患者俯卧于床上,术者一手按住痛点,另一手肘部勾扶患侧大腿前下方,手掌托住大腿中部向背侧和远方提拔反拉,随后摇晃拔伸。此法适用于下腰部和骶髂部急性扭伤者。

(4)蹲位起立手法:患者双足分开与肩同宽,直腰下蹲,术者立其后,双手按压患者双肩,随患者呼气向下用力按压,吸气时随之抬起不用力,重复4～5次后,双手托住患者腋下,令其猛然站起,反复4～5次。此法适用于腰部急性扭伤者。

2. 内服中药 以泻下逐瘀、活血止痛为主,补骨强腰为辅。方用加味桃红四物汤:桃仁、红花、当归、川芎、赤芍、川断、杜仲、木瓜、羌活各9g,甘草、制乳香、制没药、川大黄各6g,黄酒适量。

3. 针刺腰痛穴 手法治疗后腰痛不能明显减轻者,除服中药外,配合针刺腰痛穴。手背二、三、四、五掌骨间沟,用拇指和示指向腕部推进至碰到掌骨端的陷凹止,此陷凹即腰痛穴,每手两穴,双手共四穴。用1.5寸毫针以45°角由两侧向中间斜刺进针,一边捻转,一边令患者由小到大逐步活动患腰。

腰部是脊柱运动中较灵活的部位之一,活动度仅次于颈部,可做前屈、后伸、侧弯、旋转等活动,并且还要负担一定的体重,因此,腰部软组织所承受的张力较大,损伤的机会也较多。急性腰扭伤都是因或轻或重的外力伤及而引起,腰部肌肉、韧带、小关节等扭挫伤可单独发生,也可合并存在。早期患者的主要痛苦是腰部剧痛影响站立行走,部分患者伴腹胀腹痛、大便不通等,故其早期治疗主要为缓解疼痛、腹胀,通畅大便。急性腰痛症,在早期将会出现瘀血停蓄于脊柱局部甚者到腹后壁,遏久生热产气,浊气积聚,腑气不通,升降失序,清浊相混,导致发生腹胀、便秘等腰痛以外的症状。治疗上当遵循中医骨伤三期辨证原则的早期辨证,选用泻下逐瘀、活血止痛的方法治疗。方选加味桃红四物汤,其针对瘀血留滞、气血失和、腑气痞塞的病机,采用泻下逐瘀、活血止痛之法而组方遣药。现代药理研究证实,大黄有泻下作用、止血作用、解热镇痛作用、促进血小板凝集作用;桃仁有去瘀血作用、抗炎作用,红花有镇痛镇静作用、抗炎作用。诸药共同作用可起到通利大便、止血、去瘀、镇痛、抗炎等作用。既作用于腰部疼痛又可治疗腹胀、便秘症状,从而打破局部剧痛与腹胀腹痛、大便不通之间的恶性循环,促进症状较早消除。

手法的作用:① 调畅气机,疏通经络。② 解除疼痛及肌紧张,恢复肌肉力学平稳。③ 提高痛阈。本套手法疏通经络,调和气血,活血去瘀,解除痉挛,消肿镇痛,理筋正骨,滑利关节,分离粘连,促进血液循环和新陈代谢,有利于伤病组织的修复,使机体尽快恢复正常的解剖结构和生理功能。其方法简单,简便易行,见效快,疗效高,安全可靠。(《青海医药杂志》2012 年第 2 期)

【按】郭焕章是著名骨伤流派平乐正骨的另一位代表性传承人,其治疗急性腰扭伤的手法在临床非常值得学习。卧位手法,站立位手法,蹲位起立手法,在临床根据不同情况选用,对于急性腰扭伤的疗效应该还是非常肯定的,其中掌握好手法发力的"寸劲"非常重要。针刺腰痛穴同样有疏通经气的功效,其中的关键在于"动针",即一边扎着针一边加强腰部活动范围,这是非常关键的。

八、刘柏龄·刘柏龄教授治疗腰腿痛的经验

刘柏龄首创补肾祛瘀法治疗腰腿痛,诸如腰椎间盘突出症、腰椎管狭窄、

腰椎骨质增生、坐骨神经痛等，往往效果满意。

刘柏龄认为，腰腿痛与肝肾关系最为密切。这是因为腰为肾之府，腰为肾之外候，诸脉贯腰而络于肾，肝为筋之主，筋为肝之属，肝肾属同系。肾主骨藏精生髓，肝肾功能正常，才使人精力充沛，轻劲有力。生理上的密切联系，必导致病理上相互影响。"肾气一虚，凡冲气受湿伤冷，蓄热血沥，气滞水积，堕伤与情志作劳种种，腰疼迭见而层出矣"（宋代杨士瀛语）。反之，腰为肾元气之根，真气存留之处，肾精纳藏之地，真阴居宿之所，腰痛日久，失于调养，内动于肾，必然导致肾虚。所以，腰腿痛以虚证居多，纵有外邪也多属本虚标实之证。《内经》云："腰者肾之府，转摇不能，肾将惫矣。"张景岳云："凡病腰痛者，多由真阴不足，最宜以培补肾气为主，其有实邪而为腰痛者，亦不过十中之二三耳。"李中梓云："腰痛有寒湿，有风热，有挫闪，有瘀血，有滞气，有痰积，皆标也，肾虚其本也。"说的都是这个道理。

刘柏龄认为，腰腿痛一病，肾虚为本，亦常兼风寒、风湿、寒湿、湿热、闪挫诸邪。上述病邪均可造成气机不畅、经络不通、气血不行。诸痛无非是"不通则痛""不荣则痛"，祛瘀则不通者可通，补肾则不荣者可荣，病无遁情，实为正治。

刘柏龄强调，治疗腰腿痛时要注意辨标本，标急则治标，本急则治本，标本俱急则兼而治之，辨内伤外感；内伤为虚，起病缓慢，经久不愈，外感多实，起病急骤，病程较短，辨虚实，虚者辨其阴虚阳虚，实者辨其阴盛阳盛，虚实夹杂辨其孰多孰少。

刘柏龄常用自拟腰腿痛方治疗腰腿痛，药物组成为熟地、杜仲、狗脊、寸云（肉苁蓉）、申姜（骨碎补）、牛膝、桃仁、红花、乳香、没药、五灵脂、麻黄、桂枝、地龙、全蝎。

此方用熟地、杜仲、狗脊、寸云、申姜补肾为治本之法，用桃仁、红花、乳香、没药、五灵脂活血祛瘀，用牛膝祛瘀通络、强筋骨、引药下行，麻黄、桂枝调和营卫，通阳消肿，地龙、全蝎通络止痛。

肾虚者腰痛常悠悠戚戚，绵绵不已，腰膝软，头晕耳鸣，偏阳虚者则寒凉重坠，如冷风吹人，得热则减，舌胖淡，脉细弱无力，上方加洋藿叶、鹿角霜、附子、肉桂等，偏阴虚者则咽舌干燥，盗汗，舌红少苔，脉细无力，上方加山茱萸、山药、泽泻仿六味地黄汤意。风寒者恶寒发热，身骨腰痛，脉浮，可加防风、细辛。风湿者，风胜则疼痛游走不定，可加秦艽、羌活、海风藤、地枫。寒胜则痛有定处,酌加草乌、干姜。湿胜则疼痛重着,可加防己、木瓜、豨莶草。寒湿者腰节重着冷痛,遇冷加剧,小便清利,脉沉弦,可加独活、桑寄生、干姜、茯苓、白术。湿热者腰部酸重而痛,转侧不利,或汗出粘衣,舌微红,苔腻,脉濡数,重用黄柏、苍术。闪挫者腰痛如刀锥所刺,日轻夜重,动作时益甚,呼吸时亦牵引作痛,脉弦,上方加延胡索、泽兰、三七粉。运用上方时,腰痛重者加川楝子、川乌,关节屈伸不利者加威灵仙、伸筋草,腿痛甚者加川断、木瓜,麻木重者加川乌、细辛、天麻,气虚者加黄芪。(《吉林中医药》1989 年第6 期)

【按】国医大师刘柏龄浸淫骨伤临床几十年,其创制的抗骨质增生胶囊影响广泛,其补肾祛瘀的思想对于临床治疗骨关节痛有着非常重要的指导意义。同样,补肾祛瘀法治疗腰腿痛临床也能收到非常好的临床疗效。在刘柏龄的经验方中,寸云指的是肉苁蓉,申姜指的是骨碎补,补肾为本,配合祛瘀药物和各类祛风通络之品,确实是临床非常有效的一个治法。

九、郭维淮·运用活血益气通经汤治疗腰椎间盘突出症的经验

郭维淮基于对腰椎间盘突出症病因病机的深刻认识,在祖传验方的基础上不断地提炼完善,创制了活血益气通经汤。该方由黄芪 30 g、党参 15 g、当归 10 g、川续断 12 g、苍术 10 g、红花 5 g、桃仁 6 g、全蝎 10 g、僵蚕 10 g、独活 12 g、秦艽 10 g、桑寄生 12 g、香附 15 g、威灵仙 10 g、柴胡 10 g、甘草 3 g 组成,经过数载的临床应用,疗效确切。现就郭维淮活血益气通经汤治疗腰椎间盘突出症的经验简述于下,以期对中医骨伤科临床工作有所裨益。

1. 注重内因为本,外因为标 郭维淮认为正气不足是腰椎间盘突出症发病的内因,而跌扑损伤或风、寒、湿邪侵袭是发病的外因。肾主骨,腰为肾之府,肾气充则腰椎坚实,质密盘固,反之则椎不坚,盘不固,外邪易乘虚痹阻腰间肌肉、关节、经络,使其屈伸不利,气肝在体合筋,肝血充盈,筋得所养,反之则筋失所养,椎间盘失固;脾在体合肉,脾胃为后天之本,气血生化之源,脾气亏虚,肾中精气培育和充盈乏源;肝、脾、肾三脏亏虚,风、寒、湿邪侵袭痹阻不去,日久气滞血瘀,痰湿凝聚,痰瘀相互交结,腰脊及筋脉失却荣养,腰部"筋""肉"固摄乏力,椎间盘髓核突出,局部脉络受压,气血运行不畅。故出现

腰痛伴下肢麻木、筋肉拘挛作痛、屈伸不利。

郭维淮认为肝脾肾亏虚是腰椎间盘突出症发病的内因,风、寒、湿邪侵袭是其发病的外因;肝脾肾亏虚,风寒湿邪乘虚而袭,经络不通,"不通则痛,不荣则痛";治疗上必祛其邪气,祛邪以扶正。活血益气通经汤正是基于这一病机思路而创制。方中独活祛风胜湿、散寒止痛,祛除下焦与筋骨间的风寒湿邪;秦艽祛风湿、舒筋络、退虚热、清湿热;威灵仙除风湿而舒筋络;苍术燥湿化痰、祛风湿;川续断补肝肾、行气血、续筋骨;桑寄生祛风湿、补肝肾、强筋骨。诸药合用共奏祛风湿、舒经络、补肝肾、强筋骨、止痹痛的功效。

2. 重视气血辨证

(1)气虚血瘀:郭维淮认为腰椎间盘突出症患者多有正气不足,气血亏虚,人体元气虚衰,无力推动血液运行,血停留而为瘀。王清任指出"元气既虚,必不能达于血管,血管无气,必停留而成瘀困"。气虚血瘀,经络不通困,故郭维淮用黄芪补气,以黄芪、当归为药对,以治风理血;合桃仁、红花益气养血、活血,祛瘀止痛,取"痛则不通,通则不痛"之意,以达治风先治血、血行风自灭的功效。用黄芪补元气,针对"因虚致瘀"的主要矛盾,使元气足则血行畅,瘀滞行而经络通。

(2)气滞血瘀:人体感受外邪或闪挫、劳伤后,均会引起气的运行障碍。王清任曰:"气无形不能结块,结块者,必有形之血也,血受寒,则凝结成块,血受热则煎熬成块。"邪气与血结而为瘀,痹阻不去,日久气滞血瘀,引起诸症。郭维淮组方十分注意气机的调理,根据气滞程度的轻重,在活血化瘀药中加入调理气机药,用柴胡、香附使"气行则血行"。

(3)活血药与引经药相结合:腰椎间盘突出症患者因筋脉痹阻,腰脊筋脉失养,气血运行不畅而疼痛。肝藏血、主疏泄,肝在体合筋,所以郭维淮选用归肝经的柴胡、香附二味行气药,以引经活血药,把辨病位与引经紧密结合起来。

(4)活血化瘀,慎用破血逐瘀药:郭维淮采用活血化瘀法治疗腰椎间盘突出症,但从其所用药物来看,只用了桃仁、红花、当归等活血化瘀的药物,而未用破血逐瘀的药物。破血逐瘀药大多药性峻猛,且大多有毒,易耗血、动血、耗气、伤阴,伤人正气。郭维淮认为即使用逐瘀的药物,也应在和营行血的基础上逐瘀,驱邪不伤正、标本兼治。

(5)活血化瘀,审证求因:在活血益气通经汤中,郭维淮以桃仁、红花、当归等活血化瘀药配伍秦艽、独活等祛风通络药,共奏散风通络、活血通经的功效,是活血通络法以活血药与党参、苍术、香附同用,是活血化痰法。他还十分强调人身之气化作用,重视气分药的选用,在运用活血化瘀药物时,或配伍黄芪、党参补气药,益气活血;或配以香附、柴胡理气药,使气行血行;或配秦艽、威灵仙、苍术、桑寄生辛散辛通之品,以通络祛邪;或配以川续断、桑寄生补肝肾之品,壮骨养筋、活络,不仅注重补气、理气、活血化瘀药物的应用,还十分注重养血药物的应用。

郭维淮深悟王清任辨证论治之精髓,针对腰椎间盘突出症,常提王清任"治病之要诀,在明白气血"的论点,积极倡导气血辨证,重点在"气虚、气滞、血瘀"方面,故治疗上着重于益气活血通经。

3. **强调从痰而治** 郭维淮认为腰椎间盘突出症患者多肝、脾、肾三脏亏虚,气化功能失调,跌扑损伤久不能修复,风、寒、湿邪痹阻不去,日久气滞血瘀,瘀而生痰,痰可阻滞气血,流窜经络。《局方发挥》中提出了"气积成痰"而发病,并言其"或半月或一月,前证复作",指出了痰病不愈,易于复发。清代唐容川云:"血既积之,亦能化为痰水。"血瘀日久,痰湿凝聚,痰瘀交结,三焦气塞,脉道奎闭,痰瘀凝结停于腰络。腰椎间盘突出症中后期气滞痰凝、痰瘀闭阻尤为广泛。郭维淮认为骨伤科疾病也可借鉴内科杂病辨证治疗,强调"从痰论治"。他还认为辨治痰邪,在于辨证痰与其他致病因素的兼夹;此类病患多气滞痰凝、气虚痰阻、痰瘀闭阻、寒凝痰阻、痰热闭阻,而出现阴阳失调;强调治疗中可遵叶天士《临证指南医案》治痰三原则,即治痰先治气,治痰当知求本,温脾强肾为治痰之源。

因此,在活血益气通经汤中,郭维淮以香附、柴胡、僵蚕等行气化痰药治疗气滞痰阻;黄芪补气,合党参补气健脾,脾气健运,痰湿自除;苍术燥湿化痰,合党参、黄芪共取益气健脾、燥湿益气化痰治疗气虚痰阻,组方益气行气而不滞气;用僵蚕、全蝎搜风化痰、通络养血止痛,配以桃仁、红花、当归祛瘀消肿、化痰散结,用于痰瘀闭阻日久之腰椎间盘突出症;用威灵仙、苍术、川续断、桑寄生以祛寒化痰,治疗寒凝痰阻之腰椎间盘突出症。

4. **小结** 郭维淮的活血益气通经汤具有祛风散寒除湿、活血祛瘀、化痰通络、缓急止痛的功效,以治其标;同时还具有补益肝肾、健脾益气的功效,以治其本;扶正祛邪,标本同治,能改善腰部血液循环,清除炎性代谢物质,解除粘连,消除脱出之椎间盘受压引起的肿胀,有利于椎间盘复位,为治疗腰椎间盘突出症的良方。郭维淮治疗腰椎间盘突出症,特别重视益气活血、通经络,认为络中有瘀、有痰,把气、瘀、痰三者有机结合起来,活血益气通经汤正是基于这样的思路而创。(本文原载于《中医正骨杂志》2015年第11期,有删节)

【按】郭维淮是著名骨伤流派平乐正骨的代表性传承人,其应用气血理论治疗腰椎间盘突出症在临床其实是非常常用的一个方法,需要注意,这是郭维淮治疗腰椎间盘突出症的方法,并不是治疗单纯腰痛的方法,所以遣方用药和我们前面的那些名老中医的经验会有些许不同。严格来说,腰椎间盘突出症和腰痛其实不完全是一个疾病,腰椎间盘突出症的主要症状是表现在下肢坐骨神经受到刺激或压迫,其病程远比单纯腰痛要长很多。值得一提的是,影像学表现为腰椎间盘突出症,并不一定是腰椎间盘突出症的患者,只有有明确下肢神经刺激压迫症状的患者,才能诊断为腰椎间盘突出症患者。古代医籍中很多治疗腰痛的方子,其实并不包含坐骨神经痛,因而有些治疗腰痛的古方并不完全适用于腰椎间盘突出症的患者,这一点在我们阅读古籍的时候一定要注意。从治疗周期和治疗难度而言,伴随有下肢症状的腰痛比没有下肢症状的腰痛要大,其治疗的思路和方法也不完全相同,这一点是我们临床要注意的。

十、李同生·李同生名老中医治疗腰椎管狭窄症经验总结

腰椎管狭窄症是骨伤科门诊常见病,影响中老年人日常生活质量。腰椎管狭窄症是腰椎管、神经根管或椎间孔狭窄所致马尾和神经根的压迫综合征。由于上述部位狭窄压迫局部血管,影响血液运行,导致神经根缺血缺氧、水肿、瘀血,从而产生腰部疼痛、双下肢麻痛、间歇性跛行等一系列临床症状。

1. 病因病机 李同生从医以来治疗腰椎管狭窄病例数不胜数,据四诊八纲辨证,证属肝肾亏虚督脉瘀滞者居多。体虚之人易受外邪(风寒湿)侵袭,及外伤甚至轻微不当的躯体运动使病情进一步加重。人过中年,阳气渐衰,肝肾亏虚,加之腰部疲劳过度,气血失充,日久则督脉失养。据《难经·二十八难》记载:"督脉者,起于下极之俞,并于脊里,上至风府,入属于脑。"故病邪侵犯督脉时,督脉经络运行气血不畅甚至受阻,亦可因不容或不通出现腰部后正中线疼痛,压痛以及腰部活动受限。故李同生根据疼痛部位病症辨经

络属足太阳膀胱经、督脉,痛之处不通也。李同生总结此病需从督脉、膀胱经、肝肾经论治,宜通督活血、调肝肾、通经络法治疗。

2. **诊查要点** 李同生尊古而不泥于古。既注重中医学的四诊八纲又结合当代影像检查,认为中医学要适应时代趋势。李同生认为这不是退步,只要能提高临床诊疗就能用来助疗。李同生总结腰椎管狭窄典型症状:① 间歇性跛行:李同生认为行走时相应马尾血容量增加,加重患处狭窄程度,进一步影响血液循环,加重神经根缺血缺氧、水肿、瘀血。下蹲或者弯腰休息,上述病理改变缓解,又可继续行走,然后如此反复。② 腰后伸痛:腰部后伸时椎管内容积减小及黄韧带处于松弛状态形成皱褶,加重狭窄,出现疼痛。③ 久站疼痛,久站腰椎及神经根负荷增加,加重神经、血管受压程度,下蹲或者卧床休息疼痛减轻,即筋损不耐久立。

X线检查是骨伤科常用辅助检查,然腰椎管狭窄症影像学诊断首选CT,CT能较X线可显示椎管、侧隐窝、椎间孔及硬脊膜等结构的形态,形象了解狭窄程度及引起狭窄的病理改变,李同生认为据此可规划治疗的周期及告知患者预后情况。CT影像常分为三型:Ⅰ型中心椎管狭窄型,Ⅱ型脊神经根管狭窄型,Ⅲ型混合型。

3. **治疗**

(1) 中药内服:李同生认为腰椎管狭窄症系慢性病,得之慢,治疗过程亦长。据李同生四诊八纲辨证,病机为肝肾亏虚督脉瘀滞,治法当以通督活血、调肝肾、通经络,方药拟通督活血汤(经验方)加减。黄芪18 g,当归、丹参、赤芍、泽兰叶、杜仲、金毛犬脊、苏木、地龙各10 g,鹿角片15 g。另据患者显现症状不同,辨证予以方药加减:如疼痛剧烈者酌加延胡索、徐长卿、乌药等;风湿偏重者酌加豨莶草、木瓜等;偏于肝肾亏虚证加黄精、骨碎补等。每日1剂,分2次温服,10日为1个疗程,共计10个疗程。外用活血通经类膏药外敷。

(2) 针灸治疗:上述经络辨证为足太阳膀胱经、督脉、肝肾经。李同生据《内经》等古书总结"上病取之下,下病取之上,中病则旁取之"理论,常取穴肾俞、关元俞、昆仑、后溪、地盘等穴,针具为一次性银针,直径规格0.4~0.45 mm。肾俞、关元俞均为足太阳膀胱经俞穴,位于L_2、L_5腰椎棘突下后正中线左右旁开1.5寸,均有局部治疗作用腰痛,肾俞又可补肾填髓。昆仑为足太阳膀胱经的经穴,位于外踝尖与跟腱之间的凹陷中,相对于腰部位于下部;另一方面据"经脉所过,主治所及"理论,另李同生根据《灵枢·官针》"巨刺者,左取右,右取左"理论,常针刺健侧昆仑穴。经验穴:后溪穴,位于手太阳小肠经,八脉交会穴(通于督脉),故可治疗腰痛。又取手足太阳同气相求之理,取地盘穴(李同生经验效穴),约胞肓穴水平外侧5分,相当于骶髂关节缝隙处。垂直进针,根据患者胖瘦情况适当选取3~4寸针,得气感较强。行针手法,虚则补之,故李同生主张行针以补法为主。

(3)锻炼:李同生告诫弟子需与患者充分沟通,告知患者治疗的长期性,又需给其信心,力求医患合作。李同生总结腰部疼痛程度严重的可遵循"三八制"静养法,即夜晚睡眠8h,白天卧床休息8h,轻微活动8h。腰痛缓解后,可行推拿按摩及功能锻炼,如抱膝滚腰法。

初期需有人助练,腰背部肌肉肌力增强后,中后期患者可自行锻炼,时间不宜过长,动作宜缓,以能够忍受为度,应分循环分次,1日可5个循环,1个循环分5次,每次2~3min为宜,最重要的一点需要坚持,日积月累。

4. **讨论**　腰椎管狭窄症在中老年发病率很高,手术减压是治疗此病的一种有效方式,但受中老年患者身体状况及情志意愿的约制,故开展和发扬保守治疗深受患者及家属青睐。李同生根据中医四诊八纲辨证结合现代影像学检查,在祖传治疗方案的基础上,独创一套治疗此病的方案,中药通督活血汤口服通督活血、针灸穴位针刺打通督脉、医患合作坚持功能锻炼。"邪之所凑,其气必虚",黄芪补益脾气,脾脏健运,气血生发有源;气能行血,气旺血行,用量最重,通过辨证,气血虚者可加大;丹参、赤芍活血通经兼其凉血;当归、赤芍、苏木活血止痛,又取当归补血之意;再加一味血肉有情之品地龙,通络之力更强。杜仲、金狗脊、鹿角片滋肝补肾,强壮筋骨,通督活络。动物模型研究发现通督活血汤能抗血小板聚集,从而可改善椎管狭窄症病灶的微循环灌注量,改善局部神经根缺血缺氧状况,加速局部炎性介质及致痛因子的运转,改善病灶区水肿、瘀血病理变化,因此患者腰部疼痛可明显缓解、下肢功能活动可明显增强。

此种方法可使腰椎管、椎间孔的容纳硬膜囊、神经根的空间相对扩大,减少对硬膜囊、神经根及血管的压迫,血液运行较前通畅,从而缓解神经根缺血缺氧、水肿、瘀血症状;同时具有缓解肌肉痉挛、镇痛、增强下肢的功能活动。经动物实验和临床研究,治疗效果确切,值得广泛推广。(《中国中医骨伤科

第六章　历代名医医论医话

193

杂志》2015 年第 11 期)

【按】腰椎椎管狭窄征在临床较一般的腰椎间盘突出症引起的腰腿痛要更为难治,因其病变部位深,症状重,体征轻,间歇性跛行症状顽固,一般的治疗方法见效较慢。李同生创立的通督活血汤,以及市场上的"丹鹿通督片",以黄芪、丹参、鹿角三味药物作为主药,配合其他补肾药物的应用,确实对于改善腰椎椎管狭窄引起的间歇性跛行有着很好的疗效。这其实也可以看作是补肾化瘀与调和气血的方法在这类特殊腰腿痛患者上的应用。另外,需要指出的是,临床上间歇性跛行的患者与腰椎椎管狭窄其实并不能简单地划等号,很多间歇性跛行的患者并不一定是有骨性椎管狭窄的原因所造成的,他们中的绝大多数是腰部深层软组织,也就是"筋"的因素所造成的,这一类患者其实对于中药和针灸的效果反应一般也比较好,他们的特点是症状重,体征也重,在腰臀部容易发现阳性的反应压痛点。而对于极小部分那些完全没有体表压痛叩痛阳性点的患者,他们由骨性椎管狭窄引起的概率较大,这批患者的疗效相对会差一些,疗程也会更长,这批患者中的一部分其实是需要手术治疗的。

十一、石仰山·石仰山论腰痛内治

1. **审因论治**　审因论治就是以病证的临床表现为依据,也就是运用整体观点,分析疾病的症状、体征来推究病因,从而提供治疗用药的根据。石仰山认为腰痛立法,首先要明确腰痛所发生的原因,然后才能够"审因论治,辨证立法"。他说腰痛的原因历代医家都曾有过阐述。石仰山博采各家之长,依据其 40 余年的临床经验,将腰痛之因概括为三类四型。三类即损伤性腰痛、外感性腰痛与内伤性腰痛。四型即一为气血瘀型,二为风寒闭塞型,三为痰湿互阻型,四为肾气亏损型。立法则依据中医学整体观念、辨证特点,对不同类型腰痛,采取不同的治疗方法。

2. **配方用药,强调辨证**

(1) 行气止痛,活血祛瘀:气滞血瘀型腰痛,常运用此法,主症腰部痛胀,痛处拒按,转侧俯仰不利,局部可伴有肿胀等症。代表方为其腰痛二号验方。石仰山认为凡跌打挫闪,损伤腰部或腰之附近经络,使恶血留于经脉之中即发生腰痛,并可使肾之真气受损。石仰山说:一切损伤的病理变化无不与气血相关。故对此类腰痛,主张从气血立论治之,提出宜气血兼顾,以气为主,以血为先的治疗原则。正如《杂病源流犀烛》(清代沈金鳌)中所说:"而忽然跌,忽然闪挫,必气为之震,震则激,激则壅,壅则气之周流一身者忽因所壅而凝聚一处,是气失其所以为气矣。气运于血,血本随气以周流,气凝则血亦凝矣。"《素问·刺腰痛篇》云:"少阳令人腰痛,如以针刺其皮中,循循然不可以俛仰,不可以顾。厥阴之脉令人腰痛,腰中如张弓弩弦。"因足厥阴肝经入于肾,所以石仰山从气血的从属关系着手,取调肝之气血的金铃子散之意。方中用川楝子、香附、青皮、陈皮理气,气行则血行,当归、延胡索、桃仁、丹参等活血化瘀,配以制草乌通畅太阳督脉阳气,以助行气活血,狗脊、桑寄生以固真气之损。白芥子的运用,为其用药之妙,因气滞血瘀,肾气不利,可能会引起津气凝聚不畅,与气血相互结滞,白芥子不但能够通导行气,更能开结宣滞,从而增强了治疗效力。这充分体现了石氏理伤内治气血兼顾,以气为主是常法、以血为先是变法韵基本原则。

(2)温通散寒,祛风止痛:风寒闭塞型腰痛,常运用此法,主症腰部疼痛板滞,遇寒则甚,活动牵制等症。代表方为其腰痛一号验方。《素问·刺腰痛篇》曰:"足太阳脉令人腰痛,引项脊尻背如重状。"石仰山说:"太阳经脉有敷畅阳气的作用,其气向外,故主表而又主开。太阳之脉上达风府,下抵腰肾,有赖于肾督之阳气。"《灵枢·本脏》云:"肾合三焦膀胱,三焦膀胱者,腠理毫毛其应。"说明其具备人体水脏、水腑、水道的气化功能,敷布津气,充养体表,起到既滋润而又温煦的双重作用。石仰山认为:若人体肾气不足,营卫又虚,风寒之邪最易侵袭太阳经脉,导致其经脉闭塞,便会引起腰痛之证。故石仰山用药取太阳伤寒主方麻黄汤之意,用麻黄辛温,发散风寒,开启腠理,桂枝通阳解肌,助麻黄之力。又取麻黄附子细辛汤之理,用制川草乌易附子,以温少阴之经,引太阳督脉之阳气。用肾经表药之细辛,辅佐其间,从里及外,以祛逐风寒之邪。风为百病之长,寒主收敛,风寒凝滞,则经脉闭阻,血气不行,故用通行十二经脉之威灵仙、辛散之白芷、通络之地龙等引敷之。用红花、泽漆等活血通利之。并辅以青陈皮行气血,狗脊固其肾,从而达到温通散寒、通络止痛之功。这充分体现了石氏伤科理伤治痛,注重兼邪的又一基本原则。

(3)豁痰利湿,通络息痛:痰湿互阻型腰痛,常运用此法,主症腰部酸痛延绵沉着,遇气候变化而增剧,可伴布肌肤麻木或不仁等症。代表方为石氏牛蒡子汤加减治之。石仰山认为此类腰痛主要是由于痰湿互阻经络,气血浊逆不行所致。正如李时珍所言,"痰涎入于经络,则麻木疼痛"。方中牛蒡子祛痰消肿,通舒十二经络。《本草备要》曰:"散结除风……利腰膝凝滞之气。"僵蚕化痰散结,为厥阴肝经之药。《本草思辨录》曰:"治湿胜之风痰。"二味合用,宣滞破结,善搜筋络之顽痰湿邪,是为主药,助以秦艽之寒,独活之辛温,和血舒筋,通达周身,透达阳明,疏利少阴,更伍用白芷之辛温,芳香通窍,活血破瘀,化湿排脓而生新;半夏之辛温,燥湿化痰,消痞散肿而和胃。复使以白蒺藜之辛温,疏肝风,行气血且散瘀结。桑枝功能养筋透络,祛风湿而利关节。全方豁痰祛湿、通络散结而宣达气血,通利关节。石仰山说痰湿腰痛又有标本之分,正如《景岳全书》(明代张景岳)所言:"夫痰即水也,其本在肾,其标在脾。"又说:"盖脾主湿,湿动则为痰,肾主水,水泛亦为痰。故痰之化无不在脾,而痰之本无不在肾。"因此石仰山在运用牛蒡子汤治痰湿互阻型腰痛时,配方用药常兼顾其脾肾,合石氏调中保元汤、腰痛三号验方加减治之,意在脾肾兼顾、标本同治。

(4) 温肾补虚,固腰息痛:肾气亏损型腰痛,常运用此法,主症腰部隐隐作痛,腰膝酸软,喜按喜揉,遇劳更甚,经常反复发作。代表方为其腰痛三号验方。石仰山认为该类腰痛其病程均较长,肾之本必虚,是由于腰部损伤后治疗不及时、不彻底,导致症情缠绵,腰痛反复发作,即所谓病及肾也是。正如《景岳全书》(明代张景岳)谓:"腰者肾之外候,一身所持以转移开合者也,盖诸脉皆贯于肾而络于腰背,肾气一虚,腰必痛矣。"石仰山说:"腰为肾之府,是精气所藏的地方。假如久病使肾之精气亏虚,失其所藏之本,使会产生腰痛之疾。"治疗上石仰山则以温肾补虚、固腰息痛之法。方中菟丝子、补骨脂、淫羊藿温肾补其精气,生地、熟地、山茱萸滋补肾之阴血,温润结合,其意在温通、阴中求阳。杜仲、狗脊、桑寄生健筋壮骨、固腰,以益养肾之气血,当归养肝之血以生肾中之阴(肝肾同源关系)。青皮、陈皮行气和血健脾胃,独活通行少阴督脉,以助气化为引药。全方用药把阴中求阳与阳中求阴辩证地统一了起来,其意在治病必求于本。

3. **要诀有四** 石氏运用其法,配方用药,验于临床,均获良效,其诀有如下四要。

其要之一:气血兼顾,以气为主,以血为先。其气滞血瘀型腰痛内治,具体体现了以气为主是气血兼顾之常法,以血为先是气血兼顾之变法之要则。

其要之二：注重兼邪的治疗，治伤毋忘风寒痰湿的诊治。其风寒闭塞、痰湿互阻之腰痛的内治之法就体现了这一要则。

其要之三：脾肾兼顾、标本同治，治病必求于本。其痰湿互阻、肾气亏损型腰痛的治疗，乃是其内治之要则。

其要之四：突出通字，以通为治，以治而通。其行气止痛，活血祛瘀，通畅脉络，通也；其温通散寒、祛风止痛以通畅太督，通也；其豁痰利湿、通络息痛以舒通经脉，通也；其温肾补虚、固腰息痛以温煦通督，亦通也。

4. 附方组成

（1）损腰汤（石筱山、石幼山经验方）：当归须、制香附、杜仲、青皮、陈皮、狗脊、川楝子、延胡索、大茴香、桃仁、桑寄生。

（2）固腰汤（石筱山、石幼山经验方）：当归、杜仲、狗脊、川续断、补骨脂、独活、川芎、制草乌、泽兰、牛膝、磁石。

（3）地龙汤（石筱山、石幼山经验方）：地龙、当归、杜仲、续断、独活、香附、川芎、桃仁、制大黄、甘草。

（4）调中保元汤（石筱山、石幼山经验方）：潞党参、大黄芪、甜冬术、大熟地、怀山药、炙山茱萸、补骨脂、枸杞子、川续断、炙龟甲、鹿角胶、陈皮、茯苓、甘草。

（5）牛蒡子汤（石筱山、石幼山经验方）：牛蒡、僵蚕、白蒺藜、独活、秦艽、白芷、半夏、桑枝。

（6）腰痛一号验方（石仰山、石鉴玉经验方）：麻黄、桂枝、细辛、白芷、威灵仙、广地龙、红花、泽漆、青皮、陈皮、狗脊、制川大黄等。

（7）腰痛二号验方（石仰山、石鉴玉经验方）：川楝子、香附、青皮、陈皮、延胡索、当归、桃仁、丹参、白芥子、制草乌、桑寄生、狗脊等。

（8）腰痛三号验方（石仰山、石鉴玉经验方）：生地、熟地、杜仲、菟丝子、淫羊藿、补骨脂、山茱萸、独活、桑寄生、当归、狗脊、青皮、陈皮等。（《上海中医药杂志》1995年第9期）

【按】国医大师石仰山为沪上著名伤科流派石氏伤科第四代代表性传人，其总结的"以气为主，以血为先；筋骨并重，内合肝肾；调治兼邪，独重痰湿；勘审虚实，施以补泻"的"石氏伤科"学术思想影响深远。在腰痛的治疗方面，石仰山也秉承了"石氏伤科"的学术特色，特别注重调和气血与痰湿兼邪的调治，注重中药药对的应用，在临床往往能收到很好的效果。

十二、施杞·施杞论治腰椎间盘突出症的经验

1. **病因病机** 腰椎间盘突出症是现代医学诊断病名,在中医学中并无此病名。中医根据其主要的临床表现,将其归属于"腰背痛""腰痛""痹证"等范畴。中医学认为,气血、经络与脏腑功能的失调和腰痛的发生有着密切的关系。腰为肾之府,故本病与肾的关系最为密切。施杞指出其发病机制多虚实相兼,风寒湿热及闪挫劳损为外因,肝肾亏虚为内因。内外因素综合影响,腰部经脉气血阻滞、筋脉失养而致腰痛。

(1)气滞血瘀:《素问·宣明五气篇》曰"五劳所伤,久视伤血、久卧伤气、久坐伤肉、久立伤骨、久行伤筋"。长期劳损或外伤直接损伤筋骨,血瘀气滞不通,经脉痹阻,不通则痛,形成本病。另外,气为血之帅,气行则血行,老年人年老体弱,筋骨懈惰,气血不足,无力推动血液于脉管内正常运行,气滞则血瘀,瘀血内生,痹阻经脉,亦可形成此病。

(2)外邪六淫侵袭:久居湿冷之地,或冒雨涉水,或身劳汗出当风,致风寒湿邪侵淫。《素问·痹论篇》曰:"风寒湿三气杂至,合而为痹。"寒性凝滞,湿性重着,致经脉痹阻,气血运行不畅,使腰部肌肉、筋骨发生酸痛、麻木、重着、活动不利而引发腰痛。此外,寒湿之邪滞留于经络关节,久则郁而化热,而成湿热。

(3)跌扑闪挫及劳损、强力负重或体位不正,腰部用力不当或者反复多次的腰部慢性劳损,损伤筋骨及经脉气血,致气血阻滞不通、瘀血内停于腰部而发病。

(4)肝肾亏虚:肝藏血主筋,储藏和调节血液运行,濡润筋脉;肾藏精主骨,肾精充实则骨骼强健。中老年人,肝肾亏虚,肝血不足,筋失濡养,不能维持骨节之张弛,关节失滑利,肾精不足,不能充实骨髓,则髓减骨枯。素体禀赋虚弱,加之劳累太过,或年老体弱,致肾气虚损,肾精亏耗,久之肝血不足、筋骨无以濡养而发为腰痛。

施杞认为腰椎间盘突出症其病变核心为盘源性退变,同时总结分析出椎间盘退变初、中、晚三期的变化规律。初期(3~5个月)气血失和,气血痹阻,以软骨终板钙化、微循环障碍为病理改变;中期(5~7个月)气虚血瘀,络脉瘀阻,以炎症因子释放、细胞外基质降解为病理改变;晚期(7~9个月)气虚

血瘀,肾精亏虚,以细胞信号紊乱、细胞凋亡为病理改变。除了椎间盘退变、突出,还存在着炎症因素。

2. 辨证施治 施杞指出,腰椎间盘突出症的临床症状多以腰痛及下肢疼痛、麻木、牵掣为主;体征以直腿抬高试验及加强试验阳性,足趾背伸、屈肌力减弱,小腿足背外侧皮肤感觉异常等为主。施杞认为该病按病程发展可以分为初期、中期、晚期,提倡分三期论治。初期以疼痛、麻木为主;中期疼痛、麻木缓解未尽;后期疼痛缓解,仍感局部酸胀不适,病情多虚实夹杂。

(1) 初期

1) 血瘀型:腰腿疼痛如针刺,疼痛麻木有明确的定位,白天较轻,夜晚加重;腰部板硬,下肢牵掣,腰部活动受限;舌质紫黯或有瘀斑,脉多弦紧。

辨证:气滞血瘀,不通则痛。

治法:行气活血,疏通经络。

处方:疼痛明显者,以筋痹方(生黄芪15 g,当归9 g,生白芍15 g,川芎12 g,生地9 g,柴胡9 g,乳香9 g,羌活12 g,秦艽12 g,制香附12 g,川牛膝12 g,广地龙9 g,炙甘草6 g)合三藤饮(青风藤、络石藤、鸡血藤)加减;麻木为主者,以筋痹方合三虫饮(全蝎、蜈蚣、䗪虫)加减。

2) 湿热型:腰部疼痛、作胀,下肢无力;疼痛处伴有热感,遇热天或雨天加重,口渴;小便色黄,量少而频;舌苔黄腻,舌质偏红,脉弦数。

辨证:湿热下注,经脉失畅。

治法:清热利湿,疏经通络。

处方:热痹方(黄芪15 g,柴胡9 g,当归9 g,苦参9 g,党参12 g,苍术9 g,防风12 g,羌活12 g,知母9 g,茵陈12 g,黄芩9 g,秦艽9 g,露蜂房9 g,大枣12 g,炙甘草6 g)合牛膝、生薏苡仁加减。其中牛膝可以引经下行,生薏苡仁不仅具有祛湿功效,还有抑制炎症因子的作用。

(2) 中期:中期多见气虚血瘀证。腰膝疼痛,痿软,肢节屈伸不利,或麻木不仁;舌质淡黯、苔薄白腻,脉沉细。

辨证:痹证日久,肝肾两虚,气虚血瘀。

治法:益气化瘀,祛湿通痹。

处方:以疼痛为主者,予调身通痹方(炙黄芪15 g,党参12 g,当归9 g,白芍12 g,川芎12 g,熟地12 g,柴胡9 g,独活12 g,桑寄生12 g,秦艽12 g,防风

第六章 历代名医医论医话

12 g,桂枝 12 g,茯苓 12 g,杜仲 12 g,川牛膝 12 g,炙甘草 6 g)合三藤饮加减；以麻木为主者,予调身通痹汤合三虫饮加减。

（3）晚期

1）肝肾亏虚型：腰部酸痛,腿膝乏力,劳累后明显,平躺休息后则减轻。偏阳虚者,面色苍白,手足不温,精神疲惫,腰腿发凉,或有阳痿、早泄,妇女带下清稀；舌质淡,脉细。偏阴虚者,咽干口渴,面色潮红,倦怠乏力,心烦失眠,多梦或有遗精,妇女带下色黄味臭；舌红、少苔,脉弦细数。

辨证：肝肾不足,经脉失养。

治法：补益肝肾。偏阳虚者,宜温补肝肾、充养精髓；偏阴虚者,宜滋阴补肾、柔肝益精。

处方：偏阳虚者,可用温肾通痹方(炙黄芪 12 g,党参 12 g,当归 9 g,白芍 12 g,川芎 12 g,熟地 12 g,柴胡 9 g,山茱萸 12 g,怀山药 18 g,枸杞子 12 g,鹿角片 9 g,菟丝子 12 g,熟附片 9 g,肉桂 6 g,杜仲 12 g)加减；偏阴虚者,可用益肾通痹汤(炙黄芪 12 g,党参 12 g,当归 9 g,白芍 12 g,川芎 12 g,熟地 12 g,柴胡 9 g,山茱萸 12 g,怀山药 18 g,枸杞子 12 g,川牛膝 12 g,炙龟甲 9 g,鹿角片 12 g,菟丝子 12 g)加减。

2）气血不足型：腰腿酸软无力,劳累后加重,休息后减轻；面色萎黄,头晕目眩,神疲乏力,食欲不振,睡眠不佳；舌质淡、苔薄白,脉沉细无力。

辨证：气血亏虚,经脉失养。

治法：益气和营,活血通痹。

处方：人参养荣汤加减。

3）寒湿痹阻型：腰腿冷痛,寒凝酸楚,下肢发凉,腰部沉重,转侧不利,受寒及阴雨天加重；舌苔薄白或腻,舌质淡,脉沉紧或濡缓。

辨证：寒湿痹阻,经脉不畅。

治法：温经散寒,祛湿通络。

处方：寒痹方(生黄芪 15 g,党参 12 g,当归 9 g,白芍 12 g,川芎 12 g,柴胡 9 g,熟地 30 g,鹿角片 9 g,肉桂 3 g,炮姜 6 g,生麻黄 6 g,白芥子 9 g,砂仁 3 g,炙甘草 6 g,牛蒡子 9 g,白僵蚕 6 g)加减。

对腰椎间盘突出症的治疗主要是综合治疗,除中药内服外,还可外敷中药,配合针灸、推拿、牵引、理疗、静脉用药、骶封等方法。应注意急性期患者应严格卧床 3 周。按摩推拿前后亦应卧床休息,推拿后一般绝对卧床,使损伤组织修复。症状基本消失后,可在腰托保护下起床活动。疼痛减轻后,应开始锻炼腰背肌,以巩固疗效。一般经严格正规的非手术综合治疗 3～6 个月无效者,可考虑手术治疗。对于临床症状较重,处于急性炎症期的患者,可在正规的非手术疗法基础上,配合黄芪、红花注射液等静脉用药以活血化瘀,或甘露醇、地塞米松等脱水肿、消除炎症刺激,以尽快缓解疼痛症状。

3. 临证经验

（1）运用立体思维分析腰椎间盘突出症是物理性压迫、化学炎症刺激、免疫反应的综合病理表现,因此,其临床症状程度往往与髓核突出大小不成正比,有些患者影像学提示髓核突出巨大,而临床症状轻微;有些患者影像学提示髓核轻微膨出,但临床症状明显。

施杞指出,对于此病的诊断、治疗,应运用立体思维分析,辨病与辨证相结合,掌握椎间盘退变的三期变化规律,抓住腰椎间盘突出症的核心病理机制,不能孤立地只看影像学表现。如此,才能在处方用药时得心应手。

（2）需重视与腰椎结核、强直性脊柱炎的鉴别诊断:腰椎结核不仅表现为腰痛或坐骨神经痛,通常还伴有全身症状及午后低热、乏力盗汗、腰部强直,下腹部可触及冷脓肿,红细胞沉降量增快。X 线片或 CT 检查显示椎间隙模糊、变窄,椎体有不同程度的骨质破坏。强直性脊柱炎多始于青少年,男性多见,起病缓慢。病变多始发于骶髂关节,除腰痛外,可伴有背胸部、颈部僵硬痛,病变部位长时间休息后僵硬感,活动后减轻或消失。X 线片早期可见骶髂关节及腰椎小关节模糊,后期脊柱呈竹节样改变。可通过检测红细胞沉降率、C 反应蛋白、类风湿三项、抗"O",HLA - B27 明确诊断。

（3）全程治疗与阶梯治疗:椎间盘退变是造成腰椎间盘突出症的病理因素,化学炎症性刺激与机械性压迫是引起病理性疼痛的主要原因。由于腰椎间盘突出症是椎间盘退变逐步进展、症状逐步加重的过程,不同阶段主导症状的因素不同,因此全程治疗与阶梯治疗是椎间盘退变性疾患的治疗策略。应根据病情所处的阶段,采取相应的最合适的治疗方案。不仅要考虑技术的先进性,更要根据患者个体情况采取适当治疗。越是高级阶梯的治疗创伤越大,对机体自然解剖状态的干预越大;每一高级阶梯的治疗可作为相对低级阶梯治疗的补救措施。

尽管施杞治疗腰椎间盘突出症时推崇系统正规的非手术方法,但并不排斥现代医学的手术治疗。认为应严格按照手术指征,能保守治疗尽量保守治疗。而且推崇阶梯疗法,即从保守治疗依次到微创、常规减压手术、非融合固定,最后到融合固定的治疗阶梯。对个例而言,必须考虑愈后、创伤、风险、花费及患者意愿的平衡。

(4)耳穴治疗:门诊中常有患者在就诊时腰部疼痛明显,转侧活动受限,两侧骶棘肌痉挛。施杞首先予耳穴治疗,用示指及拇指指腹按压、牵拉双侧对耳轮的上部,可适当进行捻按,每次按压30 s,以患者感觉疼痛但能忍受且耳轮出现胀热感为宜。该法具有疏通经气、缓解腰骶部疼痛及肌肉痉挛,改善腰骶部活动等功能。

(5)整腰三步九法:施杞在"痹证学说"和"经筋失衡学说"的理论指导下,融汇石氏伤科与王氏武术伤科的特长,结合临床经验和实验研究,创立了整腰三部九法。第一步理筋手法,以点法、揉法和搽法为主;第二步整骨平衡法,以拔伸法、屈腰法及斜扳法为主;第三步通络平衡法,以点法、抖法和拍法为主。

整腰三步九法可改善局部组织血液循环,提高局部组织痛阈,放松紧张和痉挛的肌肉,促进损伤组织修复和血肿、水肿吸收,消除创伤性无菌炎症而松解粘连。所以,手法能直接放松肌肉而解除肌肉紧张、痉挛,进而起到舒筋活血、化瘀通络的作用。

(6)施氏十二字养生功:施杞在诸法治疗的同时,尤重配合患者的自主功能锻炼。施氏十二字养生功是施杞积数十年临床经验和科研成果,继承伤科大家石筱山、石幼山治伤心得,以及武术伤科大师王子平的武术精华而创编的一套养生保健功法。此功法通过"洗、梳、揉、搓、松、按、转、磨、蹲、摩、吐、调"十二势(简称十二字),以内调气血脏腑、外强筋骨,扶正祛邪。

十二字养生功能起调节局部及全身肌力平衡、改善血液循环、消除小关节炎症,以及增进食欲、调节患者心情等作用。可作为防治腰椎间盘突出症的日常锻炼方法,以益于祛除疾病、延年益寿。

(7)骶管封闭治疗:骶管封闭是一种快速、有效的治疗方法。对于症状明显的患者,可配合此法治疗。施杞指出,为保证安全性,应常规手术室完成骶封疗法。患者取俯卧位,下腹部稍垫高,先摸清骶裂孔的位置,然后消毒、铺手术巾。以1%利多卡因行局部浸润麻醉,用硬膜外穿刺针穿刺,在穿破骶裂孔的韧带进入骶管时有阻力消失的感觉,然后将硬膜外导管通过针管内腔缓缓插入,送入腰骶部硬膜外腔。一般插入 10～15 cm 已足够,回抽无血性液体并可观察到导管尾端有搏动证实插管到位,即可缓慢注入配置好的合剂(2％利多卡因 5 mL ＋0.9％ NaCl 溶液 35～45 mL＋确炎舒松 20 mg 或复方倍他米松注射液 1 mL,共 35～50 mL)。要求分 3～4 次间隔缓慢注入,并密切注意患者的反应;注射完观察 5 min,无特殊不适后即可进行手法治疗。在骶封结束后再配合四步松解手法,即拔伸下压法、侧卧斜扳法、直腿抬高和髋膝屈伸法、悬空抖腰法。

施杞认为,对于腰椎间盘突出症的防治应具有防、治、养一体化的理念。需从整体观念这一"治未病"思想的理论基础出发,根据辨证结果,积极进行治未病。防、治、养一体,以及内外兼治、动静结合、终身护养为防治该病的重要原则。(《上海中医药杂志》2017 年第 10 期)

【按】施杞亦是"石氏伤科"代表性传承人之一,他在对腰椎间盘突出症的诊疗中,继承了石氏伤科调和气血为主的理论,以圣愈汤为核心,化裁出了一系列针对各型慢性筋骨病的有效方剂,非常便于在临床推广。在针对腰腿痛的治疗中,筋痹方、热痹方、调身通痹方等是经常会被用到的,而针对疼痛的三藤饮和针对麻木的三虫饮也是对临床用药非常实用的一个归纳。这篇文章其实也是对腰椎间盘突出症所有中医保守治疗的一个总结,有很好的临床指导价值。

十三、石印玉·石印玉教授治疗腰腿痛临床思路管窥

腰腿痛疾病临床上的患者非常多,"老多青少,损多伤少,杂多纯少,女多男少",简称为"四多四少",是石印玉基于长期的临床实践对该类患者总体发病情况做的一个高度概括。腰腿痛患者中,老年人要多于年轻人,没有明显外伤史而劳损的患者多,有明显外伤史的患者反而很少,多种中医证型夹杂的腰腿痛患者较多,而单纯只是一个中医证型的腰腿痛患者则较少,女性的腰腿痛患者要多于男性的腰腿痛患者,这其中,有年龄退化的因素,有性别差异的生理因素,也有社会环境发展变化的因素,然而,更多的,则还有患者的心理因素。

在临床患者的诊治中,石印玉根据患者所表现出的临床特征和病机病位等特点,通常将腰腿痛患者分为气血失调型、肝胆失和型、肝肾亏虚型等三大

类进行分型论治。

1. **气血失调型** 《素问·调经论篇》:"血气不和,百病乃变化而生。"为后世调衡气血的治法奠定了理论基础。气血失和,筋络瘀阻,是引起腰腿痛症状的首要因素,因而,在腰腿痛患者的调治中,石印玉首先注重的就是气血的调治。"以气为先,以血为主"是石氏伤科的重要原则,石印玉在具体治疗该类患者时,又蕴含了补气活血、通督祛瘀、豁痰通络和清热活血四个具体的治法。

(1)气虚血瘀:这类患者一般多为中老年人,病程较长,以腰痛连带腿痛为主要症状,伴有下肢的疼痛和麻木,疼痛症状较为缠绵,以隐痛、牵掣痛为主,一般局部压痛不甚明显,石印玉认为该类患者多属经脉之气不充,无以充分推动血行,因而导致气血瘀滞,腰腿部经脉通行不畅,属于"本萎标痹"之证,补气通络活血是石印玉治疗该类腰腿痛患者的主要治法。他时常借用王清任著名的补阳还五汤,成为临床上治疗该类腰腿痛的主要方法。石印玉习惯大剂量重用生黄芪,一般为30 g以上,补气为先,使气旺血行,瘀去络通;当归尾长于活血,兼能养血,因而有化瘀而不伤血之妙;赤芍、川芎、桃仁、红花皆有活血化瘀之功,与当归尾同用于一方,加强活血祛瘀之功;地龙走窜,通经活络。同时,石印玉还常加用威灵仙、天南星、牛膝、木瓜等祛风湿、引经下行之品以配合应用。

(2)督脉虚瘀:这类患者比较特殊,除了腰腿痛症状之外,一般还以间歇性跛行为主要伴随症状,西医的影像学表现大多为腰椎椎管狭窄。腰椎管狭窄症多见于中老年人,是腰腿疼痛和下肢行走无力的常见原因,其中间歇性跛行是该病的典型症状。石印玉认为督脉"贯脊属肾",腰腿痛亦为督脉之病的一个表现,该类患者多属督脉精气不足,虚瘀互存,致使经气不通,无以濡养下肢筋脉,故石印玉以补肾通督活血为主要治法,时常应用丹鹿通督汤治疗伴有明显间歇性跛行症状的腰腿痛的患者。丹鹿通督汤源起于湖北道家伤科,骨伤泰斗李同生祖传的"通督活血汤",以黄芪、丹参、鹿角、地龙、杜仲等为主药,黄芪配伍丹参利水消肿,益气活血散瘀,丹参一味,功同四物,有很强的活血凉血祛瘀之功,鹿角补肾阳,壮筋骨,其为血肉有情之品,善通督脉,与黄芪、丹参相伍,通补兼施,不致瘀滞。石印玉也时常把此方理解为补阳还五汤加丹参、鹿角进行加减。石印玉在此方中生黄芪和丹参的用量基本都是30 g以上,而鹿角的用量也达到18 g以上,体现了处方中君药的含义。石印玉应用该方的另一个经验则是，一定要分清寒热。该方见效的一个重要前提是，这类患者不能有很明显的热证，如果热象明显，一定要配合应用清热活血的方剂进行治疗，如果不加区分，热证也照搬该方，治疗效果会受明显影响。

（3）痰瘀互结：这类腰腿痛患者一般症状较为顽固，疼痛程度较一般腰腿痛患者为严重，在腰臀部会存在比较明显的压痛点，也常常伴有较顽固的下肢麻木等症状，用一般的活血通络的药物往往效果欠佳，但这类患者并不存在明显的口干、便秘、舌红、尿黄等其他中医热证的表现，石印玉认为该类患者多属痰瘀互结、气血瘀滞所致，豁痰祛瘀通络是石印玉治疗该类患者的主要治法。应用虫类药物治疗该类慢性顽固性腰腿痛，特别是伴有下肢麻木的患者，亦是石印玉的一大特色。《医学入门》云"麻属气虚，木属痰瘀"，虫类药善行攻窜，有祛风通络、祛瘀搜剔豁痰之功，历代医家多用于顽固性痹证以及瘀血阻于络脉顽固不解等疾病。叶天士曾云："（痹病）久则邪正混处其间，草木不能见效，当以虫蚁疏逐，搜剔络中混处之邪。"在具体方药上，由全蝎、蜈蚣、䗪虫、三七粉等药物组成的石印玉经验方参蝎止痛胶囊是较为常用的，而在具体服用方法上，石印玉认为虫类药研末吞服的疗效要优于中药汤剂，因虫类药价格一般较贵，此举还有利于节省药材，降低经济负担。由于虫类药物一般均有小毒，现代药理实验也证明虫类药大剂量长期服用，可能会导致肝脏损伤，故石印玉每次研末吞服剂量控制在每日 1 g 左右，入汤剂应用则量可稍大，这样虽长期服用亦可无恙。在这一类患者中，还有一部分是急性期下肢放射痛，一般病程较短，但下肢坐骨神经分布区域疼痛剧烈。石印玉在处理这一类患者时，往往在方剂中借用己椒苈黄丸的组方思想，古方新用而获奇效。己椒苈黄丸出自《金匮要略·痰饮咳嗽病脉证并治》，方由防己、椒目、葶苈子、大黄组成。原文"腹满，口舌干燥，此肠间有水气，己椒苈黄丸主之"。方中防己长于清湿热，椒目消除腹中水气，葶苈子能泄降肺气，消除痰水，大黄能泻热通便，四药合用共起泻热逐水之效。石印玉认为，腰椎间盘突出症处于急性下肢疼痛麻木期的患者，许多情况下都伴有神经根的炎性水肿，是否能及时缓解神经根的水肿，亦是治疗该病是否能快速取效的一个关键。己椒苈黄丸原条文中"有水气"应是该方"汤方辨证"相辨的一个重点。从原方药物组成来看，并不应局限于"肠间有水气"。而神经根的水肿，恰恰应能看成是"有水气"的延伸,是另一类肉眼无法所见的"有水气"之证,故而石印玉应用该方治疗腰椎间盘突出症处于急性下肢疼痛麻木期的患者,并伴有腹胀肠鸣症状的,时常会有奇效。值得一提的是,在治疗急性腰椎间盘突出症引起的下肢疼痛麻木方面,除了己椒苈黄以外,石氏伤科常用的川乌、草乌、金雀根、白芥子、泽漆等药物也是石印玉所经常使用的,如果伴有腹胀肠鸣等症状,在临床效果会更佳。

（4）血热瘀滞：这类腰腿痛患者,一般而言,疼痛的症状较重,并且伴有舌红、脉数、口干、便秘、尿黄等典型的中医热证表现,同时存在软组织（横突、骶髂关节外侧、臀外上部）部位明显压痛的,石印玉将该类患者判定为热证患者。古代及先贤治疗腰痛,多以甘温之药为主,而现代人与古人的体质存在明显差异,《内经》中"劳者温之"（应指的是虚劳）的治疗原则并非适用于所有情况。在大量的腰腿痛患者中,石印玉认为接近七成患者均为热性体质。现代人运动减少,饮食肥甘,故常致脾胃受损,湿热内蕴,而现代人生活压力大,情志多有不畅,郁而化火,诚如朱丹溪所云"不知调养,念怒所逆,郁闷所遇,厚味所酿,以致厥阴之气不行,故窍不得通,阳明之血沸腾⋯⋯"石印玉认为该类患者主要病机为现代工作生活压力过大,阴液过于亏耗,虚热丛生,致使血热而瘀滞,故以清热活血、祛瘀通络为主要治法。在具体方药应用方面,石印玉常应用自己的经验方"归膝合剂",该方由黄柏、地骨皮、土茯苓、忍冬藤、黄芪、当归、牛膝、骨碎补、玉竹、香附、萆薢、六神曲组成,方中黄芪、当归、牛膝、骨碎补益气活血,黄柏、地骨皮、土茯苓、玉竹、忍冬藤养阴清热,香附疏肝理气,萆薢利湿通达,六神曲健脾和胃。诸药合用,而共奏益气清热活血,理气祛瘀通络之效。

2. 肝胆失和型　"肝主筋"和"少阳主骨"均为《内经》所提,《素问·热论篇》"三日少阳受之,少阳主骨"和《灵枢·根结》"枢折,即骨繇而不安于地。故骨繇者取之少阳,视有余不足⋯⋯"均有"少阳主骨"的记载,作为"三阳之枢"的少阳,在腰腿痛的发病因素中也有着重要的作用。从现代医学而言,情志因素在该类患者身上有很强烈的体现,具体治疗该类患者时,又蕴含了和解少阳与疏肝解郁两个具体的治法。

（1）少阳失枢：这类腰腿痛患者,通常伴有入睡困难,睡后易醒,心情焦虑,以女性患者居多,该类患者在腰腿痛方面表现的突出症状是夜间睡眠时腰部翻身转侧疼痛,石印玉认为该类患者多属情志失畅、少阳失枢所致,和解少阳是石印玉治疗该类患者所常用的治法,柴胡龙骨牡蛎汤则是石印玉治疗该类患者所常用的方药。本汤证原载于《伤寒论》,见"伤寒八九日……一身尽重,不可转侧者,柴胡加龙骨牡蛎汤主之"。本方证为三阳并病,阴阳交错之证治,病机为太阳病误下,邪气内传,停于三阳表里之间,内郁不解,形成痰热互结、虚实交错之证。少阳邪陷失于转枢,则一身尽痛,不能转侧。陆渊雷曾对此汤证做过解释:"方虽杂糅,颇有疑不可用者,然按证施治,得效者多,经方配合之妙,诚非今日之知识所能尽晓也。"石印玉深得方意,根据少阳证治法"但见一证便是,不必悉俱"的原则,取其"一身尽重,不能转侧"之象。腰腿痛患者病程日久,伴有焦虑等心理问题的不在少数,石印玉临诊时每每随症加减,屡获良效。方中柴胡、桂枝解外邪而除一身重痛;龙骨、牡蛎收敛浮越之正气,且能镇静安神,养心除烦;大黄清阳明之热;茯苓淡渗利湿,畅透三焦以健脾;人参、大枣、生姜益气养营和卫,以扶正祛邪,为治病之本。

（2）肝气郁结:这类腰腿痛患者,情志因素的反应更为明显,除了腰腿痛之外,还常常会伴有其他部位的主诉症状,一般主诉部位较多,经常会超过三个,焦虑症状与躯体化症状更为明显,失眠、烦躁、全身游走性的疼痛是其主要的伴随症状,石印玉认为该类患者多属情志抑郁、肝气失宣所致,疏肝理气、解郁除烦是石印玉治疗该类患者的主要治法,在具体方药应用上,石印玉常选用栀子豉汤合半夏厚朴汤加减为主方,再配合一些疏肝解郁药物的应用。栀子豉汤原载于《伤寒论》第76条:"发汗吐下后,虚烦不得眠,若剧者,必反复颠倒,心中懊憹,栀子豉汤主之。"《医宗金鉴》云:"身为热动而不安,谓之躁,心为热扰而不宁,谓之烦。"其主要病机为病邪"郁于胸膈所致"。临床使用以胸中烦为主要特征,半夏厚朴汤亦源于经方,见于《金匮要略·妇人杂病脉证并治》,原文"妇人咽中如有炙脔,半夏厚朴汤主之",《医宗金鉴》云:"咽中如有炙脔,谓咽中有痰涎,如同炙肉,咯之不出,咽之不下者,即今之梅核气病也。此病得于七情郁气,凝涎而生。"石印玉常将这二方合用,再配合逍遥散等疏肝解郁之剂,共起疏肝解郁、理气除烦之效。值得一提的是,石印玉一般很少单独应用这个方法,而是往往将该法和其他治疗腰腿痛的方法糅杂使用,应用于情志症状较为明显的腰腿痛患者。

3. 肾气不足型 "肾主骨""腰为肾之府",补益肝肾一直是历代医家治疗腰腿痛所尊奉的治疗原则。清代医家张璐在《张氏医通》所云"有风寒、湿热、闪挫、瘀血、滞气、痰积,皆为标病,而肾虚则其本也",很好地总结了历代医家对于腰痛的认识。气血不畅是标,而肾气不足则是本,石印玉对于"补肾"之法在腰腿痛患者中的应用同样也非常重视。石印玉常云:"治疗腰腿痛的治疗大法归根结底就是两条,补肾与通络。"在具体治疗该类患者时,又蕴含了通补奇脉、补肾固本、补益精血等三个具体的治法。

(1)奇脉虚瘀:这类腰腿痛患者,一般表现为单纯的腰痛,不伴有下肢痛,这类患者一般年龄较大,多已过了"八八"之数,肾气亏虚较为明显,发病较急,症状也较为严重,石印玉认为该类患者多属肾气不足为本,督脉瘀阻为标所致,治疗以通补奇脉为主要治法,在具体方药选择上,石印玉较为推崇近现代中医大家程门雪的"通补奇脉汤"。该方由鹿角霜、小茴香、穿山甲片、菟丝子、潼沙苑蒺藜、炒杜仲、补骨脂、炒延胡索等药物组成。石印玉认为,鹿角霜、小茴香、穿山甲片为本方的关键用药,整张方子补肾、理气、化瘀功效兼备,标本兼治,对于老年人的单纯性的急性腰痛,具有较好的效果。同样,该方见效的另一个重要前提是,这类患者不能有很明显的热证。

(2)肾气亏虚:这类腰腿痛患者,年龄较大,体质较为平和,症状较为平缓,病程迁延绵长,症状以腰痛为主,偶伴有下肢不适,这与气血失畅型的腰腿痛有着较大不同。石印玉认为此类患者多属肾气亏虚,治疗则以补肾固本为主要治法。在具体方药选择上,除了经典的各类地黄丸之外,石印玉还较为推崇国医大师刘柏龄的抗骨质增生胶囊,该方由熟地、鹿衔草、肉苁蓉、鸡血藤、淫羊藿、莱菔子、骨碎补等药物组成,补肾效专力宏,方中以熟地为主药,取之补肾中之阴,淫羊藿补肾中之阳为君药;合肉苁蓉入肾充髓为臣药,骨碎补、鸡血藤、鹿衔草三药合用起到补肾、活血,祛风湿、通络之功,在方中为佐药;莱菔子有消食理气,以防补而滋腻之弊是为使药。诸药配伍,达到补肾、强筋骨、活血、利气、止痛的效果。石印玉认为此方配伍中熟地用量宜重,在汤药中的话用量可以用到 60 g,全方配莱菔子亦为点睛之笔,在诸多补益药物中配以理气化痰之物,起到"静中有动"之效。临床上,石印玉常将此方化裁为汤方,和各类地黄丸等合并灵活使用,用于治疗该类慢性腰痛患者,常常起到很好的效果。

(3)精血不足:这类腰腿痛患者,年龄较前面两型患者的年龄更大,体质多偏向于更为亏虚,症状以腰背疼痛为主,疼痛较为剧烈,病程也较长,严重影响日常生活,在西医诊断中,这类患者大多被诊断为严重的骨质疏松症,常有驼背的情况。这类患者用普通的补肾通络法治疗效果往往不明显。石印玉认为,这类患者属于较严重的肾精亏耗、精血不足,"精不足者,补之以味",治疗应以大补精血为主。在具体方药选择上,石印玉左归丸和右归丸为主,峻补肾阴肾阳,重用鹿角、龟甲、鳖甲、紫河车、坎炁等血肉有情之品,一般鹿角、龟甲等均可用至 20 g 以上,坎炁亦可用至 2~3 条,这些血肉有情之品可以补助人的精、气、神三宝,填补人体之下元,达到调整阴阳、补益冲任之目的。石印玉在应用这些血肉有情之品时,亦常常配合健脾消导类药物以及虫类藤类等通络药物的应用,以期更好达到补肾通络之功。

综上所述,石印玉在治疗腰腿痛患者时,以调衡气血为主,以补益肝肾为本,以和解疏利少阳肝胆为先,配合其他健脾、通络等治法,将腰腿痛患者分为三型九类进行治疗,对临床大多数腰腿痛患者的中医治疗均有着很好的指导作用。值得一提的是,临床患者症状表现复杂,石印玉在临证时也并非拘泥于固定的这几型中医证型进行治疗,而是往往根据患者的实际情况,将上述的证候类型的治疗方法糅杂而用,以期达到最好的治疗效果。(《中国中医骨伤科杂志》2020 年第 6 期)

【按】石印玉是石氏伤科第四代代表性传承人之一,其 50 多年致力于中医骨伤科临床,学验俱丰,在腰腿痛诊治方面,在传统石氏伤科注重气血和痰湿的基础上,石印玉更加重视"热"和"瘀",对临床腰腿痛的辨证分型形成了自己独特的观点,从单个的证素入手,更具临床实操性。并且,石印玉将很多经典古方与腰腿痛诊疗结合起来,其融会贯通的思路验之临床,往往有很好的临床实际疗效。

(顾钧青)

第三节　名医医论医话(针灸篇)

一、《针灸资生经》

《千金翼》:温肾汤主腰脊膝脚浮肿不随……然则腰脚等病,亦当服药,不可专恃灸云。

有妇人久瘸而腰甚疼,腰眼忌灸,医以针置火中令热,缪刺痛处,初不深入,既而疼止,则知火不负人之说犹信云。

许知可因淮南大水,忽腹中如水吼,调治得愈。自此腰痛不可屈伸,思之,此必肾经感水气而得。乃灸肾俞三七壮,服糜茸元愈(予谓腰痛不可屈伸,灸肾俞自效,不服糜茸元亦可)。

舍弟腰疼,出入甚艰。予用火针微微频刺肾俞,则行履如故,初不灸也。屡有人腰背伛偻来觅点灸,予意其是筋病使然,为点阳陵泉令归灸,即愈,筋会阳陵泉也。然则腰疼又不可专泥肾俞,不灸其他穴也。

《史记》太仓公告宋建曰:君有病,往四五日,君腰胁病不可俯仰,又不得小溲。不亟治,病即入濡肾,及其未舍五脏,急治之。病方今客肾濡,此所谓肾痹也。宋建曰:建故有腰脊痛,往四五日,弄石不能起,即复置之。暮腰脊痛,不得溺,至今不愈。建病得之好持重,即为柔汤使服之,十八日而病愈。然则腰脊伤持重得病而入肾,灸肾俞可也。(《针灸资生经》)

二、《验方新编》

腰痛,人皆以为肾之病也,不知非肾乃脾湿之故,腰间如系重物,法当去腰脐之湿,则腰痛自除。(《验方新编》,人民卫生出版社,1990)

三、《灸法秘传》

腰痛有四,当分灸之。如因房劳过度,则肾虚,灸肾俞穴;偶然欲跌则闪挫,灸气海穴;负重损伤,不能转侧,灸环跳穴;湿气下注,不能俯仰,灸腰俞穴。倘连腹而引痛者,灸命门穴则安。

肾俞,气海,环跳,腰俞,命门。(《灸法秘传》,初艾书斋,2000)

四、《针灸菁华》

张治平先生屡针屡效之循环妙穴:腰痛,腰眼,三里,阳陵泉,阿是;(灸)肾俞,阴陵泉;(出血)委中。

腰痛不能行,太白,行间,腰俞。(《针灸菁华》,罗哲初,1934)

五、《腰痛的特效疗法——学理宗西医,疗法用针灸》

岭南大学社会学教授,社会调查所所长伍锐麟先生寓弥敦道七五一号一楼二楼,患腰痛病凡六月。每晚剧痛,精神及工作大受影响。因其为新人物,自然信任西医。可是经注射、服药、敷药,种种方法后,病仍如故。嗣闻友人云:此病惟针灸疗法最有功效,本港又以天治最有经验,且合乎科学,乃于民廿九年十一月到天治诊所诊治。其自诉如上述,验其腰部不红不肿,惟起坐感板滞,晚间剧痛。及按上述屡试屡验之方法为之施术,是晚疼痛减轻,可以安睡。再治二次即获根治。伍君感针灸如此神效,拟参加研究,以除大众痛苦。惜以时间冲突,未果。是年十二月伍君介绍其女戚黄素英女士来学针灸,亦介绍二三病人来医。现黄女士已经毕业,往澳门极救患沉病痼疾患者去矣。(《中国医药月刊》1941 年第 6 期)

六、郝季槐经验

龈交线(上唇连线)

部位:在上咀唇里和牙床连接线上。

此线上如有小米粒大的疙瘩,就是岔出气现象,刺破孩疙瘩则愈。

主治:岔气(山西北部叫走腱)、周身串瘤,甚至腰背不能直伸、四肢拘急。

1954 年夏间,北京西单区六部口有一位向老太太,因为搬东西扭了腰,连带着腿强直,稍一转动,牵扯的每个关节都有说不出来的难受滋味,痛苦异常。我在她龈交线上扎出了一点血,她立刻就觉得周身松快,其痛若失。(《简易针灸疗法》,人民卫生出版社,1957)

七、徐少廷经验

配穴处方要灵活,不可拘泥,文献虽然谈到某穴治某病,某病取某穴,不过示其大概,应用变通还在于人。如腰背痛证,古说"腰背委中求",今人莫不以此治腰痛,然而有时不一定有效。余曾治一患者腰背痛甚,取委中未效,进一步诊察,发现舌苔厚腻,有胃肠病,于是改用足三里、大肠俞等穴,其病乃愈。

坐骨神经痛：主穴，阳陵、环跳、绝骨；辅穴，委中。

腰神经痛：主穴，肾俞、委中、脊缝、阳陵泉；辅穴，足三里、中脘、环跳。

【原按】据脊椎肥大症，属于中医"痹证"范围，"痹"具有"闭"的含义，即经络气血阻滞的意思。张景岳说：闭者，道路闭塞，则于开通也。此证西医认为较难治，过去用一般针灸方法，效也不显……取用絮刺火罐疗法，有较好的效果。"絮刺"即用皮肤针叩刺可以调卫气。拔罐能疏畅经络，流通气血，两者配合有开豁毛窍、镇痛消炎的作用，其优点是善于轻泻其邪气，不伤其正气，取穴以督脉及膀胱二经为主，轻者叩击 60 余次，重者叩击 100 次，每次拔罐要吸出汁沫或瘀血，方有效果。（《江西中医药》，1960 年第 2 期）

八、《图解针灸实效歌诀》

腰痛肾虚风湿寒，起立转身举步难，法取肾俞透志室，金针收效捻指间。尻骨至腰一片痛，风冷气滞血瘀凝，合谷二间针有效，再循承山昆仑行。挫闪腰痛难移步，或因扭转举重伤，先针外关足临泣，后刺肉里天应康。尻骨骶端忽作痛，行动不便坐不宁，昆仑两穴有奇效，运用金针疾自平。文中所述俱针健侧。（《图解针灸实效歌诀》，皇汉文化出版，1977）

九、杨永璇经验

腰痛是针灸科常见疾病，针灸疗效比较好。忆昔年有患腰痛不能动弹者，远在数十里外，由人用板门抬来就医，针后腰痛即痊愈，自能步行而归。此病原因不一，症状有轻重，故疗效亦有迟速的不同……如……急性闪腰痛，乃气阻络道，只要辨治得法，即能中其窍要……亏在肝肾，已成宿疾，故用肾俞、三里，补肾调胃，中封和肝，天柱、风门以通其经路……伤在督脉；以水沟、委中为主方……病在局部，大肠俞、上髎、次髎针后加拔火罐及温针。上举数例，都是最习见的病情。（《针灸治验录》，上海科学技术出版社，1965）

有姚某，女，64 岁，患腰痛不能回顾，痛甚则悲泣不已。家父见之曰："此阳明腰痛也。"为针双侧足三里，用捻旋补法，腰痛顿缓；再取肾俞、气海俞，针后加拔火罐，转侧回顾均便，病者满意而归。诊毕，见我有惊愕之意，他就讲解说：此法出于《素问·刺腰痛篇》，原文是"阳明令人腰痛，不可以顾，顾如有见者，善悲，刺阳明于骱前三痏，上下和之出血，秋无见血"。并指出："读书之法，要

在博览与熟读相结合,重要章节,尤宜背诵,临诊才能运用裕如而提高疗效。"(杨依方整理)

查腰痛之症,原因不同,症状各异,痛势有轻重,病程分久暂,故疗效亦有迟速……急性腰扭伤,伤在督脉,气逆损血,搏于背脊,气滞血疼,不通则痛。治疗取水沟以通调督脉气逆,用委中以疏泄膀胱经气,针气海俞加拔火罐,温通局部气血,以达通则不痛,而获速效。这是根据《玉龙歌》"强痛脊背泻人中,挫闪腰酸亦可攻,更有委中之一穴,腰间诸疾任君攻"的针法辨证施治就可收效。

腰背痹痛:皆由肾气虚弱、卧冷湿地,或因负重挫闪,或由堕坠损腰。其则腰背俯痿不直,仰俯转翻均感困难。取穴:肝俞、脾俞、肾俞、气海俞、膀胱俞、腰阳关、委中、阳陵泉、人中、八髎。

腰腿痹痛:每与腰骶部疾患有关,亦有因风寒湿三气侵袭,麻痛连及腿膝胫,胀麻作痛,影响步履,迁延日久,肌肉萎缩,有达数十年之久者。

取穴:肾俞、关元俞、膀胱俞、环跳、秩边、风市、阳陵泉、委中、承山、悬钟、昆仑、京骨。

腰椎肥大症:腰椎压痛,脊柱微曲,弯腰困难,继而背腰部有束带状感觉,步履蹒跚,其则遗尿或二便艰难。治法(按:用七星针"絮刺")则由上而下,自13椎下悬枢穴水平向下沿督脉,侠脊之脉,和足太阳经以及八髎和环跳等五线叩打至腰俞穴水平为止,加拔火罐多只,明显压痛部位,重点叩打,并拔火罐。(《杨永璇针灸经验选》,上海科学技术出版社,1984)

十、于书庄经验

如腰痛是针灸临床的常见病,可分为器质性腰痛(腰椎骨结核、骨肿瘤,以及由于内脏器官疾病引起的症状性腰痛)和功能性腰痛(如因受寒、外伤、劳累过度引起的腰痛)两大类。若不辨病,前者经治多次无效,医者不知何故,后者弹拨昆仑1次而愈,医者亦莫明其妙。

如患者主诉腰痛,医生除详细检查其具体疼痛部位、腰部肌肉是否拘紧外,还须检查足太阳、足少阳下肢皮部是否出现血络,委中穴附近络脉是否充盈,对于出现血络,或委中附近络脉充盈者,应予刺络出血,效果甚佳。

麻、触电感:这种针感比较强烈,适用于治疗实证、急性病以及体质壮实的患者。例如：针刺环跳寻找触电感到足,治疗干性坐骨神经痛,癔病性瘫痪就是很适宜的。但是,当坐骨神经痛剧痛消失后,仅残留微痛,或脚外侧麻木,这种针感就不适宜了。又如,针刺环跳寻找针感到少腹,用于治疗肾绞痛、闭经的实证也是适宜的。(《当代中国针灸临证精要》,天津科学技术出版社,1987)

十一、陈作霖经验

对于急性扭伤陈氏不主张局部留针,因此类病证多为局部气血壅滞,必有筋肉拘急,针局部留置,易加重局部肌肉紧张。故针远道,调不通之经气,局部气血尚有留滞者,以火罐拔之。对本已拘急紧张者不宜留针,拔至得气,气血已为引动,即加罐,则瘀去血行。

若急性扭伤部位在腰,陈氏不主张取卧位行针,仍针远道,配合活动。取穴以手为主,便于针后行走及腰部活动(按:"活动"亦为急性损伤治疗之重点,能疏通局部壅滞之气血,活动以频率慢、幅度大为好)。局部拔罐取坐位,以利于气血运行。对于急性腰扭伤,陈氏曾作过300例疗效分析,总结出三个有效远道穴位:后溪穴、人中穴、腰痛穴。经观察,不同部位的组织损伤,选用不同的针刺穴位,所取得的效果亦不相同。后溪用于病在足太阳经者最佳,症状即刻消失率占81.6%;人中用于病在督脉者最好,症状即刻消失率占77.8%;病在足太阳涉及足少阳者(痛在脊柱外侧,连及臀部和大腿),针刺腰痛穴最效,症状即刻消失率亦占77.8%。后溪为手太阳小肠经穴,病在足太阳者针后溪,手足同名经同气相求,疗效显著;人中位在督脉,督脉有病求之,疗效优于他穴。可见辨经正确乃为临床取效的前提(腰痛穴为经验穴,不属于十四经,其疗效机制犹待探索)。在左右穴位选取上,除了腰痛穴外,陈氏皆取患经对侧远道穴,这是临床经验的总结。(《当代中国针灸临证精要》,天津科学技术出版社,1987)

十二、孙培荣经验

1. **脊痛** 脊痛勿分上中下,坚(按:疑为"紧"字)靠十二俞穴边,认明该经泻其子,金针收效撚指间。

脊骨痛,疼点在脊之正中央,上至大椎,下至骶骨,勿论何节,如发生疼痛,查系何经,再寻其子穴针之,当奏(按:疑为"奏"字)奇效矣。

案1 崔君,现年56岁,广东人,住台北市南京东路四段133巷5弄。患脊骨疼痛症,一年又九月。痛点在第十八椎,行动须人扶持。于一九七二年二月十三日,来所求予诊治,经针小海5次,而告痊愈。

案2 江君,现年56岁,台湾人,住台北市樟州街九巷五弄,患脊骨疼痛,痛点在第九椎,年余。到处延医无效,经宋君介绍,于一九七二年二月十六日(农历正月初二日)。经来诊所诊治,施针行间、阳辅3次,霍然而愈。

【原按】 孙培荣治疗脊痛经验独特,因涉及腰部正中疼痛,故录之,以供参考。脊柱正中属督脉,临床多取人中、素髎、后溪诸穴,孙氏则别开一法。案1之痛点在十八椎,其下旁开1.5寸为小肠俞。小肠属火,其子为土。小海为手太阳小肠经之合土穴,故取之。案2之痛点位于第九椎,其下旁开1.5寸为肝俞。肝五行属木,其子为火。孙氏取足厥阴肝经荥火穴、行间穴,再取与其表里经足少阳胆经之经火穴阳辅,以示变化。

2. 腰痛 腰痛肾虚风湿寒、起立转身举步难,法取肾俞透志室,金针收效捻指间。

病因病理分析:《金鉴》云,腰痛肾虚风寒湿,痰饮气滞与血瘀,湿热闪挫凡九种,面忽红黑定难医。注:腰痛之证其因不同,有肾虚,有风,有寒,有湿,有痰饮,有气滞,有血瘀,有湿热,有闪挫。凡患腰痛极甚而面色忽红忽黑,是为心肾交争,难治之证也。

案3 刘君,40岁,山东莱阳人,住台北市建国南路,患肾寒腰痛,多日不能起床,一九六一年元月二日,求予诊治,即取肾俞,用卧针平刺透志室,其痛若失。

案4 陈君,42岁,江苏人,住台北市永春街,患腰痛病,腰部不能转侧,隐隐作痛,身体疲倦,一九六七年一月十九日,求予诊治,经施针上穴,2次即愈。

3. 尻骨至腰痛 尻骨至腰一片痛,风冷气滞血瘀凝,合谷二间针有效,再循承山昆仑行。

病因病理分析:《大成》云,足太阳令人腰痛,引项脊尻骨如重状;少阳令人腰痛,如以钉刺其皮中;阳明令人腰痛,不可以顾;足少阴令人腰痛,痛引脊内廉;厥阴令人腰痛,腰中如张弓弩弦。腰痛属肾病或入房过度,损其真气,肾脏虚弱,则腰部作痛,惟多腰支痿弱,隐隐作痛,身体疲倦,脚膝酸软。此外更有风湿、寒湿、湿热、闪气、瘀血、痰积等之不同。风湿者腰部重痛不能转侧,或痛无定处,牵引腿足,或兼寒热,多由感受风湿之邪而成之也。寒湿者其腰如冰,拘紧疼痛,得热则减,得寒则增,或兼头痛身痛等症,多由感受阴寒雨湿之邪而成之也。湿热者腰部疼痛沉重,小便赤涩,或兼发热口渴等症,多由感受湿热之邪而成之也。闪气者,闪挫跌仆,劳动损伤,忽然腰部疼痛不可俯仰。瘀血者,日轻夜重,痛无定处,不能转侧。痰积者痛部重滞,一片作痛,或一片如冰,喜得热按。凡此种种,皆腰痛之原因也。

案5 应女士,59岁,河北人,永和环河西路四巷,尻骨至腰一片疼痛,月余未愈,转身困难,一九七二年二月六日,求予诊治,经施针合谷、三间、承山、昆仑,先后计针3次,其痛霍然而愈。

4. **挫闪腰痛** 挫闪腰痛难移步,或因扭转举重伤,先针外关足临泣,后刺肉里天应康。

病因病理分析:腰痛原因众多,有闪气、瘀血、痰积、风湿、寒湿等。闪气者,咳则息气,痛不可俯仰。瘀血者则日轻夜重,痛有定处,不能转侧。痰积者,一片作痛,或一片如冰。风湿者,或痛无定处,重痛不能转动,牵引腿足,或兼寒热。寒湿者,其腰如冰,拘紧疼痛,得寒则增,得热则减矣。

案6 吴先生,44岁,安徽人,住台北市空南一村。腰疼闪伤,十余日未能转动,一九四五年三月九日,求予诊治,施针外关,足临泣、天应,先后针治两次而愈。(《孙培荣针灸验案汇编》,内部资料,1971)

十三、方幼安经验

治疗急性腰痛,尤其是急性扭伤所致的腰痛,其痛处在两侧腰肌,即循太阳经所过者,用天柱一穴,其效真如立竿见影。作者发现,痛侧天柱穴,一般均可扪到明显压痛,而健侧则不会发现,其疼痛明显者,常伴有轻度隆起,肉眼能鉴别,有异于对侧。作者用1.5寸(40 mm)30号(0.32 mm)毫针直刺进针3~4 cm深,用徐疾补泻之泻法,得气强烈,三进三退后,将针体退至皮下,再以15~20度角向下进针,亦进针3~4 cm,再用徐疾补泻之泻法,三进三退,得气强烈后留针。

针刺养老穴时,嘱患者屈肘,微握拳,拳背向上,前臂桡侧缘靠于躯体前面,在尺骨小头稍上方,尺骨与桡骨骨缝中进针,直刺3~4 cm深,根据患者耐受程度,用大幅度捻转,局部酸胀明显。养老穴的进针体位,以往文献记载为"屈肘,掌心对胸"。作者在长期实践中发现上述进针体位,如留针时间稍长,益以针感强烈,患者会感到上肢疲劳,故改为"屈肘,微握拳,拳背向上,前臂桡侧缘靠予躯体前面"进针,经使用多年,未见不良反应,且疗效甚好。

天柱与养老两穴同用,治急性腰扭伤,疗效极好。

感受风寒湿邪所引起的腰痛,取大椎穴可以温通督脉,有利于祛风散寒。肾俞与气海俞局部取穴,如不用温针艾灸,也可以在进针后,在得气的基础上以小幅度持续捻转3~5 min,局部会有温煦感,有良好疗效。(《针灸有效病症》,上海翻译出版公司,1990)

十四、周楣声经验

左右中注及阴交一字并排皆在脐下,对下腹前阴及腰部诸病,均有著效,同时并用其效更增。

腹部脐以下中极、阴交、关元、气海诸穴,第二、第三行中注,天枢诸穴,俱可治腰髋诸病,而以阴交、中注为其代表。《天元太乙歌》曰:"久患腰痛背胛劳,但寻中注穴中调。"洵非虚语,今人多习于局部直接取穴,腹部对腰腿病之有效穴,似已被遗忘。殊不知腹部治腰腿病各穴,较之局部取穴更易见效。且患者取仰卧位,体位亦较舒适。对椎体及肾脏病变,如腰椎风湿,结核或肾脏炎及肾结核之血尿等,均可独取中柱或阴交而收卓效。最好是使用患侧,单侧单用,双侧双用。如属于椎体正中疼痛,则单用阴交即可,左右中注可用可不用。如用灸架熏灸,热感可自腹部直透患区,或自两侧或一侧而环绕达于患区,而收桴鼓之效。这种由前治后的道理,可从《内经》阴阳互引的学说而作出解释。如胸腹病从背部取穴,是从阳引阴,腰背病从腹部取穴,是从阴引阳。因为人身的各种生理功能都是彼此平衡,这种平衡的关系被打乱,而从另一端加添或减少砝码时,这种平衡关系就可恢复正常。且脐下为人身生气之原,更具有强壮作用在内。(《针灸经典处方别裁》,安徽科学技术出版社,1992)

中医治疗腰痛内治外治方法甚多,其中特以针灸疗法最为常用而有效……特将其平日治腰痛的方法与验案,归纳整理,列为八法,作为随师之心得,并提供切磋交流。

1. **天应取穴法** 腰痛特征:疼痛位置固定。取穴原则:寻取痛区中心压痛明显处。针灸方法:针刺或以火针代灸,火针可用大头针代替,烧红后垂直刺入皮肤约 3 mm,可按压片刻再去针,一般以一穴为准,在同一孔穴可重复 1～2 次。

2. **远近相呼法** 腰痛特征:腰痛,影响下肢运动。取穴原则:在患处就近取穴与远道取穴相结合(循经或不循经,上肢或下肢均可),常用就近取穴:阿是穴或腰夹脊(相应的)、大肠俞、肾俞等;远道取穴:委中、阳陵泉、承山、昆仑等。一般按腰痛的部位只选一组穴,即远近各一穴。针灸方法:以针刺为主,在近处进针得气后停针不动,再于远处循经取穴(或不循经),进针,得气后即加强手法,令气直达病所即停,随即泻第一针,再于第二针处催气至病所,如此三度而行之,使病衰痛止为度,近处泻,远处补,双下同时运针。

3. **从阴引阳法** 腰痛特征:腰痛连及下肢内侧及下腹。取穴原则:前病后取为从阳引阴,后病前取为从阴引阳,正腰痛前取阴交穴,侧腰痛取同侧天枢,亦可在病痛处腹部对应点取穴。

针灸方法:采取灸架固定熏灸较针刺疗效好而持久,如出现灸感,且能自前向后直达腰部者,疗效最佳。

4. **上下交征法** 腰痛特征:腰痛,痛无定处或二便不能用力。取穴原则:取上、下肢应病要穴以手足同治,上肢可取腕骨或后溪,下肢常取足三里、申脉,可取同侧上、下肢穴位,亦可交叉取穴,上下任选一组。针灸方法:以针刺为主,可双手同时运针,催上、下之气相接并直达病所。

5. **俞募相连法** 腰痛特征:腰稍范围较大,延及胁肋或前后阴部。取穴原则:腹背部同时取穴,前取募穴,后取俞穴,如前取石门(或阴交),后取三焦俞,或前取京门后取肾俞,亦可取大肠俞和天枢。针灸方法:灸或针,可前后同驭,亦可轮流选之。

6. **独取耳尖法** 腰痛特征:腰痛刚烈,病程较短,由急性闪挫伤所致。取穴原则:双侧耳尖穴,以右耳尖穴为必取。针灸方法:耳轮水针或点灸,耳轮水针。多在耳尖穴注射 5% 利多卡因 0.2～0.4 mL,以局部皮肤肿胀色苍白为度。

7. **同中求异法**　腰痛特征：腰痛有多种兼症者。取穴原则：随兼症不同而取不同的穴位,腰痛不能举足取申脉,腰痛不能小便取太冲,腰膝拘挛痛取阴交,腰痛连髋,脊强不可转,取腰俞。针灸方法：针或灸,其他参见三、四、五法。

8. **左右开弓法**　腰痛特征：双侧腰痛或双侧轻重不一。取穴原则：双侧同时取穴,取穴方法参照二、三、四、五法。针灸方法：针、灸,或点灸,具体可参照二、三、四、五法。

9. **体会与心得**

(1)用针与灸治疗腰痛,以灸法的效果较为持续稳定,反复者少,针刺则相对逊色,而火针代灸,由火针所致的针孔与直接灸的灸疮基本相同,故具针与灸的双重作用,对于腰椎骨质增生等所致之慢性腰痛,在其压痛点明显处进针,症状能得到较长时间的缓解与保持稳定。用灸架固定熏灸,很多人出现灸感直达病所的现象,这说明穴病相连,出现这种感觉的常收事半功倍之效,这是手持艾灸法无法比拟的。

(2)临床实例证明,隐性脊柱裂或腰椎骨质增生之类患者,用针、灸或火针代灸治疗后,脊柱裂未闭,骨质增生未见消退,但症状则能缓解,其机制尚待探讨。有人认为脊柱裂与骨质增生之类病理结构与邻近组织之间能产生某种致痛物质,当这些部位接受火针或他种疗法作用后,改变了其互相关系,产生了一种新的组织间的平衡,故而脊柱裂未闭合,增生骨质未消退而疼痛却大大减轻或消失,这种关系有待进一步探讨与证实。

(3)腰痛是流行性出血热的主要体征之一,是贯穿在流行性出血热的全部病理过程之中,周楣声采用阴交四针(阴交、命门、左右肾俞),能使腰痛立即缓解与消失,而对其他原因所致之腰痛应用本组穴位也可有效,但不能如流行性出血热之腰痛神奇,而阴交四针也有俞募相连,从阴引阳之意在内,可见八法适应证既是各有偏重,而八法本身也随时在变通。

(4)腰痛由软组织损伤或腰肌劳损所致者,收效快,恢复后症状亦不易回升,风湿性腰痛,收效较慢,且常反复,两者均以 2、4、6 法为常用,痛无定处以 2、5、8 法为常用,腰痛延及下肢者,可以 2、5、6、7、8 法参而用之。治疗腰痛和其他病症一样,不能为方一法所拘,针灸的最大特点就是异病同治,立法只是便于心中有数,而免临证下手犹疑,而且各法之间也是由于各人应用的体会不同,而效果也有所差异,这也是我随师的粗浅体会。

(5) 临床上运用异病同治的针灸方法,就可以少胜多,减少与节省许多医疗设备,但也要同病异治,使许多有效的治疗方法皆为我用,更何况腰痛的原因众多,证候复杂,而针灸八法也只是众多治疗方法中之一法而已,诸如推拿、拔罐、刺络、敷贴、中药汤制等均不可偏废,只有左右逢源,才能相得益彰。

(《针灸临床杂志》1993 年第 6 期)

十五、陆瘦燕、朱汝功经验

腰痛的针灸治法,在《素问·刺腰痛论篇》中分为两种:其一就是分辨受病经脉分别论治。其二就是依据不同的症状,对症施治。

各家成方,考其内容,仍不出《内经》刺腰痛的体系,但目前在临床上一般应用的治疗方法,都是以腰脊附近局部穴位为主穴,再按不同原因和兼症在四肢选取配穴,尤其是下肢的穴位应用最多。兹将目前治疗腰痛常用的穴位,择要介绍如下。

腰背部 15 穴:上髎、次髎、中髎、下髎、秩边、中膂俞、小肠俞、膀胱俞、肾俞、志室、命门、三焦俞、大肠俞、悬枢、腰俞。

下肢部 22 穴:足太阳经,承扶、殷门、委中、承山、飞扬、昆仑、束骨、仆参、申脉;足少阳经,环跳、居髎、风市、五枢;足阳明经,气冲、阴市、髀关、足三里;足少阴经,涌泉、大钟;足厥阴经,蠡沟、阴包、中封、行间;足太阴经,阴陵泉、地机。

以上 37 个穴位,可以参考发病部位,按"随变而调气"的原则,远近配穴使用。兹拟常规处方如下。

处方:肾俞+,上髎-,次髎-,委中-,承山-。

上面各穴,每日或间日施用温针(委中不可烧针),针后在肾俞或次髎部加用火罐,每次 5~10 min。

讨论:此方乃通治各种腰痛的主方,以益肾通经为治疗精神。补肾俞即是益肾,泻上髎、次髎、委中、承山均为疏泄膀胱经之经兼顾气,去滞行郁之意。补肾益精是治本,泻膀胱之邪是治标。标本兼顾,所以可适应一切腰痛。

治疗对按其不同的病因加减如下。

(1) 痰饮:加配中脘、足三里、丰隆(均灸)。

（2）气滞：加配内关、建里、行间（均泻）。

（3）血瘀：加配行间、中髎（泻）、委中（出血），去次髎。

（4）肾亏：阳虚，加配命门、关元（灸）、肾俞亦改用灸；阴虚，加配大钟（补）。

因于湿者，应灸，除委中外，另加足三里、三阴交灸之。因于风发热者应针，加外关、合谷解表退热。其他挟寒宜温灸，挟热当用针。均依原方，不必加减，如配合汤药效果更速。

如若腰连腿痛，可以循经加减如下：腰痛循足太阳经自股后循鱼腹，甚时至跗外侧疼痛，可加秩边吸、承扶吸、殷门吸、昆仑、申脉、束骨（均泻）。腰痛循足少阳经，自股外侧，循经外廉，至足跗外疼痛，可加环跳吸、居髎、风市吸、阳陵泉吸、阳辅、丘墟吸（均泻）（有"吸"字记号者，针后加用火罐）。

针灸对腰痛的治疗效果，很为确切可靠，快者一二次即可痊愈，一般说来，也较服汤药为快。由于腰痛本于肾亏，所以除针灸治疗外，患者必须注意节欲，切不可重损已虚的肾脏，这样才可收事半功倍的效果。（《陆瘦燕朱汝功针灸学术经验选》，上海中医药大学出版社，1994）

十六、孙震寰、高立山经验

1. **具体方法**　眉头陷中选取攒竹穴，按针刺常规消毒穴位皮肤。让患者活动腰背，达到出现最痛的受限制姿势时，用 5 分（或 1 寸）针直刺（或针尖向百会穴方向）入穴 1～2 分（至骨），有酸胀感觉后，反复提插（幅度很小，提时针尖不出皮肤），点刺 3～5 min，要求达到流出眼泪，再留针 20～30 min。留针期间，可让患者活动腰背，左右旋转活动。根据患者疼痛的情况，可每10 min 再反复提插点刺 1～2 min，加强针感。每日针 1 次，针 6 次为 1 个疗程。有时针入痛止，即使这样，也要坚持针完 6 次，以求巩固。

2. **典型病例**　姚某，男，40 岁，科技人员。

初诊病情：腰部疼痛七八日，因天寒洗衣服时间较长，初觉腰部发凉、发紧，继又因扛煤气罐而引起腰部疼痛，两腰眼部位尤明显，曾服药及磁疗 5次，其效不显，现腰痛集中腰骶部，久坐起立时腰骶酸沉，腰向前凸疼痛明显，呼吸、咳嗽或翻身时自觉疼痛加重，二便一般，纳睡尚好，脉象沉小，舌淡苔白，腰背局部无红肿，骶部按之疼痛，腰背部怕冷，形体瘦弱，语声低怯，面有疼痛表情,不敢直腰行走。

辨证与立法:形体瘦弱、脉象沉小、语声低怯,为肾气不足之像。肾与膀胱相表里,肾虚膀胱气亦虚,洗衣汗出,表阳已虚,外出负重,又遇天寒。《内经》说:"阳气者,烦劳则张(胀)。"劳倦过力,汗出阳虚,表阳不固,膀胱经气又虚,寒邪乘虚侵犯太阳,阳气被遏,背部恶寒;寒凝气滞,腰骶疼痛。治以温散寒邪,通阳固表。穴用攒竹、后溪、秩边。

操作及效果:先用攒竹依前法针刺即觉腰骶痛轻,可以挺胸,咳嗽疼痛大减。督脉总督一身之阳,后背属阳,背部恶寒,散取八脉交会穴后溪通其阳,用呼吸补泻,遏 2 min 而全身微汗出,腰骶痛顿减若失。后又针两秩边,通阳固表,留针 20 min,可直立挺腰行走。又嘱贴狗皮膏,隔日复诊,虽未贴膏药,腰骶已不痛,稍觉腰背不适。再针攒竹、大椎,病情痊愈。

3. 体会

(1) 攒竹穴治疗急性腰背痛讨论:古今医书文献,对攒竹穴多用于治疗头面目诸疾,而用于治疗腰背痛,尚无记载,过去曾听说有"点眼药治腰痛"之说。又《外科全生集》有"硼砂点眼法"治疗闪挫、促颈的记载,两者施术部位,均在目内眦(即睛明穴的部位)。为了避开睛明穴,防止产生眼出血、血肿或其他意外,我们根据经络学说的"经络所过,主治所及"的理论,认为背部为膀胱所过,膀胱经的穴位应能治腰背疾患,故启用攒竹穴。关于攒竹穴:① 是膀胱经的穴位,经气所发之处,符合"住痛移疼取相交相贯之经"和"病在下,上取之"的原则。② 睛明穴能治腰痛,要求出眼泪,攒竹穴在膀胱经上离睛明穴最近处,针刺该穴能达到眼睛流泪,故有睛明穴治腰痛的作用。③《素问·骨空论篇》说:"从风憎风刺眉头。"意思就是受了风寒,有怕风寒症状的可以刺眉头(即攒竹穴)。综上所述攒竹穴有祛散外来风寒、疏通太阳经气的作用,而达到通则不痛的目的。所以上面病例,以攒竹穴为主针刺治疗收到满意效果。多年临床体会此法方便易行,效果较好,有时有针入痛止的情况。

(2) 针刺取效的三个要点和治疗范围的体会,要取得较好效果,针刺攒竹时,要注意以下三点:① 先让患者活动腰背,作出最痛时身体受限制的姿势,进行针刺。② 在进针至骨有针感后,要继续提插点刺;不要拘于 3~5 min;而要使针感由轻渐重,直至泪出为度(也有针不出泪的,但针出泪效果较好)。③ 为巩固效果和防止转成时痛时止的慢性腰背痛,针刺后可在患处贴狗皮膏5～7日,如贴后有刺痒皮肤过敏的,可先用鲜生姜擦患处后,再贴膏药。本法适用于因风寒而致太阳膀胱经脉失畅之急性腰背痛者;或扭伤、岔气、落枕,以致膀胱经气失畅,引起腰背及颈部酸痛紧胀而活动受限制者;或外伤筋骨和其他内脏疾患而致腰背痛者。

以上是我们通过理论学习与临床实践的一点心得体会,不一定拘于"腰背委中求"之说,进一步扩大了攒竹穴的使用范围,此法简便易行安全,提供同道参考。(《针灸心悟》,人民卫生出版社,1985)

攒竹穴治腰痛,古无记载。和老师(按:即孙震寰)闲谈中,他曾提到点眼药可以治疗腰痛,后碰急性腰痛,试验之确有效果。想其道理,药水滴入睛明穴,无非是刺激睛明,输通足太阳膀胱经气。我想,攒竹穴在足太阳膀胱经上,是离睛明穴最近的穴位,故有近似之作用,遂选用攒竹穴试治腰痛。有一老妇70多岁,早上起床到户外上厕所,忽感浑身一阵发冷,旋即腰腿疼痛不能起立,疼痛难忍,由家属抬来就医。查询发病经过,又知平日不头晕,血压不高。现在语言清晰,两上肢活动自如,唯腰部及两下肢疼痛不能转动,脉弦,舌质淡红,舌苔薄白,纳、睡一般,二便如常。考虑再三,证系患者晨起入厕,腠理未闭,气血未充于肌表,忽感风寒,经筋收引而痛,取攒竹穴散寒通络,先直刺、提插约1 min,活动范围扩大可以前后活动,又留针5 min,再行提插针刺1 min,果然痛止。自己站起行走,家属及其他患者均感惊讶,我也没有料到竟有这样快的止痛效果。此时唯觉两下肢尚觉无力,后又针秩边、足三里,隔日1次,3次后恢疗效。1个月后家属告知,能步行10余里外去探亲。自此以后,常用此法治疗急性腰背痛,尤其受风寒而致之急性腰痛,均获得满意效果。(《当代中医名家医话·针灸推拿卷》,北京科学技术出版社,2012)

十七、王富春经验

本病多采用艾炷灸法,但由于腰痛的病因不同,所以灸法治疗腰痛的疗效也有差异。风湿性腰痛以及腰肌劳损所致的腰痛疗效较好;腰椎病变和椎间盘突出引起的腰痛,灸法可明显缓解症状;由于脊柱结核、肿瘤等引起的腰痛,则不属于灸法治疗范围。因此,临床治疗时应注意辨证施治。腰痛患者平时应注意防寒保暖,应常用两手掌根部揉按腰部,早晚各一次,可减轻和防

止腰痛。(《灸法医鉴》,科学技术文献出版社,2009)

十八、宋文靖经验

处理急慢性腰部扭伤,历代临床医家皆认为"委中"最有奇效,在针灸四总穴里就有"腰背委中求"的记载。背腰部有足太阳膀胱经经过,足太阳膀胱经经穴占据背腰部经穴的绝大部分,共 67 穴,其经是十二经中最长的经络,为多气少血之经,故腰部急性扭伤时,只要在离脊椎正中脊突 3 寸以内,都可以以膀胱经的五输穴治之。委中为五输穴中之合穴,为气血之所聚。扎委中一穴,只要取穴精准,针刺时得气有如鱼吞钩,则膀胱经气立通,通则不痛,是则急性腰扭伤之疾可迎刃而解。如若效果已得但仍觉不时,可再加承山作为倒马针或加另一侧委中以为同气相求,以增强经气舒通之效果。对于急性腰扭伤有人喜用人中穴,但人中穴痛感强烈,一般人不易接受。有人喜用手背之腰腿点,对于弯腰不能自如确有疗效,腰腿点的穴位要取穴精准,否则效果会大打折扣,个人认为,对于急慢性腰扭伤,委中还是最好用的穴道。委中、昆仑扎得好,连带膏肓处菱形肌的酸痛都能得到一定程度的缓解。

对于体质虚弱或深层肌肉萎缩的急性扭伤患者,经气的传导必然变慢,扎委中、承山的效果仍然不济之时,要改扎阿是,阿是扎得好,一样有效。至于,温灸或不温灸应视患者状况而定。昆仑亦属五输穴之一,对于穿窄裤的年轻女性可变通用之,亦能取效。此外,腰扭伤的部位要分清楚,若发生在侧腰部,则委中无效,侧腰部离足太阳膀胱经太远,取用膀胱经的穴道必然不彰。侧腰部属于足少阳胆经所过,故发生于此的腰部扭伤或酸痛,就应取足少阳胆经的穴道。而胆经的穴道以合穴阳陵泉为最佳,一般一针即能产生效果,若再加上足临泣作为倒马,则对治疗侧腰部的扭伤或酸痛大有帮助,但如若侧腰部的肌腱变硬,则经气的传导必慢,此时以扎阿是为佳。

发生在腰脊正中央的扭伤时用传统的经穴不易治疗,尚需配合对应针法方佳,治疗的方式分五方面:① 腰椎属督脉,正脊椎的酸痛或扭伤可用头对应法,把针扎在头部强间至脑户,或后顶至强间的地方,不应时再加肾经的太溪、复溜,或小肠经通督脉的后溪。至于发生在骶椎附近尚未偏离膀胱经的腰部酸痛,委中仍有效果,不应时可直接在八髎穴上扎,或直接针条索状的阿是。② 腰脊正中央酸痛,如是脊间韧带损伤,如用①法无效时,可直接在脊间韧带上针刺,碰到韧带即止,不可过深。③ 如上述两法皆无效时,则应用X线判读,看是否与腰椎质变所引起的症状有关,譬如腰椎粘连、腰椎骶椎化、腰椎脊间盘突出、腰椎侧弯等,这时除了要用针灸外,还要应用到脊椎矫正或十二经筋手法。④ 不是扭伤所引起的腰痛,用以上诸法治疗皆无效时,则应考虑内科上的问题。内科许多疾病亦会导致腰痛的产生,如感冒、经痛、腹胀、肿瘤皆是,以别阴阳。(《酸痛革命》,山西科学技术出版社,2015)

(叶明柱)

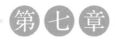

历代名医典型医案

第一节　古代名医典型医案(内治篇)

一、淳于意

淳于意治济北王侍者韩女,病腰背痛,寒热。众医皆以为寒热也。臣意诊脉,曰:内寒,月事不下也。即窜以药,旋下病已。病得之欲男子而不可得也。所以知韩女之病者,诊其脉时,切之肾脉也,涩而不属(琇按:气滞血不流而脉涩,是为郁病)。涩而不属者,其来难坚。故曰:月不下。肝脉弦出左口,故曰:欲男子不可得也(琇按:《脉诀》所谓溢上鱼际,唯师尼室女嫠妇有之,然今人无论男妇,多有此脉。此案又见经水门)。

太仓公治一女,病腰背痛(少阴病兼太阳),寒热(厥阴病兼少阳)。众医皆以寒热治,公诊之曰:内寒(内寒当作阴病解),月事不下也。即窜以药,旋下,病已。病得之欲男子不可得也。所以知其病者,诊其脉时,切之肾脉也啬而不属。啬而不属者,其来难坚(气郁血滞而脉结)。故曰:月不下,肝脉弦出左口(相火炽盛,脉乃上溢)。故曰:欲男子不可得也(琇按:以上《史记》本文,下所增入,只泛论无病之人,乃以弦出左口为血盛之脉,与原文相背,何耶)。盖男子以精为主,妇人以血为主,男子粗盛则思室,女子血盛则怀胎,夫肝摄血者也,厥阴弦出寸部,又上鱼际,则阴血盛可知矣。(《名医类案》)

齐王黄姬兄黄长卿家有酒召客,召臣意。诸客坐,未上食。臣意望见王后弟宋建,告曰:君有病,往四五日,君要胁痛不可俯仰,又不得小溲。不亟治,病即入濡肾。及其未舍五脏,急治之。病方今客肾濡,此所谓肾痹也。宋建曰:然,建故有要脊痛,往四五日,天雨,黄氏诸倩见建家京下方石,即弄之,建亦欲效之,效之不能起,即复置之。暮,要脊痛,不得溺,至今不愈。建病得之好持重。所以知建病者,臣意见其色,太阳色干,肾部上及界要以下者枯四分所,故以往四五日知其发也。臣意即为柔汤使服之,十八日所而病愈。(《史记》)

【按】明嘉靖年间江瓘父子所编撰的《名医类案》是我国第一部医案类著作,中医医案学的奠基之作。上自淳于意,下讫明代医家,医案记录间有江瓘评论,揭示病机治疗之理,遣方用药之妙,具有很高的临床与文献价值。

淳于意治疗腰痛的医案出自《史记》,是目前已知最早的腰痛医案的记录,《名医类案》中实际收集了淳于意治疗韩女的一个腰痛病例,实际上,在《史记》中记载的淳于意治疗腰痛的病案还有一例,从诊疗过程可以看出,西汉初年,对腰痛的诊治还是通过脉象与六经的诊断来实现。韩女的医案,其实指的是月经不调所引起的妇科腰背痛,淳于意通过脉象诊断以后,通过药物攻下,然后很快解决了问题。宋建的腰痛病例,涉及了一个后世很少提到的病名,"肾痹",可能是一个泌尿系统的疾病,还涉及了一个面色的望诊,这些都是在后世的医案中很少见到的。淳于意医案保留了很宝贵的秦汉时期医生治病的一个基本思路和理论,由于其中的用药和治疗细节《史记》没有详细介绍,具体的治疗过程现在已经很难复原,只能留待我们后世进一步探索。

二、陶弘景

陶弘景曰:相传有人患腰脚弱,往栗树下食数升,便能起行。此是补肾之义,然应生啖。若服饵,则宜蒸暴之。按苏子由诗曰:老去自添腰脚病,山翁服栗旧传方,客来为说晨兴晚,三咽徐收白玉浆。此深得食栗之诀也。(《续名医类案》)

【按】实际这个医案是一个栗子治疗腰痛的食疗方的记载。药食同源是中医药的一个巨大优势,在治疗腰痛方面,单味的药物及食材有时就有很好的效果,很多像栗子这样的日常食品,也可以作为腰痛的保健之品。

三、王绍颜

案1 王绍颜《信效方》云:顷年,得腰膝痛不可忍,医以肾风,攻刺诸药不效。见传相方有此验,立制一剂,神效。方以海桐皮二两,牛膝一两,羌活、地骨皮、五加皮、薏苡仁各一两,甘草五钱,生地十两,右净洗,焙干,细锉,生地黄以芦刀子切,用绵一两,都包裹入无灰酒二斗浸,冬二七日,夏七日,候熟,空心饮一杯,或控干焙末,蜜丸亦可。

案2 戊戌秋,淮南大水,城下浸灌者连月。王忽脏腑不调,腹中如水吼,数日,调治得愈。自此腰痛不可屈折。虽沐亦相妨,遍药不效。凡三月,此必水气阴盛,肾经感此而得,乃灸肾俞三七壮,服鹿茸丸而愈。(《名医类案》)

【按】王绍颜是南唐医家,他的作品应是《续传信方》,现在已失传,这两个医案应是他自己亲身所历,有较高可信度。他介绍了一个祛风活血除痹的海桐皮汤的组成,并对"水气阴盛"的腰痛采取了艾灸肾俞与服用鹿茸丸的治法,强调了一个湿邪致腰痛的情况,这两个处方还是很有参考价值的。

四、苏颂

苏颂治一女子,忽得小腹中痛,月经初来,便觉腰间切痛连脊间,如刀刺锥刺,痛不可忍。众医不别,谓是鬼祟,妄服诸药,终无所益,其疾转增。审察前状相当,即用积雪草药,夏五月正放花时,即采曝干,捣节为糁。每服二方寸,和好醋二小合,平旦空腹顿服之,每旦一服,以知为度(天宝单行方,《本草纲目》)。(《续名医类案》)

【按】苏颂是宋代本草学家,这个医案其实是一个单味药物治疗腰痛的验方。积雪草性味苦寒,有清热利湿、解毒消肿的功效,可用以治疗痈肿疮毒、跌扑损伤。因而积雪草所治疗的腰痛,应为瘀血化热所致,一定是热性患者可用此药。

五、李东垣

东垣治一人,露宿寒湿之地,腰痛不能转侧,胁搐急,作痛月余。"腰痛论"云:皆足太阳(膀胱)、足少阴(肾)血络有凝血作痛,间有一二症,属少阳胆经外络脉病,皆去血络之凝乃愈。《经》云:冬三月禁针,只宜服药通其经络,破血络中败血,以汉防己、防风各三分,炒曲、独活(胆)各五分,川芎、柴胡(胆)、肉桂(肾)、当归、炙草、苍术各一钱,羌活(膀胱)钱半,桃仁五粒,作一服,酒煎服愈(配方精妙,后学当触类而长之)。(《名医类案》)

【按】李东垣的病案就是一个名方川芎肉桂汤的具体应用,善用风药升发阳气是李东垣治疗腰痛的很大特色,在治疗腰痛最常用的补肾、活血和祛湿的方法之中,再配合羌活、独活、柴胡、防风等风类药物的应用,静中有动,医案中虽云"破血络中败血",但实际配合风药进行发散,是一个很好的治疗思路,在临床上也有很好的效果,《名医类案》原书中就有"配方精妙,后学当触类而长之"的评价,确实非常值得学习。

六、张子和

夫妇人腰胯疼痛,两脚麻木,恶寒喜暖者。《内经》曰:乃是风、寒、湿痹。先可服除湿丹七八十丸,量虚实以意加减;次以禹功散投之,泻十余行清冷积水、青黄涎沫为验;后以长流水,同生姜、枣煎五苓散服之,风湿散而血气和也。

案1 戴人女僮,冬间自途来,面赤如火,病腰胯大痛,里急后重,痛则见鬼神。戴人曰:此少阳经也,在身侧为相火。使服舟车丸经散,泻至数盆,病犹未瘥。人皆怪之,以为有祟。戴人大怒曰:驴鬼也!复令调胃承气汤二两,加牵牛头末一两,同煎服之,大过数十行,约一二缶,方舍其杖策。但发渴,戴人恣其饮水、西瓜、梨、柿等。戴人曰:凡治火,莫如冰。水,天地之至阴也。约饮水一二桶,犹觉微痛。戴人乃刺其阳陵穴,以伸其滞,足少阳胆经之穴也,自是方宁。女僮自言:此病每一岁须泻五七次,今年不曾泻,故如是也。常仲明悟其言,以身有湿病,故一岁亦泻十余行,病始已。此可与智者言,难与愚者论也。

案2 一男子六十余,病腰尻脊胯皆痛,数载不愈,昼静夜躁,大痛往来,屡求自尽天年。旦夕则痛作,必令人以手捶击,至五更鸡鸣则渐减,向曙则痛止。左右及病者,皆作神鬼阴谴,白虎啮。朝祷暮祝,觋巫僧道禁师至,则其痛以减。又梦鬼神,战斗相击。山川神庙,无不祭者。淹延岁月,肉瘦皮枯,饮食减少,暴怒日增,惟候一死。有书生曰:既云鬼神虎啮,阴谴之祸,如此祷祈,何无一应?闻陈郡有张戴人,精于医,可以问其鬼神白虎与病乎?彼若术穷,可以委命。其家人从之。戴人诊其两手脉,皆沉滞坚劲,力如张缩。谓之曰:病虽瘦,难于食,然腰尻脊胯皆痛者,必大便坚燥。其左右曰:有五六日,或八九日,见燥粪一两块,如弹丸,结硬不可言,曾令人剜取之,仅下一两块,浑身燥痒,皮肤皱揭枯涩如麸片。戴人既得病之虚实,随用大承气汤,以姜枣煎之,加牵牛头末二钱,不敢言是泻剂。盖病者闻暖则悦,闻寒则惧,说补则从,说泻则逆。此弊非一日也。而况一齐人而傅之,众楚人咻之乎!及煎成，使稍热咽之，从少至多，累至三日。天且晚，脏腑下泄四五行，约半盆。以灯视之，皆燥粪、燥瘪块及瘀血杂脏，秽不可近。须臾痛减九分，昏睡，鼻息调如常人。睡至明日将夕，始觉，饥而索粥，温凉与之。又困睡一二日，其痛尽去。次令饮食调养，日服导饮丸、甘露散，滑利便溺之药，四十余日乃复。呜呼！再传三十六虎书，三十六黄经，及小儿三十六吊，谁为之耶？始作俑者，其无后乎？古人以医为师，故医之道行；今之人以医辟奴，故医之道废。有志之士，耻而不学，病者亦不择精粗，一概待之。常见官医迎送长吏，马前唱诺，真可羞也。由是通今博古者少，而师传遂绝。《灵枢经》谓：刺与污虽久，犹可拔而雪；结与闭虽久，犹可解而决。去腰脊胯痛者，足太阳膀胱经也。胯痛，足少阳胆经之所过也。《难经》曰：诸痛为实。

《内经》曰：诸痛痒疮疡，皆属心火（《内经》原文无"疡""火"二字）。注曰：心寂则痛微，心躁则痛甚。人见巫觋僧道禁师至，则病稍去者，心寂也。然去其后来者，终不去其本也。古之称痛随利减，不利则痛何由去？病者既瘥，乃寿八十岁。故凡燥证，皆三阳病也。

案3 北人卫德新，因之析津，冬月饮寒则冷，病腰常直，不能屈伸，两足沉重，难于行步。途中以床异递，程程问医，皆云肾虚，以苁蓉、巴戟、附子、鹿茸皆用之，大便反秘，潮热上周，将经岁矣。乃乞拯于戴人。戴人曰：此疾十日之效耳！卫曰：一月亦非迟。戴人曰：足太阳经血多，病则腰似折，如结，如裂，太阳所至为屈伸不利。况腰者，肾之府也，身中之大关节，今既强直而不利，宜咸以软之，顿服则和柔矣。《难经》曰：强力入房则肾伤而髓枯，枯则高骨乃坏而不用，与此用同。今君之证，太阳为寒所遏，血坠下滞腰间也，必有积血，非肾也。节次以药，可下数百行，约去血一二斗；次以九曲玲珑灶蒸之，汗出三五次而愈，初蒸时至五日，问曰：腹中鸣否？未也。至六日觉鸣，七日而起，以能揖人。戴人曰：病有热者勿蒸，蒸则损人目也。（《儒门事亲》）

案4 张子和治赵进道，病腰痛岁余不除。诊其两手脉沉实有加，以通经散下五七行，次以杜仲去粗皮，细切炒断丝，为细末，每服三钱，猪腰子一枚，薄批五六片，先以椒、姜淹去腥水，掺药在内，裹以荷叶，外以湿纸数重封，以文武火烧熟，临卧细嚼，温酒送下。每旦以无比山药丸一服，遂数日而愈（按：此子和用补药法也，其精切简当，视后世之用补者何如）。（《续名医类案》）

【按】张子和在金元四大家中是"攻下派"的代表，在其治疗的腰痛病案中也充分体现了这一点。第一条论述，"妇人腰胯疼痛，两脚麻木，恶寒喜暖者"，张子和的观点是"风寒湿痹"所致，先以除湿丹和禹功散，后以姜枣加五苓散。总体以除湿为主，这个观点其实也是继承了《金匮》肾着病以后的医家主流。对于腰痛，除肾虚以外，后世无论是顽痰还是湿邪，其泄水逐饮的治疗方法还是一体相承的。当然，我们现在在临床上，遇到两脚麻木的患者，除了痰湿以外，结合四诊情况，气血亏虚也会是另一个很常见的原因。

第一个病案，明显一个湿热证的腰痛，面赤，腰痛，里急后重，先用舟车丸，泻下以后效果不明显，后再用调胃承气汤加牵牛子，增强攻下力量，方才奏效。第二个病例，也是剧烈腰腿痛，昼静夜躁，"两手脉，皆沉滞坚劲，力如张""五六日，八九日，见燥粪一两块"，张子和用了大承气汤并配合牵牛子治疗，并得出结论，"故凡燥证，皆三阳病也"。第三个病例，腰痛患者，以往的医生都给予常规的补肾治疗，但效果不好，反而引起了便秘，"足太阳经血多，病则腰似折""太阳为寒所遏，血坠下滞腰间也，必有积血，非肾也"，张子和从太阳经积血论治，刺血配合熏蒸而奏效。第四个治疗赵进道的病例，则是张子和用补法的范例。腰痛一年多没好，先用通经散治疗，该药主要由斑蝥(去翅足，炒)40 枚、虻虫(麸炒，去羽)40 枚、水蛭(麸炒)40 枚、牛膝半两、当归(洗，焙)三钱、红花三钱、滑石一分构成，以虫类药物构成的祛瘀通络之品，然后再用杜仲、猪腰子加在药中服用，再配合无比山药丸，数日而收效。这类攻补兼施，先攻后补的方法，《续名医类案》原书中就有"精切简当，视后世之用补者何如"的极高评价。

七、朱丹溪

丹溪治徐质夫，年六十余，因坠马腰疼，本可转侧，六脉散大，重取则弦小而长，稍坚。朱以为恶血虽有，未可驱逐，且以补接为先。遂令煎苏木、人参、黄芪、川芎、当归、陈皮、甘草。服至半月后，散大渐敛，食亦进，遂与熟大黄汤，调下自然铜等药。一月而安。(《名医类案》)

【按】朱丹溪治疗徐质夫坠马案则是一个"补接为先"的经典案例，遇有瘀血体虚，不任攻伐的患者，是攻下为先还是扶正为先？朱丹溪给出的答案是先以黄芪、人参等药物扶正，补接为先，半个月后，再给予熟大黄、自然铜等药物，后世王好古的"虚人不宜下者，宜四物汤加穿山甲"的论述也即是对朱丹溪这个思想的发展,朱丹溪的这个病案给我们后世处理类似的病变立下了圭臬。

八、郝允

郝允治殿丞姚程,腰脊痛,不可俯仰。郝曰:谷,浊气也。当食发怒,四肢受病,传于大小络中,痛而无伤。法不当用药,以药攻之则益痛。须一年能偃仰,二年能坐,三年则愈矣。果然。(《名医类案》)

【按】此案很简单,腰脊痛,不可俯仰。郝允说,不可用药,用药会更痛,然后一年以后能够俯仰,两年以后能够坐,三年以后则完全好了。

第一,从我们现在的角度推论一下,病程持续3年的腰痛,放在我们现今也是一个较重的病症,但大多数的腰腿痛其实还是属于自限性的一个疾病,即便不用药物,也会自愈。

第二,郝允为何不用药?应该不是没有药物可用,而是当时的一种思潮,或者说没有找到对症治疗的药物,所以用简单的方法,通过人体的自愈功能,来应付人体复杂的问题,有时也是一个很好的思路。

九、韩子温

时康祖大夫患心漏二十年,当胸数窍,血液长流,医皆莫能治。或云:窍多则愈损,闭则虑穴他岐,当存其一二,犹为上策。坐此形神困瘁,又积苦腰痛,行则伛偻,不饮酒,虽鸡鱼蟹蛤之属皆不入口。淳熙间,通判温州郡守韩子温,见而怜之。为检《圣惠方》载腰痛一门冷热二症示之,使自择。康祖曰:某年老经久羸,安敢以为热,始作寒症治疗。取一方用鹿茸者服之,逾旬痛减,更觉气宇和畅,遂一意专服,悉屏他药。洎月余,腰屈复伸,无复呼痛,心漏亦愈,以告医者,皆莫能测其所以然。后九年,康祖自镇江通判,满秩造朝,访子温,则精力倍昔,饮啖无所忌。云:漏愈之后,日胜一日。子温书吏吴弼亦苦是疾,照方服之,浃旬而愈。其方本治腰痛,用鹿茸(去毛,酥炙微黄),附子(炮,去脐、皮),皆二两,盐花三分为末,剌肉丸三十丸,空心酒下。《己志》。(《名医类案》)

【按】韩子温是宋代地方官吏,遇上时康祖,"心漏"伴腰痛20年,"心漏"貌似前胸部位的伤口不愈合,一直有滴血,并伴有长年腰痛。韩子温将《太平圣惠方》中鹿茸方给予其治疗,效果出奇的好,不仅腰不痛了,"心漏"也好了。其实,在《肘后备急方》中,单用鹿角治疗腰痛就已经有了记载,补肾强督,鹿茸一味药就有很好的治疗阳虚腰痛的作用。

十、程迥

饶之城中某病肾虚腰痛,沙随先生以其尊人所传宋谊叔方,用杜仲酒浸透炙干,捣罗为末,无灰酒调下。如方制之,三服而愈(《槎庵小乘》)。(《续名医类案》)

【按】程迥,宋代经学家,世人称之为"沙随先生",他恰逢有患者肾虚腰痛,用杜仲浸酒治疗,服用 3 次就好了。其实,和上面韩子温的病案一样,这个都是属于单味验方的范畴,无论鹿茸,或者杜仲,在我们现在的临床上治疗腰痛都是非常常用的。

十一、韩愗

韩愗治一人,患腰疼痛,以胡桃仁,佐破故纸,用盐水糊丸。服之愈。(《名医类案》)

【按】韩愗是明代医家,著有《韩氏医通》,这个治疗腰痛的方法,其实就是青娥丸变方的一个用法。药物组成仅比青娥丸少了一味杜仲,专事补肾,确实在临床上对大多数的慢性腰痛会有疗效。

十二、汪机

案 1 石山治一人,因久坐腰痛,渐次痛延右脚,及左脚,又延及左右手,不能行动。或作风治而用药酒,或作血虚而用四物,一咽即痛,盖覆稍热,及用针砭痛甚,煎服熟地黄,或吞虎潜丸,又加右齿及面痛甚。季秋,汪诊之,脉濡缓而弱,左脉比右较小,或涩,尺脉尤弱,曰:此痿症也。彼谓痿症不当痛。汪曰:诸痿皆起于肺热,君善饮,则肺热可知。《经》云:治痿独取阳明。阳明者,胃也。胃主四肢,岂特脚耶?痿兼湿重者则筋缓而痿软,兼热多者则筋急而作痛。因检《橘泉传》示之,始信痿亦有痛。又《经》云:酒客不喜甘,熟地味甘,而虎潜丸益之以蜜,则甘多助湿而动胃火,故右齿面痛也。遂以人参二钱,黄芪钱半,白术、茯苓、生地黄、麦门冬各一钱,归身八分,黄柏、知母各七分,甘草四分,煎服五贴,病除。彼遂弃药,季冬复病,仍服前方而愈。

案2 石山治一妇,怀妊八月,尝病腰痛不能转侧,大便燥结。医用人参等补剂,痛益加,用硝、黄通利之药,燥结虽行,而痛如故。汪诊之,脉稍洪近快,曰:血热血滞也。宜用四物加木香、乳、没、黄柏、火麻仁,煎服四五贴,痛稍减,燥结润。复加发热面赤,或时恶寒,仍用前方,去乳、没、黄柏,加柴胡、黄芩,服二贴而寒热除。又背心觉寒、腰痛发作,汪曰:血已利矣,可于前方加人参一钱,服之而安。(《名医类案》)

【按】汪机是明代著名医家,新安医派的奠基人。第一个病案,先痛后痿,渐不能行动,通过症状表现和脉象诊断,汪机认为这是一个痿证,痿证"兼热多者则筋急而作痛",所以前面用熟地和虎潜丸因过于"甘而助湿"而效果不佳。因而用补中益气之法再配合知母、黄柏、生地、麦冬等寒凉之品而治愈,非常有临床指导价值的一个医案。第二个医案则是孕妇腰痛,前医先用人参,而痛益加,后用硝、黄攻下,亦无效。汪机认为是血热血滞,以四物汤加木香、乳香、没药、黄柏、火麻仁而获效,疼痛终须从血论治,这同样也是一个非常经典的治疗思路。

十三、薛己

案1 薛立斋治一妇人,腰痛三年矣,每痛必头晕目紧。薛以为肝脾气虚,用补肝散而愈。三年后,因劳役患头晕兼恶心,用补中益气汤加茯苓、半夏、蔓荆子而愈。

案2 一妇人苦腰痛,数年不愈。薛用白术一味,大剂服,不三日而痊。乃胃气虚之症,故用白术也。

案3 一妇人先腰胯作痛,后两腿亦痛。薛以为足三阴虚寒,外邪所伤,用小续命汤及独活寄生汤,或作或止。所用饮食极热,腹中方快。薛曰:邪气去而元气虚寒也。诊其脉果沉细,用养肾散渐愈,又用十补丸而痊。

案4 一妇人所患同前,但发热作渴,喜冷冻饮料食,脉洪数,按之迟涩。薛以为血虚有热,用羚羊角散去槟榔,加白术、茯苓数剂,更用加味逍遥散而痊。

案5 一妇人患前症,时或膝腿作痛,脉浮数,按之迟缓。此元气虚而风湿所乘,用独活寄生汤顿愈,又用八珍汤而安。

案 6 一妇人因怒患前症,寒热往来,口苦不食,晡热内热。薛以为肝火血虚,先用小柴胡、山栀顿愈,又用加味逍遥散瘳。

案 7 一妇人患前症,寒热头痛,殊类伤寒。此寒邪之症,用槟榔败毒而安。又用补中益气汤,调理而愈。

案 8 立斋治一妇人,患腰痛,脚弱弛长,不能动履,以人参败毒散加苍术、黄柏、泽泻而愈。

案 9 一人体重,腰间常冷,与肾着汤加星、半夏、术,三服而愈。

案 10 薛治一男子,年四十余,患腰痛,服流气饮、寄生汤不应,热手熨之少可。盖脉沉弦,肾虚所致,以补肾丸愈之。(《续名医类案》)

【按】薛己是明代很有影响力的一位医家,一生著述颇丰,以擅长温补而著称。案 1 患者腰痛兼有头晕,以腰痛为先还是以头晕为先,这是一个临床抓主症的问题,薛己的选择是"头晕"为主症,他先用补肝散而愈,补肝散出自明代的《医方类聚》,由茯神、人参、独活、白术、肉桂、酸枣仁、甘草等药物构成。后面患者再发作则用补中益气汤加利湿清利头目的药物,总体均是抓头晕为主症,以补虚为治法。案 2 就是单味药物白术治疗腰痛,在临床上,白术,特别是生白术利腰脐之血气,确实是治疗腰痛的一味关键药物,清代的陈修园对此也有非常精辟的论述。案 3 患者腰部伴双下肢疼痛,以风湿论治,小续命汤和独活寄生汤治疗,效果时好时坏,薛己认为是元气虚寒导致,用养肾散和十补丸治愈。养肾散又名踯乌散,由全蝎、天麻、苍术、草乌头、黑附子构成,这类药物的组方临床确实对腰及下肢疼痛会有较好的疗效。案 4 同样的腰部伴双下肢疼痛,但表现为发热口渴,喜食冷饮,一派热象,薛己认为是"血虚有热",以羚羊角散加减而治愈。案 5 也是腰腿痛,"脉浮数,按之迟缓",以独活寄生汤治愈,以八珍汤善后。案 6 也是腰腿痛,但又有寒热往来、口苦不食的少阳证,薛己以"肝火血虚"论,用了小柴胡汤和栀子治愈,后再用加味逍遥散调理。案 7 也是同样的腰腿痛,但有寒热疼痛的表现,有外感,薛己先以槟榔败毒散治标,后再用补中益气汤调理。案 8 腰痛,腿脚无力,"弛长",无法穿鞋,属于湿。予以人参败毒散加苍术、黄柏、泽泻治愈。案 9 腰部重冷,证候相符,用肾着汤,符合《金匮》本义。案 10 腰痛病例,先用独活寄生汤等常规治疗,效果不好,通过一个"热手熨之少可"的诊疗细节,以补肾丸治疗而收工。

十个病例,薛己给我们做了一个很好的"同病异治"的辨证范例,包含了我们临床所能遇到腰腿痛的很多情况,对于我们临床处方有着很强的针对和指导意义。辨证时从兼症抓主症,治疗时先标后本,这些,都给我们现在的临床起到了一个很好的示范。

十四、江瓘

江篁南治一妇妊娠二月,因闪挫伤胎,腰痛,小腹疼,下血,内有热。用当归、白术、黄芩,上;熟地、川芎、防风、砂仁,中;艾叶,上;香附,下(上下之分,即君臣佐使之法)。上用水煎服,血止,小腹不痛。去砂仁,又用鸡子黄三个,以酒搅化,煮熟食之,即痊(《本草》:鸡子黄,治胎漏)。(《名医类案》)

【按】江瓘是《名医类案》的作者,这部书除了收集前代名医的医案外,还兼有江瓘父子自己的临床医案心得,因而更为真实自然。孕妇腰痛,临床遇到其实蛮棘手的,因为很多攻伐的药物并不敢用,江瓘的这个医案给了我们很好的示范,四物汤为底,加有黄芩、白术、砂仁等安胎之药,活血调血而不扰胎,方可保孕妇之无虞。

十五、孙一奎

案1 大参张公,分守杭嘉湖道,因丧夫人,衙中亡者八口,心中惶惶。因凌绛翁交厚,而礼予为诊。左寸脉短,关弦,右关滑,两尺亦弦。据脉心血不足,中焦有痰,流于下部,凝于经络,以故腰膝酸疼,居常背心作胀,头多眩晕,夜睡多汗。先时诸医悉投风剂,非所宜也。予以陈皮、白芍药、木瓜、牛膝、五加皮、苡仁、黄柏、酒芩、甘草、生地、当归、威灵仙调理,十剂,诸症悉愈。

案2 桂亭大兄,原因坠轿跌伤腰胁,痛不能转侧,咳嗽吊痛,用三制大黄二钱,桃仁一钱五分,杏仁、红花、天花粉各一钱,穿山甲八分,甘草五分,水煎服之,两帖而大便行。继以五加皮、红花、川芎、当归、生地黄、白芍药、丹参、甘草、桃仁、穿山甲、柴胡,煎四剂饮之,而痛大定。后因过食荤腥,喘嗽腰痛,右肩背坠痛,素有湿热痰积,以威灵仙、紫苏子、枳实、酒芩、半夏曲、栝蒌仁、甘草、陈皮、姜黄、防风、羌活,服后肠鸣,坐则重坠,此痰积已动,欲行不可得也。与穿山甲、当归尾、红花、杏仁、枳壳、大黄、萝卜子、川芎、莪术、青皮,服后大便所下稠积秽瘀甚多,痛随减去。以保和丸调理而安。(《孙文垣

医案》)

案3　孙东宿曰：吴东星冒暑应试，落第而怏怏，因成疟，自中秋延至十月。疟虽止而腰痛甚且白浊咳嗽，肌肉大削，药剂乱投，如大羌活汤、地黄汤及连、柏、桂、附、参、茸等皆用过，痛剧欲死，叫撼四邻。予脉之，左弦细，右滑大，俱六至，口渴眼赤，予知其昔患杨梅疮，余毒尚伏经络，适因疟后，气血不足，旧毒感动，故痛而暴也。以归、芍、甘草、牛膝、苡仁、木通、白鲜皮、钩藤，用土茯苓四两，煎汤代水煎药，数服而痛止嗽缓。乃以酒后犯房，次日腰如束缚，足面亦疼，左眼赤，小水短，足底有火，从两胯直冲其上，痛不可言，予于方去木通、白鲜、土茯苓，加石斛、红花、生地、黄柏，调理三日，证无进退。时值祁寒，因大便燥结，误听人用元明粉，一日夜服至两许，便仍不行，而腰痛愈猛。两足挛缩，气息奄奄，面色青惨，自觉危急。诊之，六脉俱伏，痛使然也。予曰：君证虽热，便虽燥，但病不在肠胃，而在经络筋骨间，徒泻肠胃何益？且闭藏之月，误泻则阳气亏乏，来春无发生根本矣。今四肢拘缩，腰胯痛极者，由天寒而经络凝涩也，寒主收敛，法当温散寒邪之标，使痛定，然后复治其本。乃用桂心、杜仲、炙甘草、苍术、破故纸、五加皮，连与二剂，痛定而四肢柔和，饮食始进。予曰：标病已去，顾今严寒，不可治本，须俟春和，为君拔去病根。渠不信，任他医用滋阴降火，久而无效。至次年三月，予乃以煨肾散进，大泻五六度，四肢冰冷，举家大恐。予曰：病从此去矣。改进理脾药数帖，神气始转，腰胯柔和可下床举步矣。盖此系杨梅疮，余毒伏于经络，岂补剂所能去哉？予故先为疏通湿热，方用补剂收功也。后仍以威灵仙末子二钱，入猪腰子内煨熟食之，又泻一二度，病根尽拔，改用熟地、归、芍、苡仁、牛膝、黄柏、丹参、龟板，调理全安。(《古今医案按》)

【按】孙一奎是明代新安医派的代表医家，案1腰痛先以风药论治，无效，孙一奎以调理肝脾，化痰利湿而愈，用药之法颇具朱丹溪之风。案2则是讲了外伤腰痛的辨证分期论治：首先，急则治其标，复元活血汤攻下活血，继而加强活血理气之功，当患者后期表现为湿热痰积之时，"服后肠鸣，坐则重坠，此痰积已动，欲行不可得也"，用活血下气之法再攻，最后以保和丸善后。案3是一个有非常翔实、非常精彩的一个病案，杨梅疮余毒伏于经络引起的腰痛，首诊以梅毒特效药土茯苓煎汤代水，配合利湿柔肝之药，痛缓解，后因酒后行房，相火旺而致一派热象，孙一奎改用养阴泻相火之药，但症状没有好转。后患者便秘，自己用了玄明粉，但大便仍没有通，而腰痛更为剧烈，"便虽燥，但病不在肠胃，而在经络筋骨间"，腰胯痛，由天寒而经络凝涩所致，遂改用温肾阳的药物，疼痛缓解。从诊疗过程而言，这已经是一个真寒假热的情况，后患者用了滋阴降火的药物，果然无效。第二年三月，孙一奎再用温肾阳的煨肾散治疗，腹泻五六次，去除病根，再用调和气血、健脾补肾之法善后。

十六、龚廷贤

龚子才治一人，跌后腰痛，用定痛等药不效，气血日衰，面耳黧色。龚曰：腰为肾之府，虽曰闪伤，实肾经虚弱所致也。遂用杜仲、补骨脂、五味子、山楂、苁蓉、山药，空心服，又以六君、当归、白术、神曲各二钱，食远服，不月而瘥。(《续名医类案》)

【按】龚廷贤是明代医家，治疗跌打后损伤腰痛，常规均是以活血化瘀定痛之法治疗，但患者效果不好，龚廷贤认为是肾虚所致，以补肾和健脾药物同用，不出一个月而愈。与朱丹溪"补接为先"的经典案例有异曲同工之妙。

十七、张景岳

张景岳治董翁，年六旬，资禀素壮，因嗜火酒，致湿热聚于太阳(膀胱)。忽病腰痛不可忍，至求自尽。诊六脉皆甚洪滑，且小水不通，而膀胱胀急，遂以大厘清饮倍加黄柏、龙胆草，一剂小便顿下，腰痛如失。(《续名医类案》)

【按】张景岳是明代温补学派的另一位代表人物，《景岳全书》对后世医家的影响极大。但作为一个医学大家，张景岳对待不同患者，并不总是一味补肾。这个病例就是一个湿热下注膀胱的病例，患者小便不通，腰痛不可忍，他选择的是大厘清饮，由茯苓、泽泻、木通、猪苓、栀子、枳壳、车前子组成，这也是《景岳全书》中的一张方子，由五苓散加入利水渗湿药物而成。

十八、缪希雍

案1 朱鹤山老年久患腰痛，用茯苓三钱，枸杞三钱，生地二钱，麦冬五钱，人参二钱，陈皮三钱，白术三钱，河水二钟，煎八分，日服一剂。强健再生子，八十未艾。

案2 缪仲淳治钱晋吾文学，腰痛甚。诊之，气郁兼有瘀血停滞，投以牛膝五钱,当归二钱五分,炙甘草一钱,苏梗一钱,五加皮一钱,橘红二钱,制香附二钱,续断二钱,水二钟,煎八分,饥时加童便一大杯服,二剂全愈。

案3 缪之外祖李思塘,少年患腰痛,至不能坐立,诸医以补肾药疗之不效。朱远斋者,湖明医也,用润字号丸药下之,去黑粪数升。盖湿痰乘虚流入肾中作苦,痰去方以补药滋肾,不逾月起。惜其方传者不真。(《先醒斋医学广笔记》)

案4 李季虬曰:先安人因女亡,忽患腰痛,转侧艰苦,至不能张口授食,投以鹿角胶不愈,以湿痰疗之亦不效。遍走使延仲淳。曰:此非肾虚也,如肾虚不能至今日矣。用白芍药、制香附各三钱,橘红、白芷、肉桂各二钱,炙甘草一钱,乳香、没药各七分半,灯心同研细,临服下之,一剂腰脱然,觉遍体疼。仲淳曰:愈矣。再煎滓服起。予骇问故,仲淳曰:此在《素问》木郁则达之,顾诸君不识耳(《先醒斋医学广笔记》)。(《续名医类案》)

【按】缪希雍是明末著名的医学家,他的很多独特的对病症规律的认识深为后世医家所重。案1为老年腰痛,没有走地黄丸补肾的常规之路,而用了四君子加益气养阴之法,用药更显轻灵,值得临床借鉴。案2行气活血,行气药物重于活血药物,二剂全愈。案3讲得是缪希雍的外祖父少年时腰痛,常规补肾之法无效,名医朱远斋以药物下之而愈。少年腰痛一般考虑肾虚的因素比较少,以攻下逐湿的方法应是正法。案4讲了一个情志引起腰痛的情况,用补肾药物和化湿药物无效,"木郁则达之",缪希雍用了疏肝理气与活血化瘀之法而治愈,腰痛不止于肾虚,肝郁引起的腰痛临床也不少。

十九、喻昌

一人伤寒后两腰偻废,卧床彻夜痛叫,百治不效。嘉言诊之:其脉亦平顺无患,其痛则比前大减。谓曰:病非死症,但恐成废人耳。此症之可转移处,全在痛如刀刺,尚有邪正互争之象,若全然不痛,则邪正混为一家,相安于无事矣,今痛觉大减,实有可虑。谛思良久,谓热邪深入两腰,血脉久闭,不能复出,只有攻散一法,而邪入既久,正气全虚,攻之必不应。乃以桃仁承气汤,加附子、肉桂二大剂与服,服后即强起。再仿前意为丸服之。旬余全安。(《顾松园医镜》)

【按】喻昌是清初三大家之一,其对《伤寒论》的"三纲学说"以及对"秋燥"的认识都对后世医家产生深远的影响。这个病案中患者两腰偻废,疼痛剧烈,各种治疗无效,喻昌认为患者脉象平顺,"病非死症",病因在于病邪深入两腰,只能攻下,但又怕伤正气,攻下没有效果,所以桃仁承气汤加附子、肉桂治疗。另附子、肉桂我们现在临床多为补阳之药,但在唐宋以前的医籍中,附子多有补益气血之功,附子、肉桂可以作为补益剂来使用,只是注意剂量,"少火生气",这一点,也是我们临床需要注意的。同时期的《张氏医通》也有"两腰偻废,乃热邪深入、血脉久闭之故,桃核承气多用肉桂,少加熟附行经,但痛者可治,偻废而不痛者,不可治也"的论述,应该是受到了这个病案的影响。再从另外一个角度看,"桃仁承气汤,加附子、肉桂",也是活血化瘀法在"两腰偻废"中的应用。"顽病从瘀论治",也是可以解释这个医案的。

二十、张三锡

案1 张三锡治一人,瘦弱,性复嗜酒,致腰及两胫痛不可忍,作肾虚治不应。诊之,左脉濡细而数,乃血虚受热也,遂以四物汤加生地、知、柏、牛膝、肉桂少许,二剂知,十剂已。

案2 一人因太劳,又过饮酒,致湿热乘入客于经络,腰痛,夜更甚,不得俯仰,脉濡而弱,先与拈痛去参、术,二剂稍愈。遂改用四物汤加杜仲、牛膝、独活、肉桂,顿瘳。

案3 一人脉症同上,服拈痛渐减。一人改用附、桂,遂攻出一痈,出脓,大补始消。

案4 一人肥盛而肢节痛,腰更甚,脉沉濡而滑,知湿痰也。与二陈汤加南星、二术、二活、秦艽、防风,十剂愈。

案5 一人因坠马后腰痛不止,日轻夜重,瘀血谛矣。与四物去地黄,加肉桂、桃仁泥、苏木,四服,大便下黑而痊。(《续名医类案》)

【按】张三锡亦是明代医家,王肯堂称之为"医圣"。从他治疗腰痛的五个医案来看,张三锡还是比较重视气血调和的,受朱丹溪影响也比较大,四物汤是其常用之方。案1腰痛病案,常规补肾效果不好,血虚受热,四物汤加清热活血药物而治愈。案2也是湿热入络,腰痛夜更甚,拈痛汤去参术,用的是朱丹溪的经验,症状稍缓之后改用四物汤加补肾药物。案3也是拈痛汤治疗。其中一人改用附桂等温热药物后,发了一个痈,"大补始消",用黄芪还是鹿角？具体药物没有交代,但给了我们一个临床思路。案4也是一个湿热患者,二陈汤加味。案5则是瘀血患者,日轻夜重是一个典型特征。

二十一、卢复

卢不远治陈孟杅父,六月中受寒,尚淹淹未甚也。至次年二月,忽小腹与腰急痛,即令人紧挽外肾,稍松便欲死,与羌活、黄柏、茯苓、肉桂等剂,令刮委中,痛止而足软。至五月天热,身发紫瘢,有汗至足乃愈,此乃肠腑病也。《经》曰:小肠病者,腰脊控睾而痛。以羌活入小肠,故痛随愈。其足软未瘳者,原以寒邪郁火,故需夏时,则火力全而血脉之邪始去,所以瘢出足汗,百骸畅美,寒净而火遂融通也。(《续名医类案》)

【按】卢复是明代医家,这个腰痛病例实际很可能是由腹部引起的,临床上由腹部问题引起的腰痛其实并不算太少,卢复认为"此乃肠腑病也""以羌活入小肠,故痛随愈"的提法并不常用,可以在临床进一步验证探索。

二十二、钱国宾

钱国宾治榆林张参戎,体厚力大,素善骑射,壮时纵欲,水败火亏,腰胯如折,其脉寸关浮大,两尺若有若无,不可以揖,非人扶不起,已三年,筋骨皆冷,以六味丸加河车膏、龟鹿胶、参、归、桂、附,补其真元肾命,年余方能步,又五年卒。(《续名医类案》)

【按】钱国宾是明代医家,擅长女科,这个病案讲了一个纵欲过度、肾精重度亏虚的患者,以六味丸加各类补剂峻补真元,一年多方能走路。由此可见,补肾治疗难度大,疗程长,非一日一夕之功。这种情况,我们临床上应向患者进行解释说明。

二十三、朱远斋

一人患腰痛,至不能坐立,以补肾药治之不效。朱远斋用润字号丸药下之,去黑粪数斤。盖湿痰乘虚流入肾中作苦,痰去方以补药滋肾,不逾月起。惜其方不传。(《顾松园医镜》)

【按】朱远斋是明代医家。众所周知,腰痛的主要治疗方法是补肾,但也有部分情况补肾效果不好的,这就需要开拓其他的治疗思路了。用下法治疗腰痛其实也是蛮常用的一个方法,虽然该医案中具体方药没有写明,但了解这个方法已经足够了,桃核承气汤、大成汤、己椒苈黄丸、舟车丸等,都是可选用的方子。

二十四、裴兆期

裴兆期治一人腰痛,用杜仲、山萸、当归、续断之类,久而弥甚。就诊于裴,裴细审之,其人饮食减少,时发恶心呕吐,乃胃中湿痰之候也。且其痛卧重而行轻,每卧欲起,则腰胯重坠不能转侧,必将身徐徐摆动,始克强起而行,迨行久反渐觉舒和。此盖湿痰乘气静而陷于腰胯之间,故作痛;乘气动而流散于腰胯之外,故渐舒和。若肾虚则卧而逸,痛必当轻;行而劳,痛必当重。何以如是之相反耶?初与小胃丹五十粒,连下宿水四五行。继以二陈汤去甘草,加苍术、泽泻、砂仁,三剂痛顿减。随与苍术为君之大补脾丸,服未旬余,痛即如失。(《续名医类案》)

【按】这个病案讲了一个肾虚腰痛与湿邪腰痛如何鉴别的问题。肾虚腰痛,"卧而逸,痛必当轻;行而劳,痛必当重",反过来,"其痛卧重而行轻,每卧欲起,则腰胯重坠不能转侧,必将身徐徐摆动,始克强起而行,迨行久反渐觉舒和",这就是痰湿引起的腰痛。在实际临床上,日轻夜重的腰痛与日重夜轻的腰痛,早上是否伴随有晨僵,对于鉴别各类腰痛还是有相当重要意义的,值得我们在临床重视。

二十五、祝登元

祝茹穹治张修甫,腰痛重坠,如负千金,惟行房时不见重,服补肾等丸总不效。祝曰,腰者肾之府,肾气虚,斯病腰,然何以行房时不见重?必瘀血滞之也。故行房时肾摇而血行,行即不瘀,遂不见其重也。以黄柏、知母、乌药、青皮、桃仁、红花、苏木、穿山甲、木通各一钱,甘草五分,姜、枣煎,二剂而愈。(《古今医案按》)

【按】祝登元是清代医家,腰痛患者如何鉴别是血瘀还是肾虚,祝登元给了一个判断标准,行房时是否疼痛,"行房时肾摇而血行,行即不瘀,遂不见其重也",我们现在临床角度而言,这个理由有点牵强,应该还是活动姿势所致。这个判断标准与张璐在《张氏医通》中"肝气不条达,睡至黎明,觉则腰痛,频欲转侧,晓起则止"有相似之处,活动以后腰痛反而不剧烈,不应是肾虚腰痛的表现。从方子而言,亦是理气活血之剂加上知母、黄柏清相火,二剂而愈。

二十六、张璐

案1 石顽治沈云步媳,常有腰疼带下之疾,或时劳动,日晡便有微热。诊其两尺皆弦,而右寸关虚濡少力,此手足太阴气衰,敷化之令不及也。合用异功散加当归、丹皮调补胃中营气,兼杜仲以壮关节,泽泻以利州都,则腰疼带下受其益矣。

案2 江苏总藩张公,严冬腰腹疼重,甲夜延石顽诊候。脉得沉滑而快,遂取导痰兼五苓之制,一剂而腹痛止,三啜而腰弛纵自如,未尝用腰腹痛之药也。(《张氏医通》)

【按】张璐是清初医家,案1腰痛兼带下,日晡便有微热,结合脉象,考虑是气虚所致,用的是异功散益气健脾的思路。案2腰腹疼痛,脉象沉滑而快,属实证,以化痰利湿之法而奏效。

二十七、叶桂、薛雪、缪遵义

三疟既久,项酸腰似折,督脉惫矣。宜治少阴。

鹿角尖,生菟丝,当归,焦术,补骨脂,杜仲。

三疟四载,寒轻热重,呕逆腰痛。此腰痛疟系少阴也。宜治少阴兼理少阳。

鹿角霜,杜仲,续断,半夏,生鳖甲,生姜。(《三家医案合刻》)

【按】《三家医案合刻》刊刻于清道光年间,汇集了苏州名医叶天士、薛雪、缪遵义三家医案。其中有两个腰痛病案,三疟即三阴疟,因邪气潜伏于"三阴",病邪缠绵日久,兼有三阴经主症出现,故名。两个腰痛病案病程已久,均为虚证,案1"项酸腰似折,督脉惫矣",补肾治疗;案2"寒轻热重,呕逆腰痛",有少阳证和呕逆的症状,补肾的药物中加入半夏、生姜而收工。

二十八、叶天士

腰腿足痛

案1 曹,三九。湿郁,少腹痛引腰,右脚酸。(腰痛)

木防己,晚蚕沙,飞滑石,茯苓皮,杏仁,厚朴,草果,萆薢。

案 2 俞,五五。劳倦挟湿,腰疼。

川桂枝尖,木防己,生苡仁,茯苓皮,晚蚕沙,革薢。

案 3 何,四七。腰痛,环跳穴痛痹。

沙苑,桂枝木,小茴,茯苓,桑寄生,炒杞子。

案 4 翁,三五。正努力伤腰疼。

生杜仲,当归,五加皮,炒牛膝,枸杞子,茯苓,青盐,生羊腰子。

案 5 吴氏。脉虚身热,腰髀皆痛,少腹有形攻触,脏阴奇脉交伤,不可作外感治。

当归,炒白芍,桂枝,茯苓,炙草,煨姜,大枣。

案 6 汪,二三。脉涩,腰髀环跳悉痛,烦劳即发,下焦空虚,脉络不宣,所谓络虚则痛是也。

归身,桂枝木,生杜仲,木防己,沙苑,牛膝,革薢,小茴。

案 7 某。便溏腰痛无力,术菟丸方。

案 8 朱。脉细色夺,肝肾虚,腰痛,是络病治法。

生羊内肾,当归,枸杞子,小茴,紫衣胡桃,茯神。

案 9 汪妪。老年腰膝久痛,牵引少腹两足,不堪步履,奇经之脉,隶于肝肾为多。(腰膝痛)

鹿角霜,当归,肉苁蓉,薄桂,小茴,柏子仁。

案 10 王,三五。脉迟缓,饮酒便溏,遗精数年不已,近日腰髀足膝坠痛麻木,此湿凝伤其脾肾之阳,滋填固涩,决不应病。先议用苓姜术桂汤,驱湿暖土,再商后法。

案 11 吴。舌白干涸,脘不知饥,两足膝跗筋掣牵痛,虽有宿病,近日痛发,必挟时序温热湿蒸之气,阻其流行之隧,理进宣通,莫以风药。(膝腿足痛)

飞滑石,石膏,寒水石,杏仁,防己,苡仁,威灵仙。

案 12 蒋,七岁。足膝肿,疼久不止,内热。

生虎骨,炒牛膝,革薢,金毛狗脊,当归,仙灵脾。

又,照前方加生鹿角、黄柏。

案 13 张,四二。劳力伤,左腿骨麻疼。

生虎骨四两,当归二两,五加皮二两,仙灵脾二两,牛膝二两,独活一两,白茄根二两,油松节二两,金毛狗脊八两。

案 14 朱。痛着右腿身前,肌肉不肿,必在筋骨,且入夜分势笃,邪留于阴,间有偏坠。治从肝经。

生杜仲一两,当归须二钱,穿山甲二钱(炙),小茴香一钱(炒),北细辛三分,干地龙(炙)一钱

案 15 某。呕逆吐涎,冲气攻心,足大拇指硬强而痛。(足痛)

淡吴萸,熟附子,独活,北细辛,当归,汉防己。

案 16 某。两足皮膜,抚之则痛,由厥阴犯阳明,胃厥所致,脉弦而数,治当疏泄。

川楝子,延胡,青皮,黑山栀,归须,桃仁,橘红,炒黑楂肉。

案 17 陆,二四。饱食则哕,是为胃病,两足骨骱皆痛,阳明胃脉不司束筋骨,攻痛,议转旋阳气法。苓姜术桂汤。

案 18 某。右足患处麻木筋强微肿,老人气血不得宣通,冬病至长夏,食不加餐,脉小弱,主以温养。

虎胫骨(生打)三钱,怀牛膝一钱,归身(炒)一钱,杞子(炒)三钱,生杜仲三钱,川斛三钱,草薢一钱,白蒺藜(炒去刺,研)一钱。

腰者,肾之府,肾与膀胱为表里,在外为太阳,在内属少阴,又为冲任督带之要会,则腰痛一症,不得不以肾为主病,然有内因、外因、不内外因之别。旧有五辨,一曰阳虚不足,少阴肾衰;二曰风痹风寒,湿着腰痛;三曰劳役伤肾;四曰坠堕损伤;五曰寝卧湿地,其说已详。而景岳更增入表里虚实寒热之论,尤为详悉,夫内因治法,肾脏之阳有亏,则益火之本,以消阴翳,肾脏之阴内夺,则壮水之源,以制阳光,外因治法,寒湿伤阳者,用苦辛温以通阳泄浊,湿郁生热者,用苦辛以胜湿通气,不内外因治法,劳役伤肾者,以先后天同治,坠堕损伤者,辨伤之轻重,与瘀之有无,为或通或补,若夫腿足痛,外感者,唯寒湿、湿热、风湿之流经入络。

《经》云伤于湿者,下先受之,故当以治湿为主,其间佐温佐清佐散,随症以制方,内伤则不外肝、脾、肾三者之虚,或补中,或填下,或养肝,随病以致治。古来治腰腿足痛之法,大略如此也,然审症必如燃犀烛怪,用药尤贵以芥投针,今阅案中,有饮酒便溏,遗精不已,腰痛麻木者,他人必用滋填固涩等药,先生断为湿凝伤脾肾之阳,用苓桂术姜汤,以驱湿暖土,有老年腰痛者,他

人但撮几味通用补肾药以治,先生独想及奇经之脉,隶于肝肾,用血肉有情之品,鹿角、当归、苁蓉、薄桂、小茴,以温养下焦,有痛着右腿,肌肉不肿,入夜势笃者,先生断其必在筋骨,邪流于阴,用归须、地龙、山甲、细辛,以辛香苦温入络搜邪,有两足皮膜,抚之则痛者,似乎风湿等症,先生断其厥阴犯阳明,用川楝、延胡、归须、桃仁、青皮、山栀,以疏泄肝脏。有饱食则哕,两足骨骱皆痛者,人每用疏散攻劫,先生宗阳明虚不能束筋骨意,用苓姜术桂汤,以转旋阳气,种种治法非凡手所及,要之治病,固当审乎虚实,更当察其虚中有实,实中有虚,使第虚者补而实者攻,谁不知之,潜玩方案,足以补后人之心智也,岂浅鲜哉(龚商年)。

徐评:凡有着之邪,总以外攻,《内经》有腰痛论一篇,亦以服药不足尽病也。(《临证指南医案》)

【按】叶天士是医学史上非常著名的一位医家,许多观点都对后世医家产生着深刻影响。叶天士的学生龚商年在该篇评论中对叶天士的治疗思路与特点做了很好的概括,"以治湿为主,其间佐温佐清佐散,随症以制方,内伤则不外肝脾肾三者之虚,或补中,或填下,或养肝,随病以致治,古来治腰腿足痛之法,大略如此也",但叶天士的特点在于"独想及奇经之脉,隶于肝肾,用血肉有情之品"。从其对腰痛治疗的总体思路而言,他秉承了温病学派清利湿热畅通经络的治法,对于前代风药的应用较为谨慎,治腰痛单纯补肾的方法很少,基本是肝肾同治,补肾药物与疏肝理气化瘀药物并用。"要之治病,固当审乎虚实,更当察其虚中有实,实中有虚,使第虚者补而实者攻,谁不知之",纯虚纯实的腰痛在临床其实并不多,绝大多数都是虚实夹杂的,这中间攻补尺度的把握,才是最考验临床医生的。

二十九、魏玉璜

魏玉璜曰:陆茂才父,年七十,素有肝病,偶于春分日玉皇山顶烧香。玉皇之高,为湖上众山之最,晨而往,晡而归,足力可云健矣。至夜忽腰大痛,不可转侧。或以为劳伤兼感冒,宜先表散,与羌活、秦艽等,一剂痛益剧。脉之弦硬,三五不调,二便俱秘,面黯囊缩,日夜不得眠。曰:此肝肾大伤,疏泄太过,症频危矣,岂可再投风药?以养青汤加牛膝、当归,痛略减,二便仍秘,且呕恶发呃。地气不得下行,而反上攻也。前方重用熟地,外以田螺、独蒜捣烂系脐下，二便既行，呕呃遂止。痛忽移入少腹，控引睾丸，前方杞子至二两，再入白芍、甘草，数剂渐瘥。乃畏药，停数日，觉复甚，又与数剂而安。(《续名医类案》)

【按】魏玉璜是清代著名医家，其编著的《续名医类案》是成书于乾隆年间一本重要的医案类著作，因鉴于明代《名医类案》所选资料尚多缺漏，而明后新见医案亦颇繁，乃"杂取近代医书及史传地志、文集说部之类，分门排纂"。在病案收集的数量方面大大超越了明代的《名医类案》，给后世留下了很多宝贵的临床医案资料。魏玉璜一生倡导"补肝"，提出"内伤从肝而起"。这个病案也很好地反映了这个思想。急性腰痛，认为是外感，先用风药治疗，无效，结合脉象和症状，魏玉璜判断是肝肾大伤，先以养青汤治疗，后又加入枸杞、白芍、甘草等柔肝之物而痊愈。

三十、吴簴

阿侍卫骑马坠跌，腰胁痛不可忍，形气委顿，饮食不思。此筋骨受伤，血脉凝滞，真气损败，故见代脉。凡跌，不洞伤在何经，恶血必留于胁下，以肝主血故也。即投四物汤，加桃仁、红花、牛膝、肉桂、延胡索、乳香、没药以行气散血。外用酒糟、葱姜捣烂、炒热掩之，其痛可渐止。

查梅舫廉访，年逾七旬，腰痛不能俯仰转侧，脉虚沉细，乃高年真阳不足，精血亏损，肾气衰备，致寒湿风气乘虚袭之。当进大营煎(当归、熟地、枸杞、杜仲、牛膝、肉桂、炙甘草)加熟附、鹿茸、羊肾一枚，用血肉有情之品，温养下焦；外用摩腰膏治之自效。

羊肾细切去脂膜，入药汤煮熟，次入韭、白、盐、花椒、姜、酱、醋作羹，空腹食之。

附子尖、乌头尖、南星各二钱半，朱砂、雄黄、樟脑、丁香各钱半，干姜一钱，麝香五粒，共为细末，蜜丸龙眼大，每用一丸，生姜汁化开如厚粥，火上烘热，放掌上摩腰中，候药尽即烘绵衣裹紧，腰热如火。间二月用一丸。近有人专用此治形体之病。凡虚人、老人颇有效验，其术甚行，腹中病亦可摩。(《临证医案笔记》)

【按】吴簴是清代医家，第一个医案，外伤所致腰胁痛，行气散血法治之。第二个医案，老年人精血不足，以其自拟的"大营煎"加鹿茸、羊肾血肉有情之品治疗。外用方则用《丹溪心法》中的摩腰膏治疗。整体治疗中规中矩,诊疗思路规范有序。

三十一、陈念祖

动则腰痛,空虚如无所着。证系肾虚之候。肾有水火两脏,虚在何脏?岂容浑而不辨?《经》谓诸痛皆属于火,惟肾虚腰痛不得专属于火也。盖肾中真火不衰,腰自不痛,真火不足,其痛始作,故治肾虚腰痛宜补命门之真火。但徒补火而不补水而火无水制,火势独旺,其痛未得逮止。必须水火并补,使水火既济,则肾气足而痛自除矣。方列于后。

大熟地六钱,白术四钱,川杜仲三钱,破故纸二钱。

自述大病之后腰痛如折,连服补肾之剂反伛偻不得转伸。检阅前方,多是熟地、山药等一派滋腻之味,前医只认腰痛一症专属肾虚,故拘定成见,误施方药,致酿成斯患。不知大病后血气必虚,虚则脾胃不运,邪湿常阻滞其间,不祛湿而反助湿,补之适足以害之。一误之后,岂容再误?函宜反其道而为之,或克有济。兹将拟方列后。

白术一两,土微炒薏苡仁八钱,炙黄芪五钱,杜仲三钱,炒断丝防风五分,附子一分(炮)。水同煎服。(《南雅堂医案》)

【按】陈修园是清代名医,其代表作品《医学三字经》《长沙方歌括》对后世影响颇大。这段论述中,陈修园首先强调了补肾应"水火并补",而当专事补肾效果不佳时,则当重视祛湿之法。在后面的附方中,白术和薏苡仁是陈修园所特别强调的两味治腰痛的祛湿之药,值得我们在临床多加学习。

三十二、吴鞠通

成,五十四岁。腰间酸软,两腿无力,不能跪拜,间有腰痛,六脉洪大而滑。前医无非补阴,故日重一日。此湿热痿也,与诸痿独取阳明法。

生石膏四钱,海桐皮二钱,晚蚕沙三钱,白通草二钱,生苡仁八钱,云苓皮五钱,防己四钱,杏仁四钱,桑枝五钱,草薢五钱,飞滑石一两。

前后共服九十余帖。病重时自加石膏一倍,后用二妙丸收功。(《吴鞠通医案》)

【按】吴鞠通是清代著名医家,温病学派代表人物,对后世影响深远。这个病案,虽有腰痛症状,但腰腿酸软,两腿无力,当按"痿证"论治,治疗思路和前面汪机的病案有类似之处,但用药又全然不同。吴鞠通在《温病条辨》中分立了"湿痹"与"暑湿痹",后世常根据"湿聚热蒸,蕴于经络"而将二者统称"湿热痹"。并给出了相应的方药治疗,以加减木防己汤和宣痹汤为主,这个病案中,吴鞠通以"湿热痿"论治,取"宣痹汤"之意,外加石膏、海桐皮等,前后服用九十余剂,最后用二妙丸收工,整体治疗湿热的思路和处方还是很值得我们临床学习的。这个医案给我们另外一个启示是,湿热之疾,不可速去,九十余剂的治疗,病程长达三四个月,这也是我们临床医生平时应该心中有数的。

三十三、孙御千

佺倩赵元复腰腿痛症,己丑八月中,先寒战一日,大汗热退,左半身痛,腰胯更甚,足不能伸,口渴面赤,尿混浊短涩,平昔脉象六阴,今觉数大,予思本年春夏,雨霪过多,酒客素多内湿,为订一方:五苓散加滑石、桃仁,通阳利湿,以疏下部血中之滞。服二剂,左半上下之痛俱减,稍能起坐,但腰痛连胯,膝屈不伸,行走伛偻苦楚,思嘉言先生治腰偻废,瘀血内痹者,用桃仁承气加肉桂,此邪尚在经络,宗其意立方。

苡仁、桃仁、牛膝各三钱,肉桂五分,大黄钱半,地龙九条,胭脂绵一钱,麝香一分,炒黑豆煎汤服四剂。

症又轻减,大便通快,稍有血下,左足尚短一寸,不能直。每三四更腹痛,竟夜不寐,此时予虽知为血病,不知内蓄甚多,用活络丹三服,又想少阳主骨,太阳主筋,用二经之药,羚羊角散一方,症不少减,但口渴不欲饮,必极滚方快,时九月天气尚热,厚褥不嫌热。元复曰:"余向喜热畏冷,今服附子而病如此,真虚寒矣。"余细思良久,悟曰:"腹痛夜甚,卧重褥不欲饮,喜滚汤,乃血滞之候,非寒也,下之为宜。"方用:

白蒺藜,芫蔚子,丹皮,赤芍,炒滑石,牛膝,归尾,郁金。

服四剂,连下紫血块六七回,腰胯之痛冰释,膝筋亦伸,步履如常矣。是役也,治法虽活络丹、羚羊角散,尚属膈膜不当,余尚切病得效。其族佺新学针灸,意欲针之,予劝其勿针,其四兄怫然曰:"此病无用针之理乎?"予曰:"针固甚妙,但无神针耳。"嘻!难言矣。(《龙砂八家医案》)

【按】孙御千为清代著名的江阴龙砂医家,这个医案前后思路注解很详细,其临床思路很值得学习借鉴。总体而言,贯彻了"顽疾从瘀论治"的思想。特别是当患者出现反常的"喜热恶寒"的阳虚症状时,"腹痛夜甚,卧重褥不欲饮,喜滚汤,乃血滞之候,非寒也,下之为宜"。这段论述非常值得我们学习与回味。瘀血的判断标准是什么?王清任在《医林改错》写了十几条症状,其中很大的一个特点,夜间发病者多为血瘀,非常值得我们临床学习与思考。

三十四、何书田

督脉空虚,腰背所由痛楚也。

炙黄芪,炒归身,秦艽肉,炒怀膝,陈皮,鹿角霜,枸杞子,桑寄生,川断肉,茯苓。

素挟湿痰;现在腰背酸疼,颈项瞻顾不便,下体寒冷;右关尺独见沉弱,此命火衰微,奇经督脉内亏也,舍温补无策。

制附子,炒熟地,菟丝子,金狗脊,山药,茯苓,鹿角霜,枸杞子,厚杜仲,五味子,胡芦巴。(《二续名医类案》)

【按】何书田是清代医家,吴下名医。这两个腰痛病案均是督脉空虚,肾气不足所致。除了用到鹿角霜血肉有情之品外,第二个素挟湿痰的病案也用温补的方案,在"抓主症"方面给了我们临床很大的启示。

三十五、刘开

刘立之治一妇人,患腰痛已历年,诸药不效。刘诊之曰,病虽危殆,然一夕可安,主人讶焉,乃请其药,答曰,不须药,但用铅粉二三十两,壮士五人,大铃五七枚足矣。于是主家悉备,刘命撤去床帐幔,移置屋中,以米饮和铅粉置病妇腰周匝,令其舒卧,壮士一人,摇铃绕床急走,使其声不绝,人倦即易之,至夜半后,其妇稍能自起立,既而腰痛顿释。举家拜云,师,神医也,愿闻其意。刘云,此病因服水银所致,水银客腰间,不能出,故疼不已,今用铅粉,粉乃水银所化,为金之母,取金音以母呼子,母子合德,出投粉中,则病愈矣。(《古今医案按》)

【按】刘开是宋代医家,腰痛患者,因水银中毒,用铅粉和水银所治愈,我们目前的临床肯定是觉得匪夷所思的,《古今医案按》的作者俞震亦觉得"此法异想天开,较之葛可久浴以银汤,坐以川椒者,各臻神化,并绝跻攀"。但我们如果不从水银中毒之类的可能去考虑,从另一个祝由的角度来考虑问题,可能会有另外的答案。

三十六、许琏

某木匠因触伤腰胁,呼吸转侧尤为难忍。瘀血留阻于经络,痛恶寒发热,脉弦劲而此因瘀留经络,以致气机不宣也。方用桃仁、苏梗、橘络、丝瓜络、乳香、没药、红花、丹参、穿山甲、牛膝、青葱管等活用通络逐瘀之品,两剂而愈。(《清代名医医话精华》)

【按】许琏是清代法医学家,外伤所致腰胁痛,虽有前面朱丹溪"补接为先"的案例,但这不是常法。对于体质尚可的普通人而言,活血理气化瘀方为正道。

三十七、谢星焕

案1(湿热腰痛) 徐伯昆,长途至家,醉饱房劳之后,患腰痛屈曲难行。延医数手,咸谓腰乃肾府,房劳伤肾,惟补剂相宜,进当归、枸杞、杜仲之类,渐次沉困,转侧不能,每日晡,心狂意躁,微有潮热,痛楚异常。卧床一月,几成废人,余诊之,知系湿热聚于腰肾,误在用补,妙在有痛,使无痛,则正与邪流,已成废人。此症先因长途扰其筋骨之血,后因醉饱乱其营卫之血,随因房劳耗其百骸之精,内窍空虚,湿热扰乱,血未定静,乘虚而入,聚于腰肾之中。若不推荡恶血,必然攒积坚固,后来斧斤难伐矣,以桃仁承气汤,加附子、玄胡、乳香数剂,下恶血数升而愈。

桃仁承气汤(仲景):桃仁、大黄、芒硝、甘草、桂枝。

案2(蓄血腰痛) 黄绍发腰屈不伸,右睾丸牵引肿痛,服补血行气之剂,病益日进。余诊脉象,弦涩带沉,询其二便,小便长利,不及临桶,大便则数日未通,知为蓄血无疑。处桃仁承气汤,加附子、肉桂、当归、山甲、川楝,下黑粪而愈。(《得心集医案》)

【按】腰痛分虚实两途,慢性腰痛临床一般均以肾虚为主进行治疗。但这两个病例均为常规补肾和补益气血之后,症状不减反重,谢星焕以下血之法,以桃核承气为主进行加减,确实在我们现在的临床上很有借鉴意义。

三十八、李铎

案1 汪夏翁，年逾六旬，诊脉濡弱，乃气血两虚之象，惟右寸独见滑大，是肺有停痰之状，故时有气逆，喘嗽咯痰诸端，此属老年人常态，非易治也。据述素患头痛目眩，实为阳虚挟痰为患，盖头为诸阳之首也，腰足痛是肾元虚损也。法宜理阳除痰，兼益肝肾。

文党、白术、茯苓、半夏、五味、干姜、附子、沉香、杜仲、故纸、胡桃肉、黑铅一块同煎。

又：进理阳温肾法逆气差舒，停痰已减，显为虚征。今脉见缓细，腰腿足膝酸痛而重，步履维艰，乃肝肾两亏，必兼停湿也。议补肝肾兼祛湿法。

附子、白术、杜仲、故纸、安桂、羊霍、薏苡仁、牛膝、胡桃肉、细辛少许，服四五帖减去不用。

腰痛补肝暖肾，人所共知，而兼祛湿除痰，用药之灵通，人所不及。（寿山）

案2 某，三十余，大病后劳动，兼犯房事，小腹绞痛，腰痛如折。服杜仲、固脂补肾药不已。

余用人参三白散，一剂痛减，四剂全愈。

党参，白术，白茯苓，白芍，附子，生姜，大枣。

腰痛本属肾虚为因，房劳而致，三白汤虽治内伤，实耐人思索。（寿山）（《二续名医类案》）

【按】李铎是清代江南著名医家，两个病案均为补肾与祛湿合用。腰痛的病因，肾虚为本，而在没有外伤史的腰痛患者中，湿邪引起的腰痛也是很常见的。因而，补肝肾与祛湿化痰合用的组方思路，在实际临床上是非常常用的。

三十九、王孟英

案1 某媪，年六十余，患腰腿串痛，闻响声，即两腿筋挈不可耐，且必二三十次。卧榻数载，诸药罔效。孟英察脉沉弦，苔腻便秘。亦因广服温补而致病日剧也。与：雪羹、羚（羊角）、楝（实）、胆星、橘络、竹沥、丝瓜络，吞礞石滚痰丸及当归龙荟丸，四剂，大泻数十次，臭韧异常，筋挈即已。乃去二丸，加（山）栀、（黄）连、羊藿，服六剂。即健饭而可扶掖以行矣。

案2 某妪,患腰痛胀欲捶,多药不效。孟英视其形虽羸瘦,而脉滑痰多,苔黄舌绛。曰:体虚病实,温补非宜。苟不攻去其痰,徒以疲药因循,则病益实,体益虚。糜帑劳师,养成寇患,岂治病之道哉?先以:雪羹(汤)加竹茹、楝实、绿萼梅、杏仁、花粉、橘红、茯苓、旋覆,吞控诞丹,服后果下胶痰,三进而病若失。嗣予调补获痊。

案3 谢谱香,素体阴虚,忽患环跳穴痛,始而下及左腿,继而移于右腿,甚至两足转筋,上冲于腹间,或痛自乳起,下注于髀,日夜呼号,肢冷自汗,略难反侧。医见其血不华色,辄投补剂。迨仲春孟英自江西归,诊脉弦软微滑,畏热知饥,溲赤便坚,舌红不渴。乃阴虚而痰气滞于厥阴也。以:苁蓉、鼠矢、竹茹、丝瓜络、橘核、茴香汤炒当归,吴萸汤炒黄连,川椒汤炒乌梅,延胡汤炒楝实,凫茈为剂,一服即减,数啜而安,继与虎潜加秦艽而起。(《回春录》)

【按】王孟英为清代温病大家,所著的《温热经纬》影响深远。案1腰腿串痛,筋挛不可耐,通过苔脉的诊视,王孟英诊断为痰热阻络,礞石滚痰丸与当归龙荟丸并用,再合以清热化痰之品,10剂而愈。案2也是腰痛多方治疗无效,脉滑痰多,苔黄舌绛,"体虚病实,温补非宜",亦用化痰之药,控诞丹配合疏肝健脾之方,3剂而愈。案3"阴虚而痰气滞于厥阴",寒热并用,化痰祛瘀,尤其茴香汤炒当归、吴萸汤炒黄连、川椒汤炒乌梅、延胡汤炒楝实的药物配伍和制性存用的方法更是值得学习。另外,雪羹是由大荸荠、海蜇等制作而成的一剂汤药,有泄热止痛的作用,凫茈即是荸荠。总体而言,"顽疾从痰论治"是中医界的一句名言,放在腰痛治疗上也同样适用。

四十、吴达

沪城桂泉兄,李观察之少君也。患腰痛,至夜痛不可忍,坐卧难安,脉象弦数,两尺空大,舌苔黄燥,素无痰涎。余初用温肾、达木、渗湿之方,未能骤止,缘方中有桂枝、附子,似有畏其燥烈之意;改用通经、理湿、驱风之方,其痛或作或止。后细述因公远出,重受湿邪,偶有房后冒风之事。审脉验症,乃肾寒土湿,风湿留经,因经气阻塞,致有燥火上炎之象。方用阿、归、苓、泽、苡、斛、防己、萆薢、羌、防、桂枝、附子、前胡、川贝、紫菀、麦冬、炙草,两进而愈。法用苓、泽、苡、斛淡以渗其脾湿也;附子温肾寒而通经;桂枝疏肝木;用阿、归滋养者,因肝木已生风燥也;防己、萆薢驱经中之湿邪;佐羌、防以通太阳寒水之经;前胡和少阳,降其上逆之火,川贝、紫菀、麦冬和其肺胃,取其胃阴润下,则肺气自然右降,上飞之火亦有下行之路矣。(《医学求是》)

【按】吴达亦为清代医家,这个腰痛医案的亮点在于温肾疏肝渗湿的同时,加用川贝、紫菀、麦冬等药物和其肺胃。中医讲求整体观念,降肺气在中医治疗腰痛中总体用的较少,但如果患者有相应症状出现时,很多看似和腰痛治疗无关的治疗方法往往能起到关键的作用。

四十一、何鸿舫

案1 沈,二十九岁,丙子八月二十六日未刻。劳倦络伤,常畏寒,腰酸骨疼,脉弱无力。当从滋养。怯候已深矣。

生黄芪钱半,中生地四钱,秦艽肉钱半,制首乌二钱,怀牛膝二钱,辰砂拌茯神四钱,煅牡蛎四钱,远志钱半,肥玉竹二钱,广陈皮一钱,生甘草四分,加细桑枝五钱,煨姜一片。

二十七日改方去牡蛎、煨姜,加煅龙齿二钱,浮小麦三钱。

案2 龚右,四十八岁,丁丑二月十二日辰刻。调理气阴,以扶劳倦。腰背手足酸痛,脉细弱。函宜节力。

潞党参钱半,焦冬术钱半,当归身三钱,枸杞子二钱,怀牛膝二钱,炒枣仁三钱,炙乌贼骨四钱,远志钱半,辰砂拌茯神三钱,水炙甘草四分,广木香四分,酒炒白芍钱半,广陈皮一钱,加酒炒细桑枝六钱。

案3 周右,三十二岁。丁丑二月一十三日未刻。劳腰疼腹痛,脉数涩。当用温理,切忌生冷。

炒党参钱半,焦冬术钱半,煨益智一钱,煅牡蛎三钱,广木香四分,炒枣仁三钱,炮黑姜四分,焦白芍钱半,炙甘草四分,茯苓三钱,炒小茴香六分,广陈皮一钱,加砂仁壳六分,官桂四分。

案4 朱,五十九岁,了丑三月初九日晨诊。调补气阴,以扶劳倦。腰疼骨楚,气急。函宜节力。

潞党参二钱,焦冬术钱半,当归身二钱,枸杞子二钱,酸枣仁三钱,炙甘草三分,怀牛膝二钱,茯苓二钱,广陈皮一钱,煅牡蛎二钱,广木香四分,加煨姜二片,胡桃两枚(杵)。

案5 赵右,五月初一日未刻。调补气阴,以扶劳倦,腰疼骨楚,脉弱。

夏令鱼宜节烦为要。

潞党参二钱,焦冬术钱半,当归身三钱,怀牛膝二钱,炙乌贼骨二钱,川芎八分,枸杞子二钱,厚杜仲三钱,炙甘草四分,茯苓三钱,炒枣仁三钱,广陈皮一钱,加砂仁壳五分,广木香四分。

案6 陈右,十月二十日。劳倦腰痛,脉乱。当从柔养。

生黄芪钱半,焦冬术钱半,炒归身二钱,炙甘草四分,秦艽钱半,原生地四钱,厚杜仲三钱,枸杞子二钱,山萸肉钱半,焦白芍钱半,陈皮钱半,加胡桃肉两枚。

案7 左。劳倦腰疼足楚,脉细不应指。恐易延萎候。

党参,枸杞,酒炒白芍,焦冬术,炒牛膝,煅龙骨,杜仲,鹿角霜,酒炒归身,炙甘草,陈皮,茯苓,木香,川桂木。

案8 左。劳倦伤神。腰痛耳鸣,脉弱。当从补益。

潞党参二钱,制首乌三钱,枸杞子三钱,秦艽钱半,煅牡蛎二钱,生草四分,辰茯神三钱,焦冬术二钱,煨天麻八分,炒怀膝三钱,酸枣仁三钱,广皮八分,远志肉钱半,加荷蒂二枚。

案9 左。调补气阴,以扶劳倦。腰背酸痛,头眩心跳,脉弱。函宜节养。

潞党参二钱,当归身二钱,怀牛膝三钱,炒枣仁三钱,水炙草四分,木香五分,焦冬术二钱,枸杞子三钱,煅龙齿三钱,远志钱半,辰茯神三钱,陈皮八分,加细桑枝五钱,浮小麦四钱。(《何鸿舫医案》)

【按】何鸿舫是清末著名医家,江南何氏传人。从其所载的九个腰痛病案看,他还是宗东垣之法,从劳倦内伤的角度来论治腰痛,以补中益气汤为主,加用补肝肾健脾之药,也是临床治疗腰痛较常用的一个方法。

四十二、陈在山

董兆有,脉弦缓无力,觉腰疼、腹胀、脾软、肾寒,先建脾土以扶后天,再议助肾为法。

皮苓,陈皮,香附,茅术,薏米,芡实,汾草,六参,砂仁,木瓜,车前,玉实,山药,莲子,引大枣。

服药后,腰腿痛轻,又增心悸之病,是气血不和,阴阳不交之故,另议交通心肾之剂。

茯神，节蒲，山药，丹参，广皮，玉实，苁蓉，芡实，莲肉，汾草，木瓜，牛膝，车前，灯心，当归。

服前方，颇有功效，惟觉疼痛移于腰腿之间，此寒湿下注之故，仍照前方加减治之。

潞参，陈皮，香附，木香，仁米，茯神，枣仁，当归，杜仲，首乌，炙草，牛膝，南茴，熟地，车前，木瓜。（《云深处医案》）

【按】陈在山是清代医家，擅长于"运气"学说。这个医案，腰痛伴有脾虚症状，先以健脾渗湿法为主，接着，根据其伴随症状，再加以补肾健脾利水之法而收工。

四十三、凌晓五

老宸兄，劳伤蓄血，阻住腰膂筋络，症起腰腧，抽掣作痛，交阴分时为甚，皮色不变，眠食欠安，脉弦涩数，治宜疏散。

金毛狗脊，赤白芍，鸡血藤，西秦艽，全当归，川断肉，明乳香七分，麻皮，绵杜仲，杜红花，炒甲片。

肾虚腰痛青蛾丸主之。（《凌临灵方》）

【按】凌晓五是清末医家，门下学生众多，《凌临灵方》是其他平时的经验所集，由学生在他身后汇集出版。这个腰痛病案其实是临床最常见的，肾虚为本，伴有血瘀，先以活血祛风利湿为主，后以专事补肾的青娥丸收尾。虽然这个病案看上去平平无奇，实际这类腰痛才是临床最容易遇见的。

四十四、柳宝诒

案1 马。痛由肾俞而起，牵引脐腹，呼吸不舒，此必有余邪留于肝肾之络。每发必自五更，得阳升之气而外越也。邪伏甚深，内涉于脏，当于培养肝肾之中，参入和络泄邪之品，缓缓调之。

炒当归，潼沙苑，金狗脊（酒洗），杜仲（酒炒），旋覆花（猩绛屑同包），橘络，白芍（炒），刺蒺藜，木瓜（酒炒），春砂仁，广木香，怀牛膝（酒炒），胡桃肉，青葱管。

案2 宫。肾俞之下，先作刺痛，继则不能转侧，脉左手细弱，尺部尤甚。此由寒湿留瘀，乘经气之虚，流注于经络之际，正气窒而不行，故遂成痃证耳。

姑与温通法。

桂枝尖,归须,橘络,川断肉,南沙参,片姜黄,丹参,厚杜仲,缩砂仁,桃仁,丝瓜络(酒炙),红花,乳香,胡桃肉,木蝴蝶。(《柳宝诒医案》)

【按】柳宝诒是清末名医,"致和堂"创始人。这两个病案,均是肾俞疼痛,一个是五更痛,以补益肝肾为法,加和络之品。另一个则是刺痛,以活血温通之法治疗,补肾为本,兼参他法,是治疗腰痛的重要原则。

四十五、张乃修

案1 左。肝肾两亏,风与湿袭入经络,肩背腰脊俱痛。再宣络而理湿祛风。

桂枝,秦艽,独活,橘皮络,威灵仙,萆薢,薏仁,防风,桑寄生,二妙丸。

案2 沈左。由胁痛而致吐下皆血,血去之后,络隧空虚,风阳入络,胸膺腰脊两胁皆痛,时或眩晕。脉象虚弦。宜育阴以熄肝,养营以和络。

阿胶珠二钱,柏子霜三钱,龙齿三钱,甘杞子三钱,细生地四钱,杭白芍一钱五分,白归身二钱,炒萸肉一钱五分,云茯苓三钱,厚杜仲三钱。

案3 左。疏补兼施,气分尚属和平,而腰脊酸楚,颇觉板胀。肝肾虚而湿走入络。再益肝肾,参以制肝。

上瑶桂四分,厚杜仲三钱,盐水炒菟丝子三钱,甘杞子三钱,血鹿片三分,怀牛膝三钱,盐水炒潼沙苑三钱,云茯苓三钱,土炒东白芍一钱五分,小茴香五分,别直参(另煎冲)一钱。

二诊 体重腰脊作痛。肝肾空虚,所有湿邪复趋其地。用肾着汤出入。

淡干姜四分(炒),广橘红一钱,生熟甘草各二分,独活一钱,焦白术二钱,云茯苓一两,制半夏一钱五分。

案4 右。腰府作痛,脉形沉细,肝肾虚而湿寒乘袭也。

川萆薢,黄柏,当归须,赤猪苓,泽泻,川桂枝,独活,延胡索,生米仁。

案5 邹左。肝肾不足,闪挫气注,腰府不舒。当益肝肾而和络气。

川桂枝五分,杜仲三钱,炒牛膝三钱,炒丝瓜络一钱五分,川独活一钱,猩绛五分,旋覆花二钱(包),生熟薏仁各二钱,橘红一钱五分,青葱管三茎。

案6 某。腰背作痛,右腿股不时麻木。气虚而湿热袭流经络。恐成痿痹。

炙绵芪,木防己,制半夏,广橘红,焦冬术,赤白苓,白僵蚕,桑枝,左秦艽,川萆薢,川独活。

案7 席左。痛胀退而复甚,腰膂作酸,大便不调。痰湿之闭阻虽开,而肝肾之络暗损。宜舍标治本,而通和奇脉。

干苁蓉二钱,杜仲三钱,盐水炒菟丝子三钱,炒萸肉一钱五分,甘杞子三钱,酒炒白芍一钱五分,川桂枝三分,酒炒当归二钱,柏子霜三钱,橘络叶一钱五分。

二诊 通和奇脉,脉症相安,惟腰府仍然作酸,大便涩滞营络不和。前法进退。

干苁蓉三钱,川桂枝四分,柏子霜三钱,盐水炒厚杜仲三钱,酒炒白芍二钱,粉归身二钱,酒炒怀牛膝三钱,川断肉三钱,火麻仁三钱,甘杞子三钱。

三诊 脉症相安,腰府作酸。还是络虚气滞。效方扩充。

川桂枝四分,甘杞子三钱,干苁蓉二钱,柏子霜三钱,火麻仁三钱,酒炒当归身二钱,酒炒杭白芍一钱五分,盐水炒菟丝子三钱,炒萸肉一钱五分,盐水炒补骨脂三钱。

四诊 腰痛作酸递减,痰带灰黑。肾寒肺热。前法参以化痰。

竹沥半夏一钱五分,酒炒怀牛膝三钱,厚杜仲三钱,菟丝子三钱,广橘红一钱,海蛤粉三钱,川桂枝四分,火麻仁三钱,甘杞子三钱,干苁蓉二钱,炒竹茹一钱。

五诊 肝肾空虚,络气不宣。腰酸气阻,痰带灰黑。再益肝肾而宣络气。

厚杜仲三钱,甘杞子三钱,柏子霜三钱,白茯苓三钱,干苁蓉三钱,制香附二钱(打),橘红络各一钱,旋覆花二钱(包),海蛤粉三钱,冬瓜子三钱。

六诊 肝肾不足,湿痰有余,时分时开时阻,络隧因而不宣。再调气化痰,以宣络隧。

制香附二钱,炒枳壳一钱,半夏一钱五分,旋覆花一钱五分,橘红络各一钱,海蛤粉三钱,杜仲三钱,越鞠丸三钱(先服)。

案8 杨左。平素每易呕痰,兹则腿股作痛牵掣,腰膂亦觉不舒。两关脉滑。此痰湿流入经络。

制半夏,川桂枝,制南星,橘红,白僵蚕,炒枳实,威灵仙,煨天麻,云茯苓,指迷茯苓丸。

案9 倪右。不时内热，热在腿股为甚，形神并不消瘦，此肝火挟湿，郁陷于下也。

粉归身，泽泻，杭白芍，青防风，制香附，羌活，赤白苓，二妙丸。

案10 梁左。足心烙热，每至睡醒，辄腰府作痛，运动即定，两太阳亦时作痛。皆湿痰内阻，络隧不宣，甲木从而少降。宜化痰宣络。

制半夏二钱，陈胆星六分，制香附二钱，上广皮一钱，茯苓三钱，川草薢一钱，炒枳壳八分，白僵蚕二钱，丝瓜络二钱（酒炒），清气化痰丸三钱（另服）（《张聿青医案》）

【按】张聿青是清末医家，在沪上颇有知名度。10个腰痛病案，包含了祛风除湿、补益肝肾、养血和营通络、利湿通络、补益气血、化痰通络等各种腰痛的治法，尤其是其遣方用药，更值得我们临床借鉴和学习。

四十六、温载之

案1 署忠州刺史李蓉洲，因壁间取物，转身腰即疼痛。自以为闪折，即用七厘散外揉内服，愈见痛不可当。又延外科诊治，用通气和血之剂，以致身为磬折，偻不可伸。延余诊视，审其两尺浮空，乃肾命大亏之象，并非闪折而成。遂用金匮肾气汤，两剂而愈。

案2 冯景堂患腰痛数年，诸药不效。求治于余细审其脉，系由命门火衰。令买羊腰一对，劈开，用破故纸二钱研末和盐少许置其中。将腰子合拢用线扎紧，外用荷叶包裹数层。用水浸湿，放于柴火灰内，煨熟取出。将药末剖去，乘热饭前食之。渠如法炮制。食两次，即尔全愈。渠问："此名何法？"余曰："此乃以形补形之法也。"（《温病浅说温氏医案》）

【按】温载之为清代医家，第一个医案，是真虚假实的病案，患者有闪腰史，一般认为是气滞血瘀无疑，但这个患者用了活血理气之药效果并不好，通过四诊合参，尤其是脉诊，温载之判断为肾虚所致腰痛，两剂金匮肾气汤而愈。但补肾之剂在临床真会有这么快的效果？肉桂和附子应该是起到了关键作用。第二个医案则是"以形补形"的羊肾治疗腰痛，这个确实很符合中医的传统，无论羊肾、猪肾或是形状类似肾脏的胡桃肉，在中医传统中都有很好的补肾功效。最后这个补肾的医案也是两次就痊愈了？这个或许还有其他因素。

四十七、俞震

一产妇腰痛,腹胀善噫,诸药皆呕。立斋以为脾虚血弱,用白术一味炒黄,每剂一两,米泔煎,时饮匙许,四剂后渐安,百余剂而愈。震按:腰痛而用白术,以所兼之证为腹胀善噫,诸药皆呕,则补肾不若补脾矣。时饮匙许,虑其呕耳。每剂一两,用至百剂,惟见得到,斯守得定。叶案每用米泔煎药本于此。他如失血过多腰痛者,用归汤、十全大补汤;瘀血腰痛者,桃仁汤、五香连翘汤;风湿腰痛者,五积散、寄生防风汤。(《古今医案按》)

【按】俞震是清代著名医家,《古今医案按》的作者。俞氏在案后加按,详辨疑似之处,分析同中之异,汇诸家学说,点明诊治关键,颇多精辟见解。陆定圃称其"选择简严,论说精透"。产妇腰痛用单味白术,原是薛己的医案,但俞震的点评按语尤为精彩。用白术治疗腰痛并不鲜见,什么情况下用单味白术治疗?疗程会有多久?有什么注意事项?其他类型的腰痛用什么方法?俞震在不到两百字的医案中全都做了解答,对我们现在的临床非常有启示。

四十八、陈三农

陈三农治一士,精神倦怠,腰膝异痛不可忍。或谓肾主腰膝,乃用桂、附之剂,延两月,觉四肢痿软,腰膝寒冷,遂恣服热药,了无疑惧。诊伏于下,及重按之,振指有力,此阳盛格阴,乃火热过极,反见胜己之化。以黄柏三钱,胆草二钱,芩、连、栀子各一钱五分,加生姜七片为之向导,乘热顿饮,移时便觉腰间畅快,三剂而痛若失。(《续名医类案》)

【按】这是一个真热假寒的病例。觉腰膝冷痛用桂附等热性药物是常规治疗,但治疗后效果不好,反觉四肢萎软,结合脉象振指有力,其他佐证热象的四诊依据病案中未提,但应该还是会有的。陈三农判定为真热假寒,予以清热药物治疗,加生姜为其亮点,因真寒假热、阴阳格拒的患者,有时在猝入寒凉之药后,胃会发生格拒反应,产生呕吐、胃部不适等症状,故而加生姜非常关键。

四十九、刘宏辟

案1 刘宏辟曰:一女病腰痛,医以杜仲、补骨脂等治之不效。诊其脉浮细缓涩,知为风寒入于血脉耳。与当归四逆汤,剂尽痛瘥。

案2　同年周六谦患腰痛,牵及两胯,每酉、戌、亥三时则发,余时则否,脉沉而涩,予以此汤少加附子,二剂而愈。次日前医来,深诋此汤之谬,复进杜仲等药,腰痛如故。怪而问之,曰:或又服他药耶? 已以实对。令其再服四逆汤一帖愈。(《续名医类案》)

【按】案1是当归四逆汤治疗风寒的病案,案2是当归四逆汤和四逆汤治疗腰痛的病案,医家应是经方派的。病案中只描述了脉象的情况,在实际临床上,四肢厥冷等情况也应该是存在的。再看发作时间,酉、戌、亥三时对应的是下午五点到夜间十一点,应当是阳气较弱、阴气较盛之时。《伤寒论》中有六经病"欲解时"的记载,最接近这几个时辰的是"阳明病欲解时,从申至戌上"。从这个病案而言,最后用的是少阴病的主方"四逆汤",是否和这几个时辰有关,原病案中没有交代,无法妄测。但从其他医生对该处方的反应而言,"次日前医来,深诋此汤之谬",这肯定在当时也不是一个治疗腰痛的常规方剂。因而,对于这个病案,我们了解这种临床思路就可以了。

五十、吴孚先

吴孚先治尹瑞之腰痛异常,从目内眦进药而愈。或问之,曰:是乃精明穴也,在目内眦红肉中,其脉行足太阳经于腰背,下应足少阴通于心腹。腰背之痛,从精明进药,良有奇验。古来神圣,有从耳进药者,病愈而耳聋,针之则愈矣。(《续名医类案》)

【按】这个医案其实是一个以药代针经络治病的思路,具体的操作方法在目前临床基本已经没有应用了。了解这个思路即可,具体操作不宜随意模仿。

五十一、也是山人

案1　章,五四。五旬余年,阳气馁乏,交寒露节,为暴寒郁折生阳。所以暑年腰痛,每至深秋屡发,此属劳伤挟湿所致,劳最能损阳气。《经》言,劳者温之。

川桂枝八分,厚杜仲二钱,茯苓一钱,晚蚕沙二钱,怀牛膝二钱,草薢、苡仁各一钱。

案2 胡,四六。两尺脉独小,腰溶溶而痛,形寒,面乏华泽,腰者肾之府,此属少阴久虚之象,理宜温养。

鹿角霜三钱,淡苁蓉二钱,茯苓三钱,当归一钱五分,补骨脂二钱,紫衣胡桃肉五钱,炒白芍一钱五分,炒小茴四分。

案3 严,六〇。背痛脊痛,此属督脉虚。

毛鹿角三钱,补骨脂一钱,茯苓二钱,当归一钱五分,淡苁蓉二钱,杞子一钱五分,生白芍一钱五分,沙蒺藜二钱,青盐调入三分。(《也是山人医案》)

【按】《也是山人医案》当为清代成书,作者不可考。其用药精炼简当而轻灵,三个腰痛病案,均遵循了补肾的大原则,案1加了祛湿之药,案2、案3也是补肾,但加了鹿角、肉苁蓉、胡桃肉等,明显加强了补肾的力量,而且还加了白芍、当归等补肝之药,体现了肝肾同治的理念。

五十二、易庆棠

案1 同邑李孝廉问胸,当童生时,同人已推为宿学,与予及澜初往来最密。辛卯十二月,患腰痛,小便不利。予嘱其服肾气丸数两愈。

案2 南海洲村李香泉,李藻香老友同族也。壬辰六月,其妻患小便不利。每小便后,若有物阻塞,刺痛异常,腰痛,目眩,同村老医主用猪苓、木通、滑石等利水之药,痛愈甚,且增出小便血一症。又变利水为凉血,如生地、桃仁、红花、牛七等,出入加减,连服数日,向之目眩者转而为昏不知人,便血者转而吐血矣。来省延予往诊。予曰:膀胱为水腑,肾为水脏,均主小便。但腰属肾部,腰痛小便不利宜责之肾,不宜责之膀胱。前医用利水药过多,伤其肾气,故增出诸种险症。以大剂附子理中汤加蕲艾、炮姜、石脂、五味子,日三服。吐血便血皆止。(《集思医案》)

【按】易巨荪为清末岭南名医,案1腰痛伴小便不利,与原文"虚劳腰痛,少腹拘急,小便不利者,八味肾气丸主之"的叙述非常吻合,为肾气丸的经典应用。案2当为淋证,也就是现代医学的尿路结石所引起的小便腰痛,常规应用利水通淋之剂效果不佳,易巨荪认为"利水药过多,伤其肾气",改用温阳的大剂附子理中汤加味,虽在腰痛的治疗中并不常用,但其治病求本的思路确实值得学习。

(顾钧青)

第二节 近现代名医典型医案(内治篇)

一、丁甘仁

案1 腰髀痹痛,连及胯腹,痛甚则泛恶清涎,纳谷减少,难于转侧。腰为少阴之府,髀为太阳之经,胯腹为厥阴之界。产后血虚,风寒湿乘隙入太阳、少阴、厥阴之络,营卫痹塞不通,厥气上逆,挟痰湿阻于中焦,胃失下顺之旨。脉象尺部沉细,寸关弦涩,苔薄腻。书云:风胜为行痹,寒胜为痛痹,湿胜为着痹。痛为寒痛,寒郁湿着,显然可见。羌延两月之久,前师谓肝气入络者,又谓血不养筋者,理亦近是,究未能审其致病之源。

鄙拟独活寄生汤合吴茱萸汤加味,温经达邪,泄肝化饮。

紫丹参二钱,云茯苓三钱,全当归二钱,大白芍一钱五分,川桂枝六分,青防风一钱,厚杜仲二钱,怀牛膝二钱,熟附片一钱,北细辛三分,仙半夏三钱,淡吴萸五分,川独活一钱,桑寄生二钱。

服药五剂,腰髀胯腹痹痛大减,泛恶亦止,惟六日未更衣,饮食无味。

去细辛、半夏,加砂仁七分、半硫丸一钱五分吞服。

又服两剂,腑气已通,谷食亦香。去半硫丸、吴萸,加生白术一钱五分、生黄芪三钱,服十剂,诸恙均愈,得以全功。足见对症用药,其效必速。

案2 汪翁。

腰痛偏左如折,起坐不得,痛甚则四肢震动,形瘦骨立,食少神疲,延一月余。诊脉虚弦而浮,浮为风象,弦为肝旺。七秩之年,气血必虚,久坐电风入肾,气虚不能托邪外出,血虚无以流通脉络,故腰痛若此之甚也。拙拟大剂玉屏风,改散为饮。

生黄芪五钱,青防风五钱,生白术三钱,生甘草六分,全当归二钱,大白芍二钱,厚杜仲三钱,广木香五分,陈广皮一钱。

原注:此方服后,一剂知,二剂已。方中木香、陈皮二味,止痛须理气之意也。

案3 黄左。

髀部痹痛,连及腿足,不能步履,有似痿之状,已延两月之久。痿不痛,痛则为痹。脉左弦滑,右濡滑,风寒湿三气杂至,合而为痹,痹者闭也,气血不能流通所致。拟蠲痹汤加减,温营去风,化湿通络。

全当归二钱,大白芍一钱五分,桂枝六分,清炙草六分,紫丹参二钱,云茯苓三钱,秦艽二钱,牛膝二钱,独活一钱,海风藤三钱,防己二钱,延胡索一钱,嫩桑枝三钱,陈木瓜三钱。(《丁甘仁医案》)

【按】丁甘仁是近现代著名的中医临床家和教育家,孟河医派的代表人物。对腰痛的论治中,传承了温病学派的轻灵之风,用药灵活平和,对养血祛风较为重视,案1"腰髀痹痛,连及胯腹,痛甚则泛恶清涎",丁甘仁以独活寄生汤合吴茱萸汤加味,祛风湿补、肝肾兼顾厥阴呕恶。案2患者形瘦骨立,食少神疲,以玉屏风散合四物汤治疗,"一剂知,二剂已"。案3"不能步履,有似痿之状",以蠲痹汤治之,取其祛风除湿,养血和营通络之意。

二、沈绍九

腰为肾之外府,肾主骨髓,与膀胱相表里,由于肾气不足,寒湿乘虚侵犯下焦,导致腰痛,牵引小腹。应于温通剂中兼补其肾。

独活二钱,桑寄生四钱,细辛一钱,肉桂一钱,炒白芍二钱,白术三钱,茯苓三钱,炒小茴二钱,炮干姜二钱,炒杜仲四钱,补骨脂四钱,淫羊藿四钱。(《沈绍九医话》)

【按】沈绍九为清末民初成都著名医家,这个腰痛病案即为独活寄生汤的加减,"腰痛,牵引小腹,应于温通剂中兼补其肾"是非常重要的临床经验。

三、翟竹亭

案1 济南人庠生李松岩,在杞县署管帐房。

伊患腰疼证十余年,屡治不瘳,迎余治疗。诊得两关、两尺之脉沉缓,重取微数。又问善饮酒否,伊云:"前数年每日饮酒不下十两,近因腰疼,每逢少饮,即觉加重,故以此断绝不饮。"余曰:"今虽不饮酒,而病尚在。酒者性属阳而体属阴,阳邪升于上,呼吸之间,从口鼻而散,湿邪留于中,先伤脾胃之中气,中气已伤,不能送酒之湿邪,缠绵难已,又未能得治此证之善法,何能愈也?今对此证虽能治疗,难求速愈,非服丸药五六斤不可。"伊云:"倘能愈疾,即十斤有何难哉。"余遂定解酒除疼丸:

枳椇子 60 g,神曲 18 g,葛根 30 g,白术 60 g,茯苓 60 g,黄连 30 g,黄柏 15 g,泽泻 18 g,滑石 30 g,龙胆草 12 g,升麻 18 g,柴胡 15 g,薏苡仁 30 g,扁豆 30 g,山药 30 g。

共为细末,和水为丸,每日辰、戌二时,各服 15 g。服二斤之后,疼去二三。共服七斤余,平复如故,永不再发矣。

【原按】腰疼十余年,肾虚可知。但患者嗜酒过量,且每逢少饮,腰疼加重,故以除酒毒为要务。

案2 邑南毛岗有农人何姓者,甚贫,年六十岁。

患两腿连腰疼痛,更兼麻木,半年治不愈。诊得脾肾二部脉沉迟无力,因气血虚弱,风寒袭入脾肾二经。欲治此证先补脾肾,能令先后两天气血完固,何邪尚能留而为病也。古云补正即是驱邪。不能补其虚,安能攻其余。遂用先后两补汤,二帖稍见效,八帖痊愈。

先后两补汤:熟地 18 g,山药 15 g,茯苓 12 g,山茱萸 12 g,牡丹皮 10 g,泽泻 10 g,白术 12 g,炙甘草 12 g,党参 10 g,当归 10 g,川芎 10 g,生黄芪 12 g,辽五味子 6 g,芡实 12 g,巴戟天 10 g。

水煎服。

【原按】方用六味地黄汤及巴戟天、芡实、五味子补先天之肾精,四君子汤及黄芪补后天之脾气,更佐以归、芍补血。先后天得补,气行血活,焉有不愈之理。此为扶正祛邪法。

案3 西门内陈老白,年四十二。

患周身筋骨酸疼,但不麻木,每遇怒气,其疼更甚,腰又独重于他处。三年之内,百治不愈,恳余诊疗。诊得肝脉弦数,脾脉洪缓。此因肝经之怒气与脾经之湿热,合而为一,流入筋骨之间,所以疼生焉。作风寒治,无怪乎病之不愈也。治当疏肝调气为主,清利脾之湿热为标,标本同治。每帖药用好酒二两,与药同煎。余深有用意。酒属湿气化成,又借物有同气相求之理,引之以作向导,直攻入湿邪之中,岂有不效之理。两服后略有效验,更进三帖,病去五六。共服十三帖,三年沉疴,一旦扫除矣。

疏肝除湿汤:茯苓 18 g,柴胡 21 g,广木香 10 g,白芍 18 g,龙胆草 6 g,黄连 6 g,栀子 10 g,滑石 15 g,泽泻 10 g,黄柏 10 g,青皮 12 g,香附 12 g,苍术 12 g,甘草 6 g。好酒为引。

【原按】何以知肝经怒气与脾经湿热流入筋骨之间？每遇怒气,其疼更甚,肝脉弦数,脾脉洪缓,足以为据。

案4 北郭外范庄胡姓妇,年二十余。

两腿、两足疼痛非常,两足如站火中,每日至申刻,大哭不止,至明方已,卧床二月余,数治不愈。请余往疗,诊得肝脉甚虚,两尺脉洪大且数,中取不见,此证乃系阴火太旺之证。余用知柏地黄汤重剂加减治之。古云:壮水以制阳。先服一帖,似乎有验。又服一帖,疼去二三。速服八帖,其病如失。

知柏地黄汤加减:熟地 30 g,山药 24 g,茯苓 18 g,山茱萸 12 g,牡丹皮 12 g,泽泻 10 g,知母 12 g,黄柏 10 g,玄参 18 g,龟甲 12 g,夏枯草 15 g,当归 12 g,白芍 15 g,生地 15 g,乳香 10 g。

水煎服。(《湖岳寸叟医案》)

【按】翟竹亭是民国时期河南名医,四个腰痛病案,分别从清利肝经、补益肝肾、祛湿通络、清热养阴等方面进行论治,尤其是案1,重用枳椇子,解酒毒,利水消肿而治疗腰痛,颇具临床新意。

四、施今墨

张某,男,32 岁。

去年1月间曾患腰痛,连及右腿酸楚,不能直立,夜间痛甚不能安眠。曾住协和医院 40 余日,近月余,斯症再发,已服西药及注射药针,并经针灸治疗,未见好转。舌质淡,苔薄白,脉象沉迟。辨证立法:风寒之邪,入侵络道,阳气不充,寒凝致痛。腰为肾府。需强腰肾,温命门,以逐寒邪。处方:

杭白芍 12 g,金狗脊 15 g,宣木瓜 10 g,川桂枝 6 g,大熟地 10 g,茯苓、茯神各 10 g,川附片 10 g,春砂仁 3 g,乌蛇肉 24 g,北细辛 3 g,油松节 30 g,川杜仲 10 g,沙蒺藜 10 g,功劳叶 15 g,川续断 10 g,白蒺藜 10 g,酒川芎 4.5 g,炙甘草 10 g,虎骨胶 6 g(另烊兑服)。

二诊 服 2 剂无变化,药力未及也,拟前方加重药力。处方:

杭白芍 6 g,川桂枝 6 g,川附片 10 g,补骨脂 10 g,巴戟天 10 g,川杜仲 10 g,川续断 10 g,大熟地 10 g,春砂仁 3 g,北细辛 3 g,左秦艽 6 g,乌蛇肉 24 g,茯苓、神各 10 g,白薏苡 18 g,炙草节 10 g,虎骨胶 6 g(另烊兑服)。

三诊 前方服 3 剂,已生效力,疼痛减轻,腰脚有力。处方:

前方加黄芪 24 g、追地风 10 g、千年健 10 g、威灵仙 10 g,去茯苓、茯神、薏苡仁。

四诊 药服 3 剂,更见好转,基本已不疼痛,行动便利,拟用丸方巩固。处方:

以三诊处方三付共研细面炼蜜为丸。每丸重 10 g,早、午、晚各服 1 丸。
(《二续名医类案》)

【按】 施今墨是近代著名中医临床家,北京"四大名医"之一。其对腰痛的治疗,补益肝肾配合祛风通络,用常法而工整规范,值得我们临床学习。

五、王仲奇

丁,石路。

肾脏内亏,作强弗强,排泄不力,湿热淫气得乘隙附骨,腰俞脊膂疼痛,下彻尾骶,偏左腿胯间亦痛,行动不便,转侧困难,左甚于右。海滨地卑,湿热蒸潮而坐,湿伤肾,出乎《难经》之旨,肾伤恶湿而莫之能御,似不若迁善为良耳。

炒怀膝二钱,白蒺藜三钱,鹿衔草二钱,大豆卷三钱,炒川柏一钱二分,川续断二钱,宣木瓜一钱,西秦艽一钱五分,川草薢三钱,制黄精三钱,骨碎补一钱五分,功劳叶二钱,真虎骨一钱(炙、锉、研末、冲)(《王仲奇医案》)

【按】 王仲奇是民国医家,"新安王氏医学"代表人物。这个腰痛病例就是临床典型的肾虚合并湿热,以补肝肾配合清利湿热,临床非常常见。这些药物的配伍也非常常见,值得在临床好好品味。

六、蒲辅周

案 1 张某,男,86 岁,干部,住某医院。

会诊(1960 年 4 月 25 日) 患者腰背酸痛,足冷,小便短而频,不畅利,大便难,口干口苦,饮水不解,舌淡少津无苔,脉象右洪无力,左沉细无力。脉证兼参,属阴阳两虚,水火皆不足。治宜温肾阳滋肾阴,以八味地黄丸加减。处方:

熟地三钱,云茯苓二钱,怀山药二钱,泽泻一钱五分,熟川附子一钱五分,肉桂(去粗皮,盐水微炒)五分,怀牛膝二钱,杜仲(盐水炒)三钱,补骨脂三钱。

水煎取汁,加蜂蜜一两兑服,连服三剂。

二诊 服前方,腰背酸痛、口干口苦俱减,足冷转温,大便畅,小便如煎,舌无变化,脉略缓和。

原方再服 3 剂。

三诊 因卧床日久未活动腰仍微痛,小便仍频,西医诊断为前列腺肥大,其余无不适感觉,高年腰部痛虽减,但仍无力,宜继续健强肾气,以丸剂缓服。处方:

熟地三两,山茱萸一两,茯苓二两,怀山药二两,泽泻一两,熟川附子一两,肉桂三钱,怀牛膝一两,补骨脂二两,杜仲二两,菟丝子(炒)二两,巴戟天一两。

共研为细末,和匀,炼蜜为丸(每丸重三钱),每晚服一丸,并每早服桑椹膏一汤匙,开水冲服连服两料而恢复健康,至今五年多未复发。

【原按】"肾者主水,受五脏六腑之精而藏之。"命门居肾中,统司水火,为人身生命之本。所以命门之火谓之元气,命门之水谓之元精。五液充则形体赖以强壮,五气治则营卫赖以和调。今以高龄之人,真阴本亏,元阳亦微,津涸气馁,不能传送,致成尿频便结,阳虚阴结证象,故主以水火两调之剂。用桂附八味丸去牡丹皮凉血之品,加牛膝、杜仲、补骨脂、菟丝子、巴戟天补肝肾,强筋骨之药,既育阴以滋干涸,复温化以培阳气,俾肾中水火渐充,而形体得健,营卫以和,故腰疼足冷、尿秘便难均能平治。

案 2 苏某,女,31 岁。

初诊(6 月 14 日) 1956 年 3 月间顺产一孩,4 日前上街遇大雨,当夜无感觉,次日即不能起床,腰部以下如瘫痪状,两腿疼痛不能移动,只能仰卧,不能翻身。经检查,腰骶关节处外部不红不肿,亦无压痛,脉象两关弦虚,两寸尺均无力。依据以上症状,显然由于产后气血虚受风寒,与内湿搏结而为痹。治拟温经散寒,调和营卫,以黄芪桂枝汤和术附汤加减。处方:

黄芪五钱,桑寄生五钱,桂枝三钱,白术三钱,生姜三钱,川附片二钱,炙甘草二钱,炒薏苡仁一两,红枣四枚。

服后腹内觉热,次日即痛减,两日后月经来潮,小腹有轻微痛,此为产后第一次行经,3 剂后能独自来门诊。切脉弦兼数,方予当归、川芎、秦艽、白术、川牛膝各二钱,白芍、桂枝、生地、桑寄生各三钱,黄芪五钱,杜仲四钱,防风一钱五分,细辛、炙甘草各一钱,调和气血,并祛风湿。连进三服,痛再减,脉象渐趋缓和,基本上已告痊愈。后因素有头晕、耳鸣等肝肾不足症状,继续与天麻丸、虎骨木瓜丸及大活络丹等调理。

【原按】所谓痹,就是闭塞的意思,由于风、寒、湿三气的混合感受,使人体气血凝涩,闭阻不通,四肢疼痛不遂的,便叫作风寒湿痹。本例产后未满百日,受大雨,风寒湿三气同时侵袭,故主以温经散寒,调和营卫之法,3剂即见明显效果。(《蒲辅周医案》)

七、张汝伟

陆右,年三十,常熟。

肌白体丰,胃浊素重,肝郁气滞,频吐酸水,背部形寒,近则腰膂两旁,酸痛片刻不停,坐立卧下,均难舒适,脉细而弦数,苔厚白腻,打针药片,均告无效,鄙意宜疏肝和胃,理气通荣,持以镇静。勿事张惶。

大白芍(炒)、沉香曲(包)、越鞠丸(包)各三钱,川楝子、醋炒延胡、青皮、陈皮(炒)、制香附、广郁金各钱半,川毛连、淡吴萸各六分,川桂枝、广木香各五分,炒川芎、台乌药各一钱。

二诊 呕吐已定,形寒亦除,唯腰部之酸,如万针之钻,目睛上视,频频欲厥,手不可近,面红口渴,苔转黄糙质绛,此积瘀化水,窜入肝络,气滞不通所致,拟再通于搜络,泄肝清热治之,能通,则不痛矣。

旋覆花(包)、青皮(炒)、陈皮(炒)、生延胡索、炙乳香、炙没药、姜竹茹各钱半,单桃仁、失笑散(包)、山栀仁、当归尾(炒)、小温中丸(包)各二钱,醋煅瓦楞壳一两,广木香五分,更衣丸(包)一钱,青葱管一尺。

本证始末:此妇为常熟县某书吏之室,体肥硕,二十岁生子后,已十年未育,白带甚多,平日经伟调治,颇安。此次猝发,其热度甚高,医者作伤寒法治,西医打针均无效。服上方第一剂,即表邪彻而呕吐止。第二剂,服后未复,一月后来门诊云:服吾第二剂方后,隔三小时痛即止,次晨,经即行,其病若失矣。因怕服药,故未来再诊,今已交冬,请为书一膏方云云。

方义说明:此证实停经,兼夹外感症,因湿重气虚之故,肝木乘之,土受其克,水无土制,寮乃横行。腰部,肝之分野,所以特痛耳。处方,疏肝理气,

解郁通瘀,肝不侮土,土能制水,水能正常,瘀自下行,气和瘀化,病自痊矣。(《二续名医类案》)

八、范中林

郝某,男,70 岁。四川某图书馆干部。

病史:曾有风湿性关节痛史。1973 年冬,臀部及右腿冷痛难忍,不能坚持工作。经某医院检查,诊为"坐骨神经痛"。于 1974 年 3 月中旬来诊。

初诊 少腹及下肢发凉,膝关节以下微肿,行走困难,自右侧臀部沿腿至足抽掣冷痛。神疲,头昏,舌质淡红稍乌暗,苔白滑腻满布,脉细弱。证属厥阴寒痹筋痛。以当归四逆汤加味,养血活络,温经散寒为治。处方:

当归 12 g,桂枝 15 g,白芍 12 g,辽细辛 5 g,木通 12 g,炙甘草 6 g,大枣 20 g,牛膝 12 g,木瓜 12 g,独活 10 g。

3 剂。

辨证:风寒入肝则筋痛,入肾则骨痛,入脾则肉痛。正如《内经》所说:"寒痹之为病也,留而不去。"又云:"病在筋,筋挛节痛,不可以行。"可见本证显系邪入厥阴肝经,寒邪凝滞,气血受阻所致。又本例冷痛,自臀部痛引下肢,小腹及四肢末端发凉。此为厥阴证之血虚寒凝。气血运行不畅,不通则痛。"欲续其脉,必益其血,欲益其血,必温其经。"故不以四逆姜附回阳,而以当归四逆温经散寒,养血活络为治。

二诊 服上方,肢痛减轻。

原方续服 4 剂。

三诊 患者可缓步而行,疼痛大减。

仍守原方,加紫苏叶 10 g,入血分散寒凝;加防风 10 g,祛经络之风邪。再服 10 剂。

四诊 半个月后,疼痛基本消失,神疲、头晕显著好转.滑腻苔减。唯下肢稍有轻微麻木感,时有微肿。寒邪虽衰,湿阻经络之象未全解,上方酌加除湿之品,以增强疗效。嘱其再服 5 剂。处方:

当归 12 g,桂枝 10 g,白芍 12 g,木通 12 g,牛膝 12 g,茯苓 15 g,白术 15 g,苍术 10 g,薏苡仁 15 g,炙甘草 6 g。

1 个月后病基本治愈,步履自如。

1979 年 7 月 15 日追访：7 年来病未复发，今年已 77 岁，身体尚好。

【原按】以上厥阴骨痹、寒痹二例，虽病情、病位不尽相同，但主症皆因血虚寒郁所致，故皆以当归四逆汤主之。《伤寒论》所载当归四逆汤，原主治"手足厥寒，脉细欲绝者"。其病机在于血虚寒滞。由于血被寒邪凝滞之程度和部位不同，则临床见证各异。后世医家对此多有发挥。范中林在临证中，据《伤寒论》之学术思想及后贤经验，灵活运用于多种疾病，常获显著疗效。其辨证要点，从主症看：一是少腹或腰、臀部以下发凉，或四肢末端冷；二是少腹、腰、臀以下疼痛，包括阴器、睾丸、下肢筋骨、关节疼痛，以及痛经等。除以上主症外，还可能出现某些兼证。而脉象多细弱，舌质常暗红无泽，或有瘀斑，苔灰白或腻或紧。以上诸症，不必悉具，皆可用之。（《范中林六经辨证医案》）

九、程门雪

陆某，男，成年。

初诊（1970 年 2 月 24 日） 腰背酸痛，起因外伤，天阴则痛处沉重。病历已久，法当通督化瘀。

鹿角霜 3 g，炙甲片 4.5 g，盐水炒黑小茴香 4.5 g，杜狗脊 9 g，白芥子 3 g，台乌药 3 g，川独活 6 g，桑寄生 9 g。

二诊 腰背酸痛见减，大便不实，治与兼顾之。

炒补骨脂 9 g，杜狗脊 15 g，川续断肉 9 g，川独活 9 g，盐水炒黑小茴香 4.5 g，炙穿山甲片 4.5 g，鹿角霜 4.5 g，生白术 12 g。

附：通补奇脉汤

组成：鹿角霜 3 g～9 g，盐水炒黑小茴香 4.5 g，炙穿山甲片 4.5 g，菟丝子 9 g，潼沙苑蒺藜 12 g，炒杜仲 6 g，补骨脂 3 g，炒延胡索 3 g。

主治：奇脉亏虚，络道不和。腰髀酸楚疼痛，甚则不能转侧，动则痛不可忍。

加减：肾亏较甚者，可加淡苁蓉 4.5 g，巴戟天 6 g，杜狗脊 6 g，川续断肉 6 g。高年痛久者，可加胡桃肉 2 枚，桑寄生 9 g，台乌药 3 g。有外伤史者，可加炙乳香 1.5 g（研冲）、炙没药 3 g（研冲）、全当归 9 g。阴雨天痛著者，可加白芥子 3 g，台乌药 3 g，川独活 6 g，桑寄生 9 g。兼便溏者，加生白术 12 g。

【原按】腰痛日久,多有肾经亏虚,特别高年体弱者,较难取效,程氏取叶天士氏善用调奇经八脉之术以治此证,见效多著。盖奇经八脉与肾脉关系密切,故多以补肾药配活血止痛、理气通络之品以获通补之效。程氏每以鹿角霜、小茴香、炙穿山甲片为主药,因鹿角温经补肾、茴香理气、穿山甲活血,故能紧扣病机。鹿角、穿山甲味咸,茴香盐水炒黑,"咸先入肾""色黑入肾",而腰为肾府,三味相配,即能温通肾脉、流畅气血,且可达腰、脊、髀、尻等肾与督、带诸脉交会之处,于是奇脉虚寒、气血痹阻之腰痛可望得以解除。(《程门雪医案》)

【按】程门雪是现代中医临床家,教育家。他对于腰痛的治疗,取法叶天士从督脉入手,创通补奇脉汤,鹿角霜、小茴香、炙甲片为主药,补肾、理气、活血三法兼施,对于单纯的腰背疼痛,在临床很有疗效。

十、章次公

案1 陆男。

肾主骨,肾不足则腰酸。今腰酸作于午后,不任疲劳可知;耳鸣,少寐多梦。当补。

熟地18 g,砂仁1.8 g(拌),杜仲12 g,金毛脊12 g,川断肉9 g,菟丝子9 g,山茱萸9 g,玄武板18 g,怀牛膝12 g,鹿角霜12 g,桑寄生12 g。

另:左归丸90 g,每晨服6 g。大补阴丸90 g,每晚服6 g。

案2 刘女。

腰酸起于产后。腰为肾之府,当补肾。舌红,心烦,小溲热,兼当滋之。

杜仲9 g,金毛狗脊9 g,菟丝子12 g,大生地12 g,盐水炒牛膝9 g,潼沙苑9 g,萆薢9 g,黄柏2.4 g,知母9 g,猪苓、茯苓各9 g。

案3 刘男。

洒然恶寒,腰痛如折,其苔白,是外受寒邪口寒证之脉,未必尽迟;凡辛苦之人或营养不良者,每多细数之脉。不可以其脉之细数而视为内伤也。

羌活、独活各4.5 g,全当归9 g,川芎3 g,防风6 g,汉防己9 g,藁本9 g,桑寄生12 g,赤芍9 g,晚蚕沙9 g,甘草3 g。

案4 洪男。

疲劳则鼻衄、头目眩晕,兼见腰酸背楚。此肝肾俱不足,治肾即所以治肝。

冬青子9g,怀牛膝9g,墨旱莲12g,稗稴豆衣12g,潼沙苑9g,制何首乌9g,干地黄12g,玄武板18g,黑小豆60g。

煎汤代水。另:桑麻丸90g,每服9g,每日2次。

案5 张男。

久坐则腰痛如折,多走则腰酸难禁,行路太快则跌。西医诊断为坐骨神经痛。

附块9g,牡丹皮18g,当归18g,全蝎6g,臭梧桐1g,小金丹1粒,每服1粒。

二诊 近1周来,整日不痛,此为3个月来所罕见。今天气候转变,又有小痛,尚能忍受。

附块9g,川芎9g,牡丹皮9g,当归18g,臭梧桐9g,海桐皮9g,全蝎6g,小金丹二粒(分2次吞)。

案6 张女。

腰酸,背脊亦拘急不适,洒然有寒意,所苦甚于夜分。年过五十。不任重剂,寓祛风于养血之中。

青防风6g,豨莶草9g,秦艽9g,当归9g,川芎3g,晚蚕沙9g(包),川桂枝2.4g,白芍9g,桑寄生12g,生姜三片,大枣十枚,人参再造丸2粒(每服1粒)。

案7 匡男。

以腰痛为主症,晨起不利俯仰,转侧起床后其痛若失。此坐骨神经痛。局部用热熨,内服独活寄生汤。

独活9g,当归9g,生苍术9g,桑寄生9g,细辛2.4g,木瓜9g,杜仲9g,怀牛膝9g,川芎4.5g。(《章次公医案》)

【按】章次公是近现代著名的中医教育家,临床家。七个腰痛的医案,总以补肝肾与祛除风湿为主。"此肝肾俱不足,治肾即所以治肝"一句很有见地。而对于下肢症状为主的坐骨神经痛,应用全蝎等虫类药物也是非常符合现代的临床实践。

十一、诸方受

案1 李某,女,53岁。

初诊(2012 年 8 月 10 日)

反复腰背痛 6 月余,加重 3 个月,伴四肢乏力,手足不仁,经常失眠。6 年前患子宫肌瘤做子宫次全切除术,术后停经,曾服雌二醇、钙片等治疗。X 线腰椎摄片见骨密度降低,有明显脱钙区。面色萎黄,气短乏力,二便正常,舌淡、苔薄白,脉沉细。诊为骨痹(绝经后骨质疏松症),证属肾精不足,气血两虚。治疗以益气养血,补肾宣痹。方用温肾宣痹汤加减,处方:

制狗脊 10 g,淡附片 10 g,黄芪 15 g,当归 10 g,山茱萸 10 g,阿胶 10 g,川桂枝 10 g,广木香 10 g,明天麻 10 g,茯苓 12 g,何首乌 10 g,生薏苡仁 15 g,炒白术 10 g,生甘草 10 g。

7 剂。常法煎服。

药服 7 剂,诉腰背痛缓解,仍有四肢无力、夜寐不佳,上方去广木香,加党参 15 g,首乌藤 12 g。继服 14 剂后,腰背痛证已去大半,自感四肢气力增加,睡眠好转。继续守方出入调服 2 个月,诸症消失。

【原按】《医经精义》曰"肾藏精,精生髓,髓生骨……髓足则骨强"。此患者术后经闭,肾中精气虚损,脏腑功能减弱,复加后天失养,渐致气血两虚,不能生髓养骨,筋、骨、皮、肉、血脉皆弱而致骨质疏松,故而治疗不仅需补肾,尚需益气养血,待气血充足才能不断充养先天肾精。

案 2 赵某,女,56 岁。

初诊(2013 年 3 月 12 日)　患者诉 49 岁绝经后至今经常腰背酸痛,近 2 个月加重,伴腰膝酸软,心烦健忘,寐差多梦。骨密度测定:$L_2 \sim L_4$ BMD 均值-3.06,Neck-2.53,GT-3.47。诊时自诉手足心热,口干,舌红、苔少,脉弦细数。诊为骨痹(绝经后骨质疏松症),证属肝肾阴虚证。治以滋肾养肝,宣痹通络。方用温肾宣痹汤加减。处方:

制狗脊 10 g,龟甲 15 g,山茱萸 10 g,甘枸杞 10 g,淡附片 10 g,川桂枝 10 g,黄精 10 g,明天麻 10 g,泽泻 10 g,茯苓 12 g,生薏苡仁 15 g,炒白术 10 g,生甘草 10 g。

7 剂,常法煎服。

二诊　患者诉腰背酸痛减轻,腰膝似有力,口干、手心发热,睡眠尚差。上方加石斛 10 g,玉竹 10 g,首乌藤 10 g,再进 10 剂。

三诊　患者感腰背疼痛好其大半,行走有力,口干减轻,睡眠改善。

连续服药 2 个月余,诸症状消失。

【原按】《素问·痿论篇》所云:"肾者水脏也,今水不胜火,则骨枯而髓虚,故足不任身,发为骨痿。"肝藏血,肾藏精,精血同源;肝主筋,肾主骨,筋骨相连。本证患者治疗在补肾宣痹通络之时,加入龟甲、黄精、石斛、枸杞子、山茱萸等滋养肝肾之阴,扣合病机,药中病所,故收良效。

案 3 蒋某,男,72 岁。

初诊(2012 年 10 月 26 日) 腰背疼痛反复 7 年余,喜暖畏寒,四肢不温,行走乏力,多方诊治,症状无明显改善。骨密度测定:$L_2 \sim L_4$ BMD-2.26,Neck-2.87,GT-2.73。诊时诉不思饮食,食后腹胀,夜尿频多,舌淡、苔白腻,脉沉无力。诊为骨痹(老年性骨质疏松症),证属脾肾阳虚证。治以温补脾肾、宣痹通络为法。方用温肾宣痹汤化裁。处方:

制狗脊 10 g,鹿角胶 10 g,怀山药 15 g,淡附片 10 g,北细辛 6 g,山茱萸 10 g,川桂枝 10 g,广木香 10 g,明天麻 10 g,益智仁 10 g,茯苓 12 g,生薏苡仁 15 g,炒白术 10 g,生甘草 10 g。

10 剂。常法煎服。

服药 10 剂后感腰背痛减,肢冷畏寒明显改善,腹胀亦减,食欲有增,然每至凌晨大便溏泄。二诊原方加补骨脂 10 g。再进 10 剂后,泄泻已除,精神转佳。守方加减调理 40 余剂后,腰背冷痛诸症消失,便纳俱佳。

【原按】肾、脾为先、后天之本,相互依存。脾虚失运则气血生化无缘,不能充养肾精,而致筋骨失养,骨痿不用;反之肾虚温煦推动无力,也可致脾运失健,最终形成脾肾俱虚。《素问·五脏生成篇》曰:"肾之合骨也,其荣在发也,其主脾也。"此之谓也。故而治疗上需脾肾双补,以冀精气充足,筋骨得养。

案 4 叶某,男,73 岁。

初诊(2012 年 11 月 20 日) 腰背酸痛反复 10 多年,每年冬春尤甚,逐年加重,背渐驼,伴腰膝冰冷,四肢乏力。诊时自诉坐起则腰背痛甚,乃至卧床不起,腰以下如坐冷水,纳食无味。舌质黯、苔薄白,脉沉细涩。查腰椎正侧位 X 线片示:多个椎体呈楔形变,骨纹理稀疏。骨密度测定提示:重度骨质疏松。诊为骨痿,证属命门火衰,肾虚骨髓失充,寒瘀痹阻经络。治以温肾散寒、宣痹通络为法。方选温肾宣痹汤加减。处方:

制狗脊 10 g,淡附片 10 g,北细辛 6 g,山茱萸 10 g,丹参 12 g,川芎 10 g,

川桂枝 10 g,广木香 10 g,鸡血藤 12 g,明天麻 10 g,泽泻 10 g,茯苓 12 g,生薏苡仁 15 g,炒白术 10 g,生甘草 10 g。

7 剂。常法煎服。

二诊 诉腰背痛症状减轻,腰背似有暖流,此为肾阳之气渐复,内寒之症渐消之征,故守方继进 10 剂。

三诊 已能起床活动,食欲有增,原方加怀山药 15 g,骨碎补 12 g,后以此方出入继服 2 月余,腰背痛症状未再加重,每日能适当料理家务。

【原按】本案患者年老体衰,命门火衰,推行无力,致气血运行不畅,久而成瘀。寒瘀是本病日久的病理产物,而寒瘀痹阻经络,影响精微输布,又使骨失所养,加重脏腑功能衰退,而致骨痿加重。故而治疗不仅需温补肾阳,尤当加入化瘀活血、通络除痹之品。(2013 年第 12 期《江苏中医药》杂志)

十二、田玉美

案1 黄某,男,31 岁。

腰痛 3 年余,腰痛活动后明显,转身腰痛加剧,伴有耳鸣,大便两日 1 行,小便可,纳可。舌淡暗有瘀点。有腰部外伤史,并有 $L_5 \sim S_1$ 椎间盘变性伴突出,腰椎轻度肥大性改变。辨证:患者有腰部外伤史,腰痛较剧烈,活动后明显,加之舌淡暗,有瘀点,应为外伤后瘀血阻滞,经脉痹阻,不通则痛。辨证为瘀血腰痛。治疗上应活血化瘀,通络止痛。处方:

桃仁 6 g,红花 6 g,䗪虫 10 g,乌药 10 g,熟地 15 g,当归 6 g,川芎 3 g,赤芍、白芍各 15 g,鸡血藤 30 g,伸筋草 10 g,杜仲 20 g,补骨脂 20 g,制乳香、制没药各 6 g,延胡索 20 g,丹参 15 g。

【原按】本方由身痛逐瘀汤和青娥丸加减而成。身痛逐瘀汤功在活血行气,祛瘀通络,通痹止痛。主治血瘀痹证,为主方。因患者腰痛达 3 年之久,病程较长,故用青娥丸补肝肾,强筋骨;方中用伸筋草祛风湿,舒筋活络;鸡血藤行血补血,舒筋活络;乌药、延胡索功在疏肝行气止痛。全方寓行气于活血之中,行气活血而能相得益彰;寓养于行散之中,活血而无耗血之虑,使瘀血消散,气机畅达,脏腑和调。田玉美强调,在治疗瘀血时,除了运用活血的药直接消散瘀血外,要特别注意行气药的使用,因气行则血行,适当的行气药加入活血药之中,能更好地彰显出活血散瘀的作用,这和补血时,不要一味地用大量的补血药,而于补血药中加入少量益气药,借助"气能生血""血为气之母"的原理,能更好地补益气血是一样的道理。另外,如果属于新伤所致的瘀肿疼痛,可以适当地加用大黄以活血逐瘀,引瘀血下行,达到通腑而不留瘀的效果。

案2 刘某,女,40岁。

腰痛1年,耳鸣半年。腰部疼痛,久坐即发,伴耳鸣、脱发,自觉全身疼痛,怕冷,月经不规律,2~3个月1次,月经量少,色暗,质可,尿频,夜尿2~3次,大便调,寐可,纳可,舌淡红苔白厚,脉缓。辨证:患者腰痛1年,伴有耳鸣、脱发,耳鸣为肾精亏损,不能上荣耳窍所致;脱发,责之肾精不足,肾之华在发,精不足则发易脱;尿频,夜尿多,是由于肾阳虚弱,固精摄尿之力减弱所致;肾为阳气之根,肾阳不足,失于温煦,则怕冷。从患者的临床表现来看,为肾阴亏虚,并有阴虚及阳的趋势,故而辨为肾虚腰痛。治则:滋补肾阴,濡养经脉。处方:

山药30g,生地15g,山茱萸15g,牡丹皮10g,茯苓15g,泽泻10g,女贞子20g,墨旱莲20g,杜仲20g,补骨脂20g,桑螵蛸15g,延胡索15g,制何首乌10g,千年健15g,炒白术15g。

【原按】本方以六味地黄丸为主方,合二至丸、青娥丸加减而成。六味地黄丸三补三泻,功在滋阴补肾;二至丸有补肝益肾之效,女贞子、墨旱莲合用,补而不滞,润而不腻,为平补肝肾之方;青娥丸补肝肾,强筋骨,止腰痛;千年健祛风湿,强筋骨;何首乌补益精血,养肝益肾,治脱发;桑螵蛸固肾缩尿,补肾助阳治疗尿频;炒白术健脾益气,理气止痛,防滋补药太过而滋腻碍胃,使全方补而不滞。

案3 雷某,女,23岁。

左侧腰部疼痛2年,伴口干,时有口苦,喜饮水,不解渴,饮水后小便次数增多,大便难,质偏干,自觉晨起口臭,外阴时痒,白带偏黄,舌淡苔薄黄,脉沉弱。辨证:患者腰痛,伴口干、口苦,大便难,质偏干,晨起口臭,外阴时痒,白带偏黄,舌淡苔薄黄,为一片湿热之象,湿热壅遏,经气不畅,筋脉失养所致,应辨为湿热腰痛。然患者腰痛2年,病程较久,虽然患者表现出来的均为湿热之象,然而久病多虚,病情可能虚实夹杂,而并非纯粹的实热之证,故而治疗上不能一味攻邪,还需顾护人体的正气,以清热利湿,舒筋止痛为主,辅以滋养肝肾。处方:

苍术 15 g,黄柏 10 g,怀牛膝 15 g,独活 10 g,桑寄生 15 g,川芎 6 g,白芍 30 g,当归 15 g,杜仲 20 g,补骨脂 15 g,椿根皮 15 g,连翘 20 g,土茯苓 15 g,延胡索 20 g,甘草 6 g。

【原按】本方以四妙丸为主方,功在清利湿热,舒筋通络,强壮腰脊;合以青娥丸补肾止腰痛,同时鉴于患者病程较久,病情虚实夹杂,湿热蕴久,耗伤阴精,出现口干口苦、大便难的症状,用药上取用了独活寄生汤中的药对独活、桑寄生来补肝肾,强筋骨,以及当归、川芎、白芍来养血生津润燥,另外用到椿根皮、土茯苓、连翘清热解毒,除湿止痒,针对患者外阴瘙痒、白带偏黄的症状,做到对症用药。对于女性的白带偏黄,外阴瘙痒,田玉美比较偏爱用椿根皮、秦皮之类来清热燥湿止带,治疗带下阴痒,往往效果极佳。方中还用到延胡索理气止痛,使补益药补而不滞。全方攻邪为主,兼以扶正,达到攻邪而不伤正,扶正而不碍邪之效。标本兼治而又主次分明,往往可获良效。

腰痛的发病常以肾虚为本,感受外邪、跌仆闪挫为标。腰痛日久,虚实夹杂,治疗应掌握标本虚实,选用祛邪和培本的方法。一般初起以祛邪为主,病久则予补益肝肾,健脾培本,或祛邪与扶正并用,以达到扶正祛邪的目的。治疗本病,除内治外,尚可配合针灸、按摩、理疗、拔火罐、药物熏洗等方法综合治疗,疗效较好。同时,腰痛的治疗中要善用活血化瘀的药物,急性发作期,可选用小剂量的活血药,养血和血,温通血脉;病情缓解后,可加重活血化瘀药物的剂量与作用;腰痛日久,反复发作者,可以活血化瘀为主配合搜风通络的药物,如桃仁、红花、全蝎、蜈蚣之类。(《光明中医》2012 年第 1 期)

十三、郭维淮

案1 杨某,女,50 岁。

初诊(2004 年 5 月 9 日) 患者 12 日前劳动时不慎扭伤腰部,腰痛腿困,不敢咳嗽、直腰,腰部活动受限,行走困难,不能翻身,症状逐渐加重而来诊。查体弯腰跛行,腰部压痛并向右下肢放射,活动受限,直腿抬高试验右侧阳性。脉数弦,舌质紫暗,苔白滑。诊断为腰腿痛,辨证为劳作督脉受阻,气血瘀滞于腰脊。此为年老体弱,复因劳累,伤及气血,气滞血瘀,不能濡养筋骨,逐渐加重。证属瘀滞型,治宜活血祛瘀,益气通经。方拟益气活血通经汤加减。处方:

黄芪、防风、红花、桃仁、生白术、升麻、茜草、全蝎、木瓜、乌药、延胡索、甘草。

水煎服,每日1剂。并嘱避免劳作,忌久坐、久弯腰,加强腰背肌锻炼。

二诊 服药7剂,腰腿疼明显减轻,右髋痛,行走时加重。

为瘀血未尽之象,上方去防风,加川续断、独活、川草薢、当归,以活血利湿、强壮腰脊。并嘱注意腰部适量活动,避免劳作,忌久坐和弯腰。

三诊 7日后腰髋痛基本消除,遗留腰部酸困。服用益气活血、健脾补肾中成药,巩固疗效。给筋骨痛消丸、加味益气丸各40包,每次各1包,每日2次口服。并嘱注意腰部适量活动,避免劳作,忌久坐和弯腰,忌饮酒,加强腰背肌锻炼。后来电告知痊愈,连续随访6个月未复发。

【原按】《内经》"血实宜决之,气虚宜掣引之"。《伤科补要》曰:"跌打损伤之证,恶血留内,则不分何经,皆以肝为主。盖肝主血也,败血必归于肝。"结合多年临床经验认为"气病多虚,血病多瘀",本例为扭伤所致腰痛,辨证为劳作督脉受阻,气血瘀滞于腰脊。治当活血祛瘀,益气通经,用益气活血通经汤加减。二诊腰腿痛明显减轻,右髋痛,行走时加重。为瘀血未尽之象,上方去防风,加川续断、独活、川草薢、当归,以活血利湿,强壮腰脊。三诊腰髋痛基本消除,遗留腰部酸困。服用益气活血、健脾补肾中成药,以巩固疗效。方中黄芪、红花、桃仁、茜草为君,以活血益气;全蝎、木瓜、乌药、延胡索为臣,以理气通络止痛;生白术、升麻、防风为佐,升举中气;甘草为使,调和诸药。共奏活血祛瘀、益气通经之功而获良效。

案2 林某,男,98岁。

初诊(2003年6月20日) 患者1个月前感腰部疼痛,经住院治疗疗效不佳,起坐仍困难,活动受限制,时轻时重,翻身疼痛。查弯腰较慢,腰部压痛,不放射,腰部活动受限制。脉浮数,舌质淡,舌苔白。B超检查肝胆肾未见异常。诊断为腰痛(腰肌伤劳损)。辨证为气肾亏证。此为年老体弱,劳损,气血虚亏,肝肾不足,不能濡养筋骨,而致劳累后腰痛。证属肾虚型,治宜温中益气,补肾壮腰。方拟补中益气汤加减。处方:

黄芪、党参、当归、川续断、白术、升麻、何首乌、骨碎补、金银花、延胡索、甘草。水煎服,每日1剂。并嘱注意腰部适量活动,避免劳作,忌久坐和弯腰。

二诊 服药5剂,腰痛明显减轻,服药后症状减轻,继续服用。年老体弱,肾气不足,去金银花,加杜仲补肾壮腰。并嘱注意腰部适量活动,避免劳作,忌久坐和弯腰。

三诊 7日后腰痛基本消除,遗留久坐后腰部酸困不适。加香附以行气通络。并嘱注意腰部适量活动,避免劳作,忌久坐和弯腰,加强腰背肌锻炼。后来电告知痊愈,连续随访6个月未复发。

【原按】腰痛的病因病机较复杂。《景岳全书》中"凡腰痛者,多由真气不足"的论述是对腰痛病理本质的高度概括,也就是说气虚是腰痛发病的基础。《内经》云"劳则气耗""有所劳倦,形气衰少"等,都是说明劳作过度可导致气的耗损而气虚,气虚无以化血则血虚,气血亏虚不能濡养筋骨而腰痛,治宜温中益气、补肾壮腰,补中益气汤加减。方中黄芪补脾益气,兼补肾脏之元气,与党参培补中宫之气为君;何首乌、当归、骨碎补、续断活血补肝肾为臣;佐以白术补气健脾,升麻升阳行瘀,延胡索理气止痛,金银花清热解毒消炎,甘草调和诸药为使。

案3 吴某,女,57岁。

初诊(2005年4月21日) 患者1个月前因为劳作感腰部疼痛,起坐不利,未做治疗,休息后仍不减轻,并逐渐加重,现在不能弯腰、久坐,臀部下坠,腰部自觉呈上下两节,两腿酸困沉重。检查见腰部发硬,行动缓慢。腰部压痛明显,活动受限制,直腿抬高试验阴性。X线片示腰椎前缘不同程度增生。舌质淡,舌苔薄白,脉数弦。诊断为腰腿痛(腰肌劳损)。此乃久坐伤肾,劳则伤气,加之久病,气血运行不畅,瘀阻于腰脊,督脉受损,经络不通,则腰腿痛,为虚实夹杂证——气虚血瘀,肝肾不足。治以补气壮腰。用补气壮腰汤加减。处方:

黄芪,党参,川续断,当归,柴胡,生白术,升麻,丹皮,枳壳,香附,延胡索,甘草。

水煎服,并嘱活血止疼膏外敷。嘱忌久坐、久弯腰、久卧,避免劳作,适度进行腰部自由活动。

二诊 上次服药7剂后腰痛消失。近因劳累又出现腰痛,但较上次轻,活动较前灵活,晨起腰硬,活动后减轻。舌质淡,舌苔薄白,脉数弦。本病因劳作症引起,延误治疗,则经络阻痹不通,给温中补气壮腰药物治疗好转。

上方去党参、枳壳,加防风、郁金、桑寄生,以通络壮腰。并嘱进行腰部自由活动。

三诊 服上药7剂,腰痛明显减轻,遗留左下肢久站后酸困不适。

守方继续服用。后来电告知痊愈,连续随访6个月未复发。

【原按】《景岳全书》云:"凡腰痛者,多由真气不足。"气虚是腰痛发病的基础。劳作过度可导致气的耗损而气虚,气虚无以化血则血虚,气虚运化无力则血瘀,气血不能濡养筋骨而腰痛。本例患者气虚血瘀、肝肾不足证,治宜补气壮腰,药用补气壮腰汤加减活血止疼膏外敷。方中黄芪、党参为君以益气补血;当归活血,柴胡、生白术、升麻、牡丹皮、枳壳、香附、延胡索为臣,以理气止痛;川续断为佐,补肾壮腰;甘草为使,调和诸药。诸药合用,共奏补气壮腰、活血通络之功。外敷活血止痛膏。

案4 孙某,男,48岁。

初诊(2005年8月1日) 患者1日前久坐受凉后出现腰困腿痛,行走困难,坐卧不宁,不敢咳嗽。检查弯腰翘臀,行动迟缓。L-棘突间隙右侧压痛明显,并向下肢放射,腰部活动受限制,直腿抬高试验阳性(10°~20°)。放射学检查示L_4、L_5椎间盘右后突出,L_3~S_1中央突出。舌质淡红,舌苔白滑,脉沉弦。诊断为腰腿痛。辨证为久坐受凉,突受风寒,经脉痹阻,气血不通,督脉受阻。证属痹阻型。治宜温经通络,除风祛湿。方拟肾着汤加减。处方:

黄芪,柴胡,苍术,桃仁,红花,桑寄生,独活,茜草,全蝎,细辛,升麻,木瓜,甘草。

水煎服,每日1剂。并嘱腰部自由体操,避免风寒。

二诊 服药3剂,腰痛减轻,腿较前有力,不敢咳嗽,受凉后加重。

去枳壳,加防风以增强祛风除湿之力。并嘱腰部自由活动,忌久坐,久站,避免风寒。

三诊 服药7剂,腰疼减轻,腿较前有力,腿麻木减轻,可行走100 m,咳嗽痛消失。

上方去桃仁、红花,加骨碎补,以补肾壮腰。

四诊 服药7剂,腰腿痛基本消失,腰部活动正常,直腿抬高试验阴性,行走基本正常,麻木减轻,但是不能久站。效不更方,继续服用。后来电告知痊愈,连续随访6个月未复发。

【原按】 腰痛的病因病机较为复杂,但无论是外力致伤,或风、寒、湿邪浸淫引起,均与肾气有关。《景岳全书》:"凡病腰痛者,多由真气不足。"在治疗腰痛病时,除分型、辨证用药外,应注意益气补肾之品的运用,正气来复邪祛病愈。同时配合适当功能锻炼,使脊柱平衡恢复,经络调畅,肌肉、肌腱、韧带强健才能获得更快、更好、更巩固的疗效。肾着汤为自拟方,方中黄芪扶正去邪为君;臣以柴胡、苍术、桑寄生、独活、细辛、茜草、木瓜,祛痹通络,补肾壮骨;佐以红花、桃仁活血通经;甘草为使调和诸药,共奏温经通络除风祛湿之功。(《骨伤名师二十三讲》)

十四、施杞

案1 范某,男,61岁。

初诊(2011年3月3日) 主诉:腰脊酸痛伴左下肢麻木1周。腰脊疼痛伴左下肢酸痛麻木,活动牵掣。检查:腰压痛(＋＋＋),前俯受限。腑行正常,小溲欠畅,胃脘作胀,曾有高血压,两足畏冷。腰椎 MRI 示:$L_3 \sim L_4$、$L_4 \sim L_5$ 椎间盘膨出,椎体退行性变。苔薄,质紫,脉弦细。诊断:腰腿痛(腰椎间盘突出症)。证属气血瘀滞,经脉痹阻。治宜活血祛瘀,通痹止痛。处方:圣愈汤合身痛逐瘀汤加减。

炙黄芪9g,党参12g,当归9g,白芍12g,生地9g,大川芎12g,柴胡9g,桃仁9g,红花9g,乳香9g,五灵脂12g,羌活9g,秦艽9g,制香附12g,川牛膝12g,广地龙6g,炙甘草6g,大蜈蚣3g,大腹皮18g,淫羊藿12g,巴戟天12g,广郁金12g,车前子、草各18g,何首乌、首乌藤各18g。

14剂,水煎服。每日1剂,分两次服,每次加麝香保心丸2粒吞服。

二诊(2011年3月17日) 药后腰痛、左下肢牵掣渐缓,腰膝酸软,尚有下肢畏冷、麻木,胃纳二便尚可。苔薄,脉细滑。再拟益气养血,补益肝肾。处方:圣愈汤合独活寄生汤加减。

炙黄芪9g,党参12g,当归9g,白芍12g,熟地12g,大川芎12g,柴胡9g,白术9g,独活9g,桑寄生12g,秦艽9g,防风12g,桂枝9g,茯苓15g,杜仲12g,川牛膝12g,炙甘草6g,炙全蝎3g,大蜈蚣3g,伸筋草15g,老鹳草12g,制川乌9g,淫羊藿12g,巴戟天12g,何首乌、首乌藤各18g,炒酸枣仁15g。

14剂,水煎服。每日1剂,分两次服,每次加麝香保心丸2粒吞服。随访:1个月后患者诸症已除,行走自如。嘱做十二字养身功,避免弯腰劳累。

【原按】清代林珮琴在《类证治裁》中指出:"诸痹,良由阳气先虚,腠理不密,风、寒、湿乘虚侵袭,正气为邪所阻,不能宣行,因而留滞,气血凝滞,久而为痹。"因此,施杞认为,包括腰椎病在内的痹证的发病,患者往往本身正气先虚,然后六淫外邪遂能乘虚而入,盘踞经隧,导致气血闭阻,留滞于内而发病。总之,腰椎病是在正虚的基础上由于劳损或感受外邪导致气血不通,痰瘀内结,经脉闭阻而罹病。而在患者肾气渐衰、肾精亏乏则是"正虚"之关键。本例患者天癸已竭,肾气已衰。首诊以圣愈汤合身痛逐瘀汤加减活血化瘀,祛痹止痛,并逐渐加入补益肝肾的药物。待疼痛已瘥,二诊则以圣愈汤合独活寄生汤加减益气养血,补益肝肾。处方中始终加入制川乌,加强祛风除湿、温经散寒、通痹止痛之功。

案2 柳某,女,52岁。

初诊(2011年5月12日) 主诉:腰脊疼痛2月余。腰脊疼痛酸楚,左下肢牵掣痛,足背麻木,周身不适,胃脘作胀,胸闷心悸,小叶增生,时有夜寐不宁,便秘3日一行,四肢少温,汗出绵绵。腰椎MRI示:$L_2 \sim L_3$椎间盘退变,$L_4 \sim L_5$、$L_5 \sim S_1$椎间盘突出,相应椎管狭窄。苔薄黄,质胖略紫,中有裂纹,脉沉细。诊断:腰腿痛(腰椎间盘突出症)。证属气血两亏,肝肾不足,经脉失畅。治宜益气和血,补益肝肾。处方:圣愈汤合独活寄生汤加减。

炙黄芪9g,党参12g,当归9g,白芍12g,熟地12g,大川芎12g,柴胡9g,白术9g,独活9g,桑寄生12g,秦艽9g,防风12g,桂枝9g,茯苓15g,杜仲12g,川牛膝12g,炙甘草6g,淫羊藿12g,仙茅12g,肥知母9g,何首乌、首乌藤各18g,制香附12g,八月札12g,香谷芽12g。

14剂,水煎服。每日1剂,分两次服,每次加麝香保心丸2粒吞服。嘱药渣装入毛巾袋中湿热敷腰部30min。

二诊(2011年5月26日) 诸恙如前,面色少华,神疲乏力,腑行时有失畅,纳呆已瘥,苔薄质胖,脉沉细。治拟健脾养心,疏肝解郁。处方:圣愈汤合归脾汤合越鞠丸加减。

炙黄芪9g,党参12g,当归9g,白芍12g,生地9g,大川芎12g,柴胡9g,茯神15g,远志9g,酸枣仁15g,木香9g,苍术9g,制香附12g,栀子9g,神曲12g,大枣9g,炙甘草6g,鸡血藤12g,何首乌、首乌藤各18g,制黄精12g,灵芝草12g,大玄参15g,老鹳草15g。

14剂,水煎服。

三诊(2011年6月9日) 药后精神较振,神疲乏力、夜寐不宁均瘥,矢气较多。苔薄,脉细。再守前法。处方:圣愈汤合归脾汤合越鞠丸加减。

炙黄芪9g,党参12g,当归9g,白芍12g,生地9g,大川芎12g,柴胡9g,茯神15g远志9g,酸枣仁15g,木香9g,苍术9g,制香附12g,栀子9g,神曲12g,大枣9g,炙甘草6g,何首乌、首乌藤各18g,大腹皮12g,灵芝草12g,制黄精12g,广郁金12g,全瓜蒌12g。

14剂,水煎服。

随访:1个月后患者腰痛消失,行走自如。嘱避免劳作,避风寒,做十二字养身功。

【原按】 五旬之人,腰脊酸楚,肝肾渐衰,肾气不足,气血虚弱,血不荣筋,故首诊以圣愈汤合独活寄生汤加减益气和血,补益肝肾。但二诊诸羔如前,症见面色少华,神疲乏力。"脾胃为后天之本,气血生化之源",脾气虚弱,推动无力,血行不畅,络脉受阻,故见腰痛。同时久病胸闷心悸、情志失畅,故以圣愈汤合归脾汤合越鞠丸加减健脾养心,疏肝解郁。归脾汤出自《正体类要》,是在严氏《济生方》归脾汤的基础上加当归、远志而成。归脾汤证是因心脾两虚、气血不足所致,方中黄芪、党参补气健脾,为主药;辅以当归、龙眼肉以养血和营,合主药以益气养血;白术、木香健脾理气,补而不滞;茯神、远志、酸枣仁养心安神,合为佐药;甘草、生姜、大枣健脾和胃,生化有源,气旺血充。《医方集解》云:"此手少阴、足太阴药也。血不归脾则妄行,参、术、黄芪、甘草之甘温,所以补脾;茯神、远志、枣仁、龙眼之甘温酸苦,所以补心。当归滋阴而养血,木香行气而舒脾。气壮则能摄血,血自归经,而诸证悉除矣。"越鞠丸出自元代朱震亨《丹溪心法》。越鞠丸证涉及肝脾两脏。因肝藏血而主疏泄,喜条达而恶抑郁,脾主运化,喜燥恶湿,若喜怒无常,忧思无度,则肝气不疏,形成气郁,甚者会形成痰郁、湿郁,所以气、血、火三郁多责之于肝,食、湿、痰三郁多责之于脾。方中香附行气开郁,川芎活血祛瘀,栀子清热泻火,神曲消食导滞,苍术燥湿健脾。《医宗金鉴·删补名医方论》云:"用香附以开气郁,苍术以除湿郁,川芎以行血郁,山栀以清火郁,神曲以消食郁。此朱震亨因五郁之法而变通者也。五药相须,共收五郁之效。"圣愈汤与归脾汤、越鞠丸同用,则阴阳兼补,心肝脾同治。同时加首乌藤养心安神,改善睡眠。(《辽宁中医药大学学报》2012年第9期)

案 3 张某,女,59 岁。

初诊(2019 年 11 月 7 日) 患者腰部疼痛伴酸楚 1 年余。腰部活动时有牵掣感,并伴有左下肢麻木,患者腰部生理弧度消失,俯仰正常,腰骶无明显压痛和叩击痛,时常伴有头晕,患者晨起咳痰色黄,自述手及肌肤时有色黄,胃脘作胀,舌质淡,苔较腻,脉细缓,证属肾气不足,兼有肝经湿热,痰阻经络,治拟补肾通经,清热豁痰通络。处方:调身通痹方加减。

炙黄芪 15 g,潞党参 12 g,全当归 9 g,生白芍 12 g,大川芎 12 g,熟地 12 g,柴胡 9 g,独活 12 g,桑寄生 12 g,左秦艽 12 g,炒防风 12 g,川桂枝 12 g,云茯苓 12 g,盐杜仲 12 g,川牛膝 12 g,炙甘草 6 g,炒栀子 12 g,炒黄芩 9 g,绵茵陈 12 g,龙胆草 9 g,青风藤 15 g,鸡血藤 15 g,忍冬藤 15 g,淫羊藿 15 g,菟丝子 12 g,明天麻 12 g,嫩钩藤 15 g,香谷芽 12 g,红枣 9 g。

二诊(2019 年 11 月 27 日) 经治后,症状稍有缓解,胃脘不适,每易便溏,苔薄脉细,拟疏肝和胃为法。

炙黄芪 15 g,潞党参 12 g,全当归 9 g,生白芍 12 g,大川芎 12 g,熟地 12 g,柴胡 9 g,独活 12 g,桑寄生 12 g,左秦艽 12 g,炒防风 12 g,川桂枝 12 g,云茯苓 12 g,盐杜仲 12 g,川牛膝 12 g,炙甘草 6 g,广木香 9 g,制香附 12 g,八月札 12 g,炒枳壳 12 g,佛手片 12 g,香谷芽 12 g,红枣 9 g,蒲公英 18 g,枇杷叶 12 g。

三诊(2019 年 12 月 6 日) 经治后,诸恙皆缓,偶有头痛及腋下疼痛,苔薄,脉细滑,再拟理气活血。

2019 年 11 月 7 日原方去栀子、黄芩、龙胆草、茵陈、防风,加广陈皮 12 g、延胡索 15 g、生薏苡仁 18 g、枸杞子 12 g。

四诊(2020 年 1 月 3 日) 经治后,精神已振,颈肩尚有疼痛,头晕已缓,睡眠佳,晨起多痰,色黄,二便正常,苔薄,质紫,脉细滑,续拟化痰清窍。

炙黄芪 15 g,潞党参 12 g,全当归 9 g,生白芍 12 g,大川芎 12 g,熟地 12 g,柴胡 9 g,独活 12 g,桑寄生 12 g,左秦艽 12 g,炒防风 12 g,川桂枝 12 g,云茯苓 12 g,盐杜仲 12 g,川牛膝 12 g,炙甘草 6 g,明天麻 12 g,红景天 15 g,石菖蒲 12 g,海浮石 30 g,青礞石 30 g,川贝粉 6 g,青风藤 15 g,炒羌活 12 g,糯稻根 30 g,蔓荆子 10 g,首乌藤 18 g,酸枣仁 15 g,炒枳壳 12 g,蒲公英 18 g,红枣 9 g。

【按】调身通痹方亦是施杞常用的一张经验方。该方由独活寄生汤合圣愈汤加减化裁而成,独活寄生汤出自《备急千金要方》,主治痹证日久、肝肾两虚、气血不足之证,合用圣愈汤,则补气血、调肝肾力量更强,并有祛风湿、止痹痛之功,标本兼故,体用并治。方中当归活血养血而守中,熟地封填骨髓,补益真阴,川芎上行头目,助元阳之气而止痛,白芍逐其血,缓其中,人参补益元气,黄芪益元气补三焦,柴胡能升能降,条畅气机,独活寄生则祛风除湿,养血合营,活络通痹,牛膝、杜仲补肝肾,强筋骨,引血下行,诸药合用,标本兼顾,扶正祛邪,施杞在临床上常把此方广泛用于慢性筋骨病中后期酸痛不适,迁延不愈等情况。

患者腰部酸痛已有1年,年龄早过"七七"之数,当属肾气不足,故施杞以调身通痹方为底方,补气血,调肝肾,止痹痛的治则贯穿着整个治疗过程。同时,患者还有很多骨伤科以外的夹杂证,施杞则每次施诊时根据情况灵活调适。初诊时,患者热象较为明显,并伴有头晕,施杞予以栀子、茵陈、黄芩、龙胆草等药以清利湿热,予以天麻、钩藤平降肝阳,并予以青风藤、鸡血藤、忍冬藤等藤类药物以加强通络之功。擅用藤类药物也是施杞的一个临床特色,《本草汇言》云,"凡藤蔓之属,皆可通经入络",然不同藤类药物有不同特点,青风藤性平,擅除湿祛风,鸡血藤性温,擅养血活血,忍冬藤性寒,擅寒热身肿,通络除痹之外,尚有清热之功。施杞将几种藤类药物合用,寒温皆顾,起通经入络之效。二诊时患者以便溏,胃脘不适为主诉,考虑为肝气犯胃所致,施杞以香附、佛手、八月札、木香等药疏肝和胃,待四诊时,患者诸恙皆缓,仅遗留痰多一证,施杞再予青礞石、海浮石等豁痰之药对症处理。

整个病案,施杞"变与不变"的思想充分体现,患者腰腿痛的本因是肝肾不足所致,故施杞在整个诊疗过程中应用调身通痹方的底方以治本始终没有变化,而变化的是患者每次就诊时所不断变化的夹杂证,施杞坚持抓住主要矛盾不放,再灵活根据兼证的变化不断调适处方药物,而终于取得满意疗效。(《第六批全国老中医药专家学术经验继承工作游学跟师医案》)

十五、冯世纶

宋某,女,23岁。

初诊(2014年5月9日)　患者腰痛1周。1周前,患者劳累后出现两侧腰痛,站立时加重,俯卧时减轻,无下肢放射痛、麻木等症,未曾诊治,因症状无缓解来诊。刻诊:腰痛,腰冷,胃脘凉,易心悸,口中和,纳可,大便干,每日1次,饮水则排尿,夜尿1次,四肢逆冷,舌淡、苔白微腻,脉细。西医诊断:腰肌劳损;中医诊断:腰痛;辨证:太阴饮停,寒湿下侵;方选肾着汤加味。处方:

干姜15 g,茯苓15 g,苍术15 g,炙甘草6 g,制附片(先煎)15 g。

每日1剂,水煎服。

二诊(2014年5月16日)　腰冷痛、胃脘凉、四逆减轻,偶尔心悸,大便略干,口中和,舌淡、苔薄白,脉细。

前方加党参10 g。

三诊(2014年5月23日)　腰冷痛消,胃脘时凉,四逆明显减轻,余症已。近来因天凉感膝关节痛,动则汗出。

予以桂枝汤加茯苓、苍术、制附片,7剂。药尽诸症解。

【原按】 腰肌劳损属中医学"腰痛"范畴。一般按照外感、内伤、跌仆闪挫辨证,分为寒湿腰痛、湿热腰痛、瘀血腰痛、肾虚腰痛进行论治。冯世纶辨治腰肌劳损,遵循先辨六经继辨方证的思路,通过辨析六经及兼夹的水湿痰饮、瘀血等病理因素,掌握患病机体的病机全貌,再从采集的脉症信息中提取主症,辨明具体方证药证,有是证用是方是药,进而予以相应方药治疗。从经方角度而言,腰肌劳损常见以下方证:葛根汤证、肾着汤证、金匮肾气丸证、桂枝茯苓丸证、柴胡桂枝干姜汤合当归芍药散证等。

本例患者首诊口中和,胃脘凉,舌淡、苔白微腻,脉细,辨属太阴;腰冷痛,饮水则排尿,系寒湿下侵、水饮内停之征;心悸,为水饮凌心之象。便干,非阳明里实热证,而是太阴虚寒,津液生化不足,大肠失去津液濡润引起。在太阴病兼湿饮前提下,借助口中和、腰冷痛的主症,判属肾着汤证,故予肾着汤温阳利饮、散寒祛湿。因腰冷痛、四逆,加入制附片增强温阳散寒止痛之力。若心悸明显,可加桂枝,取苓桂术甘汤降冲利饮。便干不重,不必加生白术温中生津通便,待太阴虚寒得到纠正,津液生化充足,则便干自消。二诊诸症减轻,提示六经方证辨识准确。仍胃脘凉,考虑胃虚偏重,增入党参健胃,取理中汤之意,促进其消退。三诊病情变化,当重辨六经,系少阴太阴同病,证情亦变,方随证转,予桂枝汤加味温阳解表利饮。(《上海中医药杂志》2016年第4期)

十六、吴银根

患者,男,65岁。

初诊(2011年5月11日) 腰痛,右大腿冷、间歇性行走无力半年余,感觉冷自骨中生,一身疼痛,膝盖、颈椎痛,易疲劳,思想不易集中,无头晕头痛,无心烦不适,夜寐尚可,胃纳一般,舌淡,苔薄白腻,脉沉细。证属肾阳亏虚,寒湿阻络。治则温补肾阳,散寒除湿,方拟阳和汤化裁。处方:

鹿角片10 g,熟地24 g,附片30 g,桂枝15 g,白芥子15 g,麻黄9 g,淫羊藿15 g,巴戟天15 g,杜仲15 g,枸杞子15 g,石菖蒲15 g,广郁金15 g,木瓜15 g,甘草9 g。

14剂,每日1剂,浓煎300 mL,分两次温服。

二诊(2011年5月25日) 诉腰腿痛明显减轻,骨中冷感十减其八九,疲乏不适症状改善,舌淡,苔薄,脉细。

方药即效,固守前法,易附片为15 g,继续服用14剂而愈。

【原按】《医学心悟·腰痛》曰"腰痛,有风、有寒、有湿、有热、有瘀血、有气滞、有痰饮,皆标也,肾虚其本也。大抵腰痛悉属肾虚,既挟邪气,必须祛邪,如无外邪,则惟补肾而已"。《素问·上古天真论篇》曰:"……五八,肾气衰,发堕齿槁;六八,阳气衰竭于上,面焦,发鬓颁白;七八,肝气衰,筋不能动;八八,天癸竭,精少,肾藏衰,形体皆极,则齿发去。"腰为肾之府,乃肾之精气所溉之域,故腰痛与肾的关系最为密切。患者年老体虚,肾中精气亏虚,腰脊失养,故腰痛不适;肾阳不足,不能温煦肢体,故见右大腿冷、间歇性行走无力,感觉冷自骨中生;舌淡,苔薄白腻,脉沉细亦为阳虚有寒之象。其病机为肾阳亏虚,寒湿内停,故吴银根选用阳和汤加味。方中鹿角片、淫羊藿、巴戟天温补肾阳,填精充髓,强筋壮骨,熟地、枸杞子培补肾精,是为阴中求阳之用。麻黄发越阳气,开腠理以散寒;白芥子温散止痛;杜仲补肾壮筋骨;附子、桂枝温补肾中之阳,意在微微生火。木瓜、郁金行气化瘀、活络止痛;石菖蒲除湿消痰,甘草调和诸药。复诊时已获效,附片辛热燥烈,易耗伤气阴,故予剂量减半,最终取得良效。(《山东中医杂志》2015年第5期)

十七、石印玉

案 1 张某,男,82 岁。

初诊(2018 年 2 月 12 日) 左侧腰腿部疼痛间歇性跛行 1 年,起立困难,腰椎双侧压痛不明显,左骶髂关节处压痛,直腿抬高试验阴性,"4"字试验阴性,跟腱反射正常,左下肢感觉肌力均正常,无麻木感,X 线片提示腰椎退行性改变,MRI 提示 L_4、L_5 腰椎间盘突出和 L_5、S_1 椎间盘突出,并伴有相应椎管狭窄,患者多方求治,中药针灸效果不明显,骨科建议其手术,患者故转而寻求石印玉治疗。纳可,寐安,小便正常,大便秘结,苔脉和,患者证属肾气不足,气血推动乏力,痰阻经络。治拟益气补肾,调和气血,豁痰通络。方拟丹鹿通督汤加减。处方:

黄芪 30 g,鹿角 18 g,丹参 30 g,地龙 12 g,生白术 30 g,决明子 30 g,赤芍、白芍各 10 g,生甘草 10 g,威灵仙 15 g,木瓜 10 g,黄柏 10 g,制南星 6 g,六曲 10 g,枳壳 15 g。

二诊(2018 年 2 月 26 日) 患者经服药以后,感觉腰腿部疼痛症状缓解大半,偶有胸闷,苔脉如前。

2018 年 2 月 12 日原方加降香 3 g、玄参 15 g、制大黄 6 g、槟榔 6 g、僵蚕 9 g、姜黄 6 g。

三诊(2018 年 3 月 9 日) 患者经服药以后,感觉腰腿部疼痛症状和胸闷症状基本缓解,现偶有颈项部疼痛,偶有头晕头痛,颈项部压痛不明显,双侧霍夫曼征(一),苔脉如前。

2018 年 2 月 26 日原方去地龙、玄参、降香,加葛根 15 g、天麻 15 g、鹿衔草 15 g。

四诊(2018 年 3 月 23 日) 患者经服药以后,感觉腰腿部疼痛及颈项部疼痛症状基本缓解,偶有胸闷,苔脉如前。

2018 年 3 月 9 日原方加降香 3 g、瓜蒌皮 15 g、防风 10 g、独活 10 g。

【按】腰椎椎管狭窄症,骨伤科临床并不少见,是指各种原因引起椎管各径线缩短,压迫硬膜囊,脊髓或神经根,从而导致相应神经功能障碍的一类疾病。它是导致腰痛及腰腿痛等常见腰椎病的病因之一,多发于 40 岁以上的中年人。静或休息时常无症状,行走一段距离后出现下肢痛、麻木、无力等症状,需蹲下或坐下休息一段时间后缓解,方能继续行走。西医骨科处理该病一般为手术治疗,椎管减压加内固定,手术创伤较大,费用较高,而且治疗效果并不稳定。

石印玉在临床上用中医手段处理该病较多,且多能取得较好的效果。丹鹿通督汤是石印玉治疗该病的常用方剂。丹鹿通督汤以黄芪、丹参、鹿角为主药,黄芪配伍丹参利水消肿,益气活血散瘀,丹参一味,功同四物,有很强的活血凉血祛瘀之功,鹿角补肾阳、壮筋骨,其为血肉有情之品,善通督脉,与黄芪丹参相伍,通补兼施,不致瘀滞。石印玉对于骨伤疾病所兼有的夹杂证较为重视,对于老年便秘,一般不用峻下之法,而常用生白术、生白芍、决明子等药物润肠通便,特别是生白术和生白芍,是为"二白汤",而且白术能够"利腰间之血气",白芍能柔肝舒筋,缓急止痛,这两味药物对于老年腰腿疼患者同时伴有便秘的,是非常适合应用的。

结合这个患者的诊治,石印玉抓住腰腿痛和间歇性跛行两个主症,以丹鹿通督汤为主方,调和气血,南星和威灵仙豁痰通络,木瓜和芍药缓急止痛,六曲和枳壳健脾理气,二诊、三诊出现胸闷及颈项部症状时,石印玉除了应用降香、天麻、葛根对症处理之外,还应用了升降散条畅上下气机,也进一步印证了石印玉在治疗此类疾病时的大整体观。

案2 胡某,女,43岁。

初诊(2018年6月11日) 右侧腰臀部伴下肢疼痛1个月,疼痛较为剧烈,患者起立行走困难,L_4、L_5椎旁关节突部位存在明显压痛,叩痛放射痛阳性,脊柱向右侧弯,腰部前屈尚可,后伸困难,直腿抬高试验左90°、右45°,跟腱反射正常,踝阵挛(-),右下肢感觉小腿外侧肌力感觉稍减退,足趾背伸肌力4级,跖屈肌力正常,MRI提示L_4、L_5明显突出,$L_3 \sim L_4$和$L_5 \sim S_1$椎间盘膨出,外院骨科建议其手术,患者有顾虑,故转而寻求中医治疗。患者舌质较暗,苔较腻,脉涩,纳可,寐安,二便调,证属痰瘀互结,血脉不通,治拟逐痰利水,活血化瘀。

黄芪30 g,威灵仙30 g,木瓜10 g,赤芍15 g,泽漆10 g,葶苈子10 g,川椒目6 g,丹参15 g,牛膝15 g,枳壳10 g,三七粉2 g,穿山甲片粉2 g,全蝎粉1 g,甘草10 g,延胡索15 g,莪术15 g。

二诊(2018年7月9日) 患者经服药以后,感觉腰腿部疼痛症状缓解大半,右腿仍有麻木,舌质和苔色如前,脉较弦,续拟利水化痰兼以补肾治疗。

2018年6月11日原方去三七粉、甲片粉、全蝎粉,加防己10 g、桂枝6 g、巴戟天10 g、菟丝子15 g。

三诊(2018年7月23日) 患者经服药以后,感觉腰腿部麻木症状缓解,仅偶有腰痛,腰部活动自如,右下肢感觉和肌力均较前改善,舌苔脉如前,续拟利补肾通络巩固治疗。

2018年7月9日原方去川椒目、葶苈子,加地龙10 g。

【按】腰椎间盘突出症是临床非常常见的一类疾病。西医认为,该病主要是因为腰椎间盘各部分(髓核、纤维环及软骨板),尤其是髓核,有不同程度的退行性改变后,在外力因素的作用下,椎间盘的纤维环破裂,髓核组织从破裂之处突出(或脱出)于后方或椎管内,导致相邻脊神经根遭受刺激或压迫,从而产生腰部疼痛,一侧下肢或双下肢麻木、疼痛等一系列临床症状。腰椎间盘突出症以$L_4 \sim L_5$、$L_5 \sim S_1$发病率最高,约占95%。腰椎间盘突出症的常见症状就是下肢坐骨神经部位的麻痛,有的患者疼痛会非常剧烈,主要的原因就是神经根的水肿没有消除。这一类患者西医的治疗方法常是脱水剂与激素类药物并用。

石印玉治疗腰腿痛,总体以补肾和活血为主,但在一些急性神经根水肿患者中,石印玉常借用己椒苈黄丸的思路以利水气与活血祛瘀并举。己椒苈黄丸出自《金匮要略·痰饮咳嗽病脉证并治》,方由防己、椒目、葶苈子、大黄组成。原文"腹满,口舌干燥,此肠间有水气,己椒苈黄丸主之"。己椒苈黄丸原条文中"有水气"应是该方"汤方辨证"相辨的一个重点。从原方药物组成来看,石印玉认为,这个并不应该局限于"肠间有水气"。而神经根的水肿,恰恰能看成是"有水气"的延伸,也是另一类肉眼无法所见的"有水气"之证,故而石印玉常借用该方治疗腰椎间盘突出症处于急性下肢疼痛麻木期的患者。

这个病例中,石印玉用黄芪益气除痹,泽漆、葶苈子、川椒目化痰利水,赤芍、丹参、三七粉、穿山甲片粉、延胡索、莪术活血祛瘀,通络定痛,全蝎粉通络剔透而解痉散结,威灵仙化痰兼去络中之风湿,木瓜柔肝舒筋,牛膝、枳壳引诸药下行,而共奏益气活血、除痹通络、化痰利水之功。在二诊和三诊中,随着症状的缓解,石印玉逐渐减少化痰利水与祛瘀通络药物的数量,而逐渐增加补肾药物,这也符合石印玉"治病求本""久病必从肾论治"的一贯理念。

案3 史某,男,62岁。

初诊(2019年1月25日） 患者腰部疼痛3个月,常觉酸胀,不耐久行,晨起稍好,入暮尤甚,L_3、L_4、L_5双侧椎旁和骶髂关节处均有压痛,无叩痛,无下肢放射痛,腰部前屈正常后伸略差,双"4"字试验阴性,直腿抬高试验正常,膝反射正常,跟腱反射正常,踝阵挛(一),下肢感觉肌力均正常,X线片提示腰椎退行性改变,患者纳可,寐安,二便调,舌偏黯,苔薄,脉细无力。中医证属肝肾不足,气血推动乏力而瘀滞,筋脉不通则痛。治拟补益肝肾,活血祛瘀,通调筋脉。

鹿角18g,小茴香6g,穿山甲3g,淫羊藿15g,黄芪30g,威灵仙15g,熟地15g,木瓜10g,苏木15g,白芍15g,延胡索15g,红花10g,枳壳15g,黄柏10g,赤芍10g,蒲公英15g,六曲10g,骨碎补10g。

二诊(2019年2月22日） 患者腰部疼痛缓解明显,但仍时觉有腰酸,苔脉如前。

2019年1月25日原方改熟地30g,加山药15g、山茱萸15g。

三诊(2019年3月8日） 患者腰部酸痛改善明显,偶觉腰酸,改服曙光医院自制制剂巴菟补肾合剂续予补肾治疗。

【按】 腰椎退行性变在临床属常见疾病,石印玉认为,医学影像学表现并不能完全解释临床现象,很多影像改变,例如骨质增生,许莫氏结节,轻度的椎体滑脱,其实都是老年人正常的退行性改变,和腰腿痛症状并无太大关系。"腰为肾之府",石印玉治疗腰痛,总以补肾和活血作为治疗大法,在具体方药应用上,石印玉较为推崇近代著名医家程门雪的通补奇脉汤。

通补奇脉汤是程门雪治疗腰痛的经验方,程氏取叶天士善用调奇经八脉之术以治此证,见效多著。奇经八脉与肾脉关系密切,故多以补肾药配活血止痛、理气通络之品以获通补之效。程氏每以鹿角霜、小茴香、炙穿山甲片为主药,因鹿角温经补肾、茴香理气、山甲活血,故能紧扣病机。鹿角、山甲味咸,茴香盐水炒黑,"咸先入肾""色黑入肾",而腰为肾府,三味相配,即能温通肾脉、流畅气血,且可达腰、脊、髀、尻等肾与督、带诸脉交会之处,于是奇脉虚寒、气血痹阻之腰痛可望得以解除。

石印玉在治疗这个病患时,在应用通补奇脉汤的基础上,进一步加大了补肾和活血的力度,二诊时患者疼痛症状得到缓解,而腰酸症状依旧存在,石印玉进一步加大了补肾力度,终使患者腰酸腰痛症状得到了缓解。

案4 李某,男,51岁。

初诊(2018年4月9日) 腰痛腰酸伴左髋疼痛两年,行走时疼痛加剧,$L_3 \sim L_4$ 两侧椎旁和左骶髂关节处存在明显压痛,无下肢放射痛,腰部前屈后伸均正常,左"4"字试验弱阳性,直腿抬高试验正常,跟腱反射正常,踝阵挛(一),下肢感觉肌力均正常,X线提示腰椎退行性改变,骨盆及骶髂关节未见明显异常,MRI提示 $L_4 \sim L_5$ 腰椎间盘突出,$L_5 \sim S_1$ 椎间盘膨出,患者既往有心梗史,舌质较红,苔较腻,脉稍数,纳可,大便平时干结。证属肾气不足,气血亏耗,虚热丛生,瘀热互结,经络不通。治拟补肾清热,活血祛瘀通络。处方:

淫羊藿15 g,菟丝子15 g,枸杞子15 g,泽泻15 g,补骨脂15 g,苍术10 g,黄连9 g,知母9 g,黄芪30 g,金银花10 g,地锦草30 g,三七粉2 g,全蝎粉2 g,地龙10 g,狗脊15 g,赤芍15 g,生甘草10 g,生白术30 g,决明子15 g。

二诊(2018年7月16日) 患者服药2周后,腰酸腰痛症状基本缓解,后在门诊继续转方1个月,近2周以来,患者自觉易出汗,舌质较红,苔薄,脉细,续拟祛风敛汗。

2018年4月9日原方加防风6 g、生地15 g、黄柏10 g、糯稻根15 g。

三诊(2018年7月23日) 患者经治疗后,腰酸腰痛和出汗的情况都已经大为缓解,续拟原法治疗:

2018年7月16日原方去糯稻根,加生地、熟地各15 g,独活6 g。

四诊(2018年8月13日) 患者服药后,诸症俱已大为好转,仅偶有腰酸,舌质较红,苔脉如前,考虑患者舌象有血热表现,续拟原法基础上加用凉血之法。

2018年7月23日原方加牡丹皮10 g。

【按】 以补肾法合清热活血法治疗腰痛,是石印玉一个非常重要的学术经验。石印玉认为,古代治疗腰痛,多以甘温之药为主,而现代人与古人的体质存在明显差异,《内经》中"劳者温之"(应指的是虚劳)的治疗原则并非适用于所有情况。现代人运动减少,饮食肥甘,顾常致脾胃受损,湿热内蕴,而现代人生活压力大,情志多有不畅,郁而化火,诚如朱丹溪所云"不知调养,忿怒所逆,郁闷所遏,厚味所酿,以致厥阴之气不行,故窍不得通,阳明之血沸腾……"故而,在常规治疗时,一定要先辨清患者体质,在现在临床上,体质偏热的患者不在少数。

这个患者影像学诊断为腰椎间盘突出症,腰椎骨质增生,但实际他的腰痛并非是影像学上的那些改变引起的,而应该是腰椎肌肉和筋膜所引起的,也就是中医所说的"筋"。石印玉在给骨伤科患者辨证时,除了全身的气血脏腑辨证,还非常注重局部的辨证,很多石印玉在腰椎两侧压痛非常明显的,石印玉一般都辨为热证,应用清热解毒药物治疗的效果非常好。

这个患者主症是腰痛,根据四诊资料,辨为肾气不足、瘀热互结。石印玉以黄芪、淫羊藿、菟丝子、枸杞、补骨脂、狗脊益气补肾填精为根本,以黄连、金银花、地锦草、知母、赤芍清热凉血,以三七粉、全蝎粉、地龙祛瘀通络,以生白术、决明子润肠通便,诸药合用而奏功。

案5 姜某,女,74岁。

初诊(2019年8月23日) 患者右侧腰膝部疼痛2年余,腰椎左侧及臀部有明显压痛,下肢放射痛不明显,脊柱无侧弯,腰部前屈后伸均正常,直腿抬高试验阴性,右膝关节局部不肿,关节内侧副韧带处压痛明显,侧方挤压试验(一),膝腱反射正常,踝阵挛(一),外院MRI提示L_4、L_5椎间盘膨出,右膝关节半月板轻度损伤,患者纳可,寐安,二便调,口较渴,舌质红,苔薄,脉较数。证属虚热丛生,气血失和,筋脉瘀滞失养。治拟清热活血,祛瘀通络。

蒲公英30g,紫花地丁10g,牛膝15g,赤芍15g,生地15g,牡丹皮15g,骨碎补15g,甘草10g,黄连6g,苍术6g,金银花10g,黄芪20g,知母10g,泽泻15g,制南星6g。

二诊(2019年9月6日) 患者经治后,腰部疼痛及膝关节疼痛稍有缓解,苔脉如前,续拟原治,加强补肾之功。

2019年8月23日原方去紫花地丁,加熟地20g、淫羊藿10g、川续断15g、路路通15g。

三诊(2019年9月27日) 患者经治后,症状继续缓解,但时有隐痛,续拟原治,加强补肾之功。

2019年9月6日方加黄柏15g、龟板9g、鹿角9g。

四诊(2019年12月13日) 患者中药调治3个月后,仍遗留少许痛楚,患者热象已明显减轻,舌稍红,苔脉和,改拟补肾健骨治疗。

熟地 30 g,骨碎补 15 g,生地 15 g,淫羊藿 15 g,黄柏 10 g,知母 15 g,制南星 6 g,威灵仙 10 g,细辛 6 g,牡丹皮 15 g,山茱萸 10 g,金银花 15 g,延胡索 15 g,赤芍、白芍各 10 g,独活 10 g,甘草 15 g,川牛膝 15 g,牡丹皮 15 g,半枝莲 15 g。

五诊(2019 年 12 月 27 日) 患者经治后,腰部疼痛已基本缓解,唯遗留膝关节内侧少许痛楚,患者热象已明显减轻,舌稍红,苔脉和,续拟补肾健骨治疗。

2019 年 12 月 13 日原方去生地、知母、金银花、山茱萸、独活,改川牛膝 30 g,加乳香、没药各 10 g,竹茹 6 g,白豆蔻 6 g,白花蛇舌草 15 g,忍冬藤 60 g。

【按】石印玉有一个重要观点,在我们现在临床骨伤科的患者中,疾病谱和几十年前相比,已经发生了明显的变化。骨伤科的老前辈看的主要是各类外伤,我们看的主要是各类退行性的病变。现代人因为工作节奏快,生活压力大,熬夜多,致使阴液亏损为常态,故石印玉认为现在的患者一定要重视"瘀和热"。在曙光医院骨伤科先前做的一项门诊调查表明,在门诊患者中,含有热象的患者可以占到六七成的比例。

舌红,脉数,口干,便秘,明显压痛,是衡量热象的几个标准。该患者热象较为明显,石印玉以紫花地丁、蒲公英、金银花、黄连、知母等清热药物为主,配合赤芍、生地、牡丹皮等凉血活血药物为主,以清热活血作为主要治则。后面几诊时,石印玉在加大补肾治本治疗的同时,亦加入忍冬藤、半枝莲、白花蛇舌草等清热解毒药物相助,终获全功。

案 6 蔡某,男,69 岁。

初诊(2019 年 8 月 23 日) 患者右侧腰膝部伴足跟疼痛酸楚乏力 1 年余,步履欠利,不耐久行,腰椎右侧及臀部均有压痛,下肢放射痛不明显,脊柱无侧弯,腰部前屈后伸均正常,直腿抬高试验阴性,跟腱局部无肿胀,两侧轻压痛,跟腱反射正常,踝阵挛(一),外院 MRI 提示 L_4、L_5 椎间盘膨出,相应椎管轻度狭窄,患者纳可,寐安,二便调,舌质淡,苔薄,脉和,证属气血失和,肝肾不足,筋脉瘀滞失养。治拟调和气血,补益肝肾,祛瘀通络。处方:

黄芪 30 g,鹿角 18 g,丹参 30 g,牛膝 15 g,赤芍、白芍各 15 g,甘草 10 g。

二诊(2019 年 9 月 30 日)　患者经治后,步行时间明显延长,腰膝酸软亦有改善,苔脉和,续拟补肾健骨调治。

熟地 30 g,附子 10 g,桂枝 10 g,山茱萸 10 g,山药 15 g,牡丹皮 10 g,泽泻 10 g,茯苓 10 g,锁阳 10 g,补骨脂 10 g,砂仁 3 g,鹿角 9 g,黄柏 10 g,牛膝 15 g,制南星 6 g,威灵仙 15 g。

三诊(2019 年 11 月 4 日)　患者经治后,症状继续缓解,但不甚明显,且自诉常有口气,续拟补肝肾,强筋骨,清胃热治疗。

2019 年 9 月 30 日方去锁阳、南星、威灵仙,改鹿角 18 g,加淫羊藿 15 g、狗脊 15 g、红花 15 g、泽兰 15 g。

四诊(2019 年 12 月 6 日)　患者经治后,症状缓解明显,腰膝部酸软症状几乎完全缓解,仅在跟腱部位遗有少许疼痛,舌质偏红,脉和,续拟补肾健骨治疗。

熟地 20 g,山茱萸 10 g,山药 10 g,牡丹皮 10 g,泽泻 10 g,茯苓 15 g,牛膝 15 g,骨碎补 15 g,川断 10 g,黄柏 10 g,知母 10 g,附子 6 g,肉桂 3 g,金雀根 15 g,陈皮 10 g,白豆蔻 3 g。

【按】 对于一些椎管狭窄并伴有间歇性跛行的患者,石印玉应用丹鹿通督汤来治疗是一个非常常规且成熟的方案。这个患者初起证情并不复杂,石印玉仅用了八味药物。黄芪、丹参、鹿角是丹鹿通督汤的核心药物,温阳通督,活血行气,牛膝引药下行,祛瘀通络,赤芍、白芍与甘草同用,取芍药甘草汤缓急止痛之意,诸药共收其功。值得一提的是石印玉应用芍药的经验,石印玉认为《伤寒论》时代赤芍、白芍并没有分开,当时的芍药应以赤芍为主。故而在临床上,石印玉多将赤芍、白芍合用,赤芍多用于祛瘀凉血止痛,白芍多用于养血敛阴柔肝止痛,赤芍散而不补,白芍补而不泻。二药合用,一散一敛,一泻一补,对瘀热之证效果尤为明显。

在患者后面几次的治疗中,石印玉还是贯彻了"补肾为本"的治本思想,以桂附地黄丸和知柏地黄丸合用,兼顾肾阴肾阳,且加用淫羊藿、狗脊、骨碎补、锁阳等补肾之品,进一步加大补肾力度,再合用威灵仙、天南星、金雀根、陈皮、白豆蔻等豁痰通络理气健脾之药而善后。(《第六批全国老中医药专家学术经验继承工作跟师医案》)

十八、廖世煌

案1(肾虚腰痛) 王某,女,74 岁。

术后至今腰痛仍剧,并伴小便失禁,夜尿频多,舌质淡,苔白厚而干,脉弦细。中医诊断:腰痛,西医诊断:多段胸腰椎压缩性骨折,数月前曾行骨水泥椎体成形术,原有小便失禁,夜尿频多的特点,辨为肾虚型腰痛,经八味肾气丸加减治疗。处方:

生地 10 g,怀山药、茯苓、泽泻、菟丝子、枸杞子、牡丹皮各 15 g,川附片、桂枝、山茱萸、五味子各 10 g。

根据患者症状加减鹿角胶、知母、女贞子、郁金、赤芍、香附、柴胡、黄连、黄芩等,每日 1 剂,分成 2 份早晚服用。治疗后患者腰痛明显减轻,小便可忍,夜尿次数逐渐减少,患者对疗效满意。

案2(脾虚腰痛) 卢某,女,73 岁。

主诉腰背疼痛,行走困难,伴双侧腹胀痛不适,纳差,大便秘结,舌质淡胖,苔白腻,脉弦滑,据四诊辨证分析认为,应是脾虚有湿,肝脾不和,应在健脾祛湿的基础上加用疏肝行气导滞。中医诊断:腰痛。西医诊断:多段胸腰椎压缩性骨折,骨质疏松症。处方:

黄芪 30 g,太子参、党参各 15 g,薏苡仁、扁豆各 30 g,白术、茯苓、川萆薢、柴胡、白芍、枳壳各 15 g。

每日 1 剂,分成 2 份早晚服用。

经治疗后患者腰部及腹部疼痛情况减轻,胃纳睡眠转佳,收到良好的临床效果。

案3(脾肾两虚) 吴某,女,68 岁。

主诉腰酸膝软疼痛,胃纳欠佳,不思饮食,舌质瘦薄,苔白厚腻,脉弦细,辨证为脾阳虚夹肾阴虚,即脾肾两虚,此时治疗较为棘手,因为滋阴可助湿,祛湿又反伤阴,在滋阴和祛湿之间存在治则上的矛盾,在治疗这类患者是分清矛盾主次,阴虚为主者养阴为先,湿阻为主者祛湿为先,一般情况下可用肾气丸合用四君子汤加减,补益肝肾,淡渗利湿。中医诊断:骨痹。西医诊断:骨质疏松症。处方:

党参 30 g,山药、泽泻、茯苓、干地黄各 30 g,白术 15 g,桂枝 12 g,牡丹皮、山茱萸、制附子各 10 g,炙甘草 6 g。

根据患者症状加减扁豆、薏苡仁、黄芪、鸡内金和枳壳等,每日 1 剂,分成 2 份早晚服用。经治疗后患者腰酸膝软疼痛明显减轻,胃纳转佳,食欲增加,收到良好的临床效果。

【原按】 内伤腰痛临床辨证施治时,究竟是脾虚还是肾虚,还是脾肾两虚,确实难于分清,容易混淆。廖世煌认为两者的临床鉴别要点:一是腰痛发作轻重的时间段不同:休息后腰痛加重,活动后减轻的属脾虚;休息后腰痛减轻,活动后加重的属肾虚。二是合并兼症不同:不思饮食,食则易饱,大便溏,小便频短,疲倦乏力,易犯困,四肢发凉,属脾。头脑空洞,夜尿频多,潮热盗汗,脚趾发凉,腰膝酸软,属肾。其中有两个症状特别容易混淆:① 小便频:脾虚小便频短,即次数多,尿量少;肾虚小便频多,即次数多,尿量也多。② 怕冷:脾虚怕冷是湿邪困郁阳气输布,四肢冷;肾虚怕冷是肾阳亏虚不能温散,脚趾冷。同时,廖世煌还强调医者要有整体观念——健脾补肾同时不要忘记养肝:首先肝肾同源,肝主筋,肾主骨,筋骨相连主司关节活动。其次见肝之病,知肝传脾,肝属木,脾属土,脾虚则肝木容易克脾土。故通常患者还合并有睡眠欠佳,入睡困难,睡则易醒,心慌心悸,多梦,性格急躁,易发脾气,舌边尖红。廖世煌常用中药组合。健脾类:补气,党参,太子参,黄芪;祛湿,白术,茯苓,薏苡仁,扁豆,川草薢;导滞,砂仁,麦芽,神曲,鸡内金,枳壳。补肾类:滋阴,山茱萸,女贞子,枸杞子,何首乌;壮阳,熟附子,肉桂,桑寄生,川断;养肝,酸枣仁,柏子仁,首乌藤,白芍。(《深圳中西医结合杂志》2018 年第 19 期)

十九、程丑夫

案 1 肖某,女,60 岁,湖南长沙人,门诊病例。

初诊(2014 年 6 月 12 日) 腰痛 1 月余。患者 1 个月前无明显诱因突发腰部疼痛,呈持续性酸胀痛,夜间痛醒,捶打、活动可缓解。前往当地医院行腰椎 CT 成像示:腰椎退行性病变,$L_5 \sim S_1$ 椎间盘变性与突出。经中西医药物与物理治疗效果不佳,颇以为苦,遂求诊于程丑夫。刻诊:腰部酸胀痛,无压痛,伴下肢乏力、麻木,不可弯腰,活动受限,畏寒怕冷,纳寐可,二便调。舌红苔黄腻,脉弦滑数。西医诊断:腰椎退行性病变。中医辨证:气郁湿热。治法:疏肝解郁,清热利湿,舒筋止痛。方选柴胡疏肝散加味。处方:

柴胡 10 g,白芍 10 g,川芎 10 g,香附 10 g,枳壳 10 g,陈皮 6 g,独活 10 g,黄柏 10 g,苍术 10 g,薏苡仁 15 g,川牛膝 15 g,全蝎 4 g,乳香 6 g,甘草 10 g。

7 剂。水煎,每日 1 剂,早晚分服。

二诊(2014 年 6 月 20 日) 腰部疼痛程度明显减轻,持续时间缩短,畏寒怕冷、乏力均好转,口干。

守方去乳香,加黄连 6 g、安痛藤 15 g。14 剂。

三诊(2014 年 7 月 2 日) 腰部酸胀痛基本控制,乏力、口干皆改善,患者要求继续服药。

上方药证相安,守方去全蝎、黄连,加忍冬藤 30 g,续服 14 剂。药后诸症皆平。

【原按】肝主升主动,喜条达而恶抑郁。具有疏通、畅达全身气血津液运行输布的作用。肝气郁结,气机不畅,气血津液运行输布障碍,痰饮瘀血内生,壅滞络脉,凝涩血脉,发生形体疾病。气血郁滞腰部则发腰痛,郁滞四肢则发四肢厥逆。张璐在《张氏医通》中云:"肝气不条达,睡至黎明,觉则腰痛,晓起则止。"气郁腰痛多在晨间,疼痛呈规律性。据"子午流注"原理,人身之气血周流出入皆有定时,丑时(1 点到 3 点)肝经气血最旺;肝本刚脏,主升主发,值风气升发之时,阳气郁滞,无法宣达,气血痹阻肾府,不通则痛,故发生为黎明腰痛。疏肝解郁,条畅肝肾经脉气机为治疗气郁腰痛的方法,用柴胡疏肝散、四逆散类加减。程丑夫投以柴胡疏肝散加味,方中柴胡入肝经,升发阳气,疏肝解郁,为君药;白芍敛阴养血柔肝为臣,与柴胡合用,以补养肝血,条达肝气,可使柴胡升散而无耗伤阴血之弊;陈皮、枳壳、川芎、香附、沉香增强疏肝行气,活血止痛之效;黄柏、苍术、川牛膝、薏苡仁清热利湿,舒筋壮骨;独活入肾与膀胱经,走下入里,主散在里之痹证而止痛,善于治疗下半身痹痛;苍术、羌活具有解表,使湿邪从表而出,邪去正自安。全蝎入肝经,性善走窜,搜风通络止痛,对湿痹日久不愈,筋脉拘急作用颇佳。诸药相配,疏肝解郁,条畅肝肾气机,兼以清热利湿,临床效果显著。(《湖南中医药大学学报》2015 年第 3 期)

二十、姜宏

刁某,男,58 岁。

初诊(2012 年 2 月 21 日) 病史:腰痛连及右下肢 1 日,无法行走来诊。

诊见：强迫体位，右下肢屈髋屈膝位，不能伸直，腰背肌肉紧张；查体：L_4、L_5右侧椎旁压痛，放射至右小腿后外侧，直腿抬高左 70°，右 20°，双下肢感觉肌力正常。患者自觉痛苦异常，舌下脉络曲张、舌紫暗有瘀斑、脉弦。日本骨科协会评估治疗分数（JOA）评分 7 分。查 MRI 示：L_4、L_5 巨大破裂型突出（右侧型），突出率 81.3%。西医诊断：腰椎间盘突出症（L_4、L_5）。中医诊断：腰腿痛，证属气滞血瘀。治拟：① 绝对卧床休息，佩戴腰围，睡硬板床。② 口服盐酸乙哌立松片，每次 1 片，每日 2 次，缓解肌紧张；甲钴胺片，每次 1 片，每日 3 次，营养神经；盐酸雷尼替丁片，每次 1 片，每日 2 次，护胃治疗。③ 中药治法：益气活血，逐痰通络。处方：

生黄芪、炙黄芪各 20 g，当归、炒白术、防己、木瓜、威灵仙各 10 g，川芎、地龙各 15 g，白芥子、制川草乌（先煎）各 6 g，制乳香、制没药各 5 g。

7 剂，每日 1 剂，水煎服。嘱患者忌食辛辣食物。

二诊（2012 年 3 月 1 日） 患者疼痛明显缓解，右下肢可活动，右下肢伸直时疼痛仍然明显，肢体酸软，自诉有恶心、不思饮食、便溏症状，舌下脉络曲张、舌紫暗、瘀斑较前减轻、脉弦细。此为气滞伤人形、气，致气不运化水谷。加之伤药碍胃则纳差、便溏。治拟益气活血、健脾理气、逐痰通络。处方：

改炒白术 20 g，加炒神曲（包）12 g，砂仁（后下）6 g，余宗前方。14 剂，每日 1 剂，水煎服。

后患者疼痛进一步缓解，症状减轻。治疗：守上方继服 14 剂。共接受治疗 3 个月，7 个月后随访，症状大部分缓解，查体：下肢放射痛不明显，直腿抬高左 90°，右 85°，JOA 评分 22 分。复查 MRI 示突出物大部分重吸收，突出率 5.9%、吸收率 92.7%。

【原按】 姜宏在治疗该病方面首倡益气活血的治疗大法，在效法古方《金匮要略》防己黄芪汤和《医林改错》补阳还五汤的组方思路的基础上，化裁而成治疗腰椎间盘突出症的专方"消髓化核汤"（生炙黄芪各 20 g，川芎、地龙各 15 g，当归、炒白术、防己、木瓜、威灵仙各 10 g，水蛭、白芥子各 6 g），用其加减治疗腰椎间盘突出症。方中重用黄芪为君，《本草求真》言其"入肺补气，入表实卫，为补诸气之最"。黄芪补脾肺之元气，使气旺以促血行湿散，祛瘀而不伤正。同时元气充足不仅能固肌腠、守藩篱，而且气充则气主固摄津液之功得复,有助于突出髓核的回纳,这与临床椎间盘突出后发生重吸收的部分原因是突出组织回纳的研究相符。现代药理学研究显示,黄芪可提高自身免疫效应。同时,以黄芪为君药的益气化瘀方剂能够促进施旺细胞的增生及提高其再生功能,加快神经轴突的生长,缩短神经再生修复进程。当归养血和血,活血化瘀通络而不伤血;《玉机微义》言,川芎"血中之气药",上行头目,下行血海,中开郁结,旁通脉络,能行血滞于气也,合当归二药皆辛温之品,更合"络以辛为治"的原则,使活血祛瘀之力彰并有行气止痛之效。方中炒白术补气健脾燥湿,防己长于祛湿能治水湿停滞之证,二药合用有利水消肿之效。诚如丹溪翁所言:"治痰法,实脾土,燥脾湿,是治本之法。"而且黄芪、白术合用,既可补脾胃而主运化,使气血生化有源,又能补肺气而实肌表,使外邪不易复侵。先贤将痰瘀譬如河之淤泥,以疏浚之法化其瘀结,然"元气既虚,必不能达于血管,血管无气,必停留而瘀"也,气血既已平复,宜顺其水势而搜剔河底之淤泥,故加白芥子祛皮里膜外之痰。威灵仙,性猛急,善走而不守,宣通十二经络,在本方中的作用有二:其一,此药软坚散结消骨鲠,取象比类,对突出的髓核也应具有"消融"作用;其二,其辛散走窜之性又可引诸药入络。木瓜祛湿通络,柔肝软筋。地龙、水蛭乃血肉有情之品,以"藉虫蚁血中搜逐,以攻通邪结",二药相合,通络散结,祛瘀生新,并可增强息风止痉之力。姜宏用此二药治疗腰椎间盘突出症的"痉证"系列症状和体征——如腰痛牵及腿痛有"吊筋感"、直腿抬高试验强阳性、腰肌痉挛等。现代药理学证实威灵仙具有较强的镇痛作用,并根据其散结、消骨鲠功效,推测其对突出的髓核也有一定溶解作用;而木瓜中提取的木瓜凝乳蛋白酶,早已被用来作为髓核溶解剂用于腰椎间盘突出症的微创治疗;诸药配合,起到益气、活血、祛痰、通络的功效。中医功效与现代医学中的促进髓核吸收、减轻神经根水肿相一致,使外邪得除,痰瘀得消,瘀去而新生,痛自舒而元自复,诸症可愈。(《新中医》2016年第5期)

二十一、仇湘中

案1 朱某,男,28岁。

长途开车时路遇障碍,下车搬之用劲过猛,顿感腰腿疼痛难忍,左下肢因放射痛而不能步行。查腰部侧弯拒按,$L_4 \sim L_5$,$L_5 \sim S_1$棘突间隙压痛明显,

$L_4 \sim L_5$ 棘突间隙左旁压痛强阳性,下肢直腿抬高左 30°阳性,右 45°阳性,加强试验阳性。CT 检查 $L_4 \sim L_5$ 椎间盘向后膨出 1.3 mm,CT 值 70.2,神经根肿胀。舌淡红苔薄白,脉弦滑,诊断为腰痛。证属气滞血瘀。西医诊断为急性腰椎间盘突出症。方用养肝健腰方。

黄芪 18 g,丹参 30 g,杜仲 15 g,续断 12 g,太子参 30 g,白芍 30 g,全蝎 4 g,蜈蚣 1 条,山药 15 g,三七 8 g,薏苡仁 15 g,甘草 6 g。

每日 1 剂,水煎,分 2 次服。并配合腰椎三维快速牵引及腰椎磁热疗 7 日。治疗后疼痛已明显消失,行走正常。上方减蜈蚣、全蝎,加天麻、伸筋草,续服 15 剂,继续牵引 7 日,痊愈,随访 1 年未复发。

案2 彭某,男,71 岁。

户外晨练后突觉腰痛,行动受限。查 $L_5 \sim S_1$ 棘突间隙压痛阳性,双下肢直腿抬高均 55°阳性,跟臀试验双侧阳性。CT 示腰椎退变,各腰椎椎体后缘不同程度增生,L_5 右侧侧隐窝狭窄。舌淡胖苔白,脉弦。诊断为腰痛。证属肝肾不足。西医诊断为急性腰椎间盘突出症,腰椎退变。方用养肝健腰方加减。

黄芪 18 g,丹参 30 g,杜仲 15 g,续断 12 g,太子参 30 g,白芍 30 g,全蝎 3 g,蜈蚣 1 条,山药 15 g,三七 6 g,薏苡仁 15 g,威灵仙 15 g,桑枝 15 g,天麻 10 g,木瓜 15 g,甘草 6 g。

每日 1 剂,水煎,分 2 次服。服 7 剂后疼痛缓解,上方减蜈蚣,续服 15 剂疼痛明显减轻。

【原按】论治急性腰椎间盘突出症以瘀、虚着手,辨病辨证相结合。对疼痛的治疗,从气血阻滞论治,同时结合现代医学腰椎间盘突出症疼痛机制,兼顾调节免疫及炎症因子用药,收效显著。养肝健腰方由黄芪、丹参、川芎、三七粉、当归、白芍、熟地、全蝎、蜈蚣、杜仲、薏苡仁、续断、延胡索、甘草组成。黄芪、丹参气血同治,黄芪善补气行气,并有调节免疫的功能,丹参活血通络、改善微循环,两者配合,益气行气,补血活血,为君药。当归、白芍、熟地、杜仲、续断、川芎柔肝养筋,补血活血,共为臣药。全蝎、蜈蚣、三七通经活络、活血止痛,薏苡仁利水消肿,能有效缓解神经根水肿引起的放射痛,延胡索缓急止痛,共为佐药。甘草调和诸药为使药。诸药合有,共奏益气活血,补肝柔筋,健腰止痛之功。血瘀重者加牛膝、桃仁,表证重者加白芷,腰腿痛、麻重者加伸筋草、乌梢蛇,肝肾虚者加熟地、菟丝子、淫羊藿、补骨脂、枸杞子、桑椹,风湿重者选加秦艽、羌活、独活、桑枝、豨莶草,血虚血瘀者加桂枝,神经根水肿明显者加车前子、泽泻、茯苓,女性肝郁、行经痛甚者加郁金、珍珠母、柴胡,阴虚者加黄精、麦冬、生地、鳖甲、龟甲等。(《实用中医药杂志》2011 年第 4 期)

二十二、高才达

案 1 患者甲,男,48 岁。

初诊(2013 年 3 月 26 日) 主诉:腰酸痛 1 周。现病史:患者无明显原因出现腰酸痛,伴有腰胁胀,纳眠可,二便常,舌质淡红少苔,脉细滑。中医诊断为腰痛。证属肝肾亏虚、筋脉瘀滞。治法治则:培补肝肾、舒筋通络止痛。选用白芍木瓜汤加味治疗。处方:

杭白芍 30 g,宣木瓜 12 g,威灵仙 15 g,鸡血藤 15 g,炙甘草 12 g,菟丝子 12 g,枸杞子 12 g,炒杜仲 12 g,怀牛膝 10 g,桑寄生 10 g,枳壳 10 g。

7 剂,自煎,每日 2 次。

二诊(2013 年 4 月 2 日) 诉服前方腰酸胁胀均效,舌质红少苔,脉细滑。处方:

前方加熟地 24 g、山茱萸 12 g、山药 12 g、川续断 10 g。7 剂自煎,每日 2 次。

三诊(2013 年 4 月 9 日) 诉服前方腰酸痛又效,但腹胀,舌质红少苔,脉细滑。处方:

前方加砂仁(后下)5 g,莱菔子 10 g。7 剂,自煎,每日 2 次。

四诊(2013 年 4 月 16 日) 诉服前方腰酸痛又效,腹胀减,但汗多,舌质红少苔,脉细滑。

前方去砂仁、莱菔子,加浮小麦 30 g。

7 剂,自煎,每日 2 次。

【原按】 腰痛为多发病、常见病之一。根据近期发现,诸多腰痛病变大多与腰脊病变有关。中医常以补肾为主。虽腰为肾之府,但高才达认为腰痛亦于筋肉有关,故腰痛涉及肝肾不足,肝肾亏虚。高才达选用白芍木瓜汤加味既有培补肝肾之效,还有养血舒筋通络之效。白芍木瓜汤中含有芍药甘草汤具有良好的养血缓急止痛作用。其中白芍和威灵仙均有软化骨刺的作用。方中重用白芍止痛散瘀、滋补肝肾、软化骨刺为主药;木瓜酸、温,有舒筋活络、和胃化湿的功效,与木瓜合用能增强补益肝肾作用;鸡血藤性味苦甘温,行血补血、舒筋活络;威灵仙祛风湿、通络止痛而有软化骨刺功效;加用菟丝子、枸杞子滋补肝肾,因肾主骨生髓,肝主筋,肝肾同源、精血又可互生。肝肾精血充足则骨壮筋柔;牛膝具有活血通经、补肝肾、强筋骨、利水通淋、引血下行的功效;配合炒杜仲、桑寄生能祛风湿、补肝肾、强筋骨;枳壳行气开胸、宽中除胀;甘草调和诸药。二诊时患者腰酸胁胀均效,可见药证相符而临床见效甚佳,观色脉而加熟地、山茱萸、山药、川续断,增强补益肝肾、强壮腰膝的力量。至三诊、四诊时患者服用白芍木瓜汤持续见效,其腰痛经过之后的随症加减用药而告愈。(《中医临床研究》2015 年第 7 期)

二十三、苏寅

患者,男,42 岁,农民。

初诊(2012 年 3 月 17 日) 主诉:反复腰痛伴左下肢麻痛 2 年,症剧 3 日。病史:2 年前患者长时间弯腰劳作后出现下腰部及左臀疼痛,痛如针刺,小腿前外侧麻痛,走、站、坐卧均困难,腰椎活动不利。2 年间口当服地民间偏方及外用治疗,症状反复发作。3 日前劳累后腰痛伴左下肢麻痛复发,无法弯腰,自购止痛药物,症状无明显缓解,就诊于苏寅主任门诊。查体:神清,面色欠华,腰椎生理曲度变直,无明显侧弯畸形,L_4~L_5 棘间及两侧椎旁均有压痛,L_4~L_5 棘突叩击痛,腰部活动严重受限,后伸 10°,前屈 50°,左右侧 10°;直腿抬高试验:左 30°(+),加强(+),右(-)。双下肢肌力、感觉正常,舌淡,舌边有瘀斑,苔厚腻,脉弦滑。腰椎 CT:L_4~L_5 椎间盘向左后突出约 0.52 cm,硬膜囊受压。中医辨证:血瘀湿阻证。治则:益气活血,利水祛湿,化瘀定痛。方选:益髓消肿汤。处方:

炙黄芪 45 g,水蛭 15 g,丹参 10 g,防己 10 g,葶苈子 12 g,海桐皮 12 g,狗脊 12 g,酒大黄 20 g,木蝴蝶 10 g,当归 10 g,莪术 10 g,甘草 6 g。

5 剂。每日 1 剂,水煎服,早晚分服。

二诊(2012 年 3 月 23 日) 上方尽服。诉:下腰部及左臀疼痛较前明显缓解,小腿前外侧仍感麻痛,行走及体位改变时尤甚,舌淡,舌边瘀斑消退,苔白腻,脉弦滑。

药中病所,效不更方,前方继服,再5剂。每日1剂,水煎服,早晚分服。

三诊(2012年3月30日) 上方尽服。诉:下腰部及左臀疼痛缓解,行走时小腿前外侧仍感麻木,轻微疼痛,舌淡,苔白,脉弦。瘀得去则络通,则下腰部及左臀疼痛缓解,舌边瘀斑消退,湿得利则腻苔退净。

前方减莪术、葶苈子、海桐皮,7剂巩固疗效,左腰腿痛无大发作。

【原按】 本案为腰椎间盘突出症($L_4 \sim L_5$),主要表现为下腰部及左臀疼痛,痛如针刺,小腿前外侧麻痛,走、站、坐卧均困难,腰椎活动不利。病理机制为患者既往感受水湿之邪客于机体,再因劳累,经脉闭阻,水湿互结,阻碍气机,不通则痛,痹阻筋脉,经络不通,则发生疼痛、麻木症状。结合患者腰痛伴左下肢麻痛,舌淡,舌边有瘀斑,苔厚腻,脉弦滑,中医辨证为血瘀湿阻证,方中重用黄芪,以益气、利水消肿;与当归合用,以助益气活血;与葶苈子、海桐皮、防己合用,以助消肿利水化湿;莪术、水蛭、酒大黄破血、行瘀、通经;酒大黄引诸药下行。诸药合用达益气活血、利水祛湿、化瘀定痛之功,紧抓"湿、瘀"病机主线,使瘀得去、湿得利,气机通畅,则痹痛自除。(《实用中西医结合临床》2014年第5期)

(顾钧青)

第三节 名医典型医案(针灸外治篇)

一、薛己

有一患者,伤处揉散,惟腰痛不消,余曰:"此瘀血在内,宜急砭之。"不从,余以萝卜自然汁调山栀末敷之;破处以当归膏贴之,更服活血之剂而瘥。数年之后,但天阴,仍作痒痛,始之不砭之失。(《正体类要》)

二、代田文志

一老妇约七十五岁,发全白,腰痛甚苦,经先生灸治后有很大好转。先生使她仰卧,从中脘附近起用手向下压诊,说:"筋有些牵紧哩。"老妇说:"是的,腰好了些,但胸口觉得苦闷。"先生说:"因为腰伸直了,所以腹部牵紧了。"灸水分穴后说："灸了这个穴,就会好些的。腰痛如仅治腰,身体反而会吃亏。"又给她按了一按腹部,再灸下脘。这位老妇所灸的要穴如下。

腰部:肾俞,京门,大肠俞,次髎。各穴部位均稍有变更。

背部:身柱,心俞,脾俞。

手上:曲池,左阳池。

足上:三里,太溪。

腹部:中脘,下脘,水分。(《针灸真髓》)

三、方慎庵

案1 又如取同一穴,用不同手法,治愈虚实不同的病症。如《金针秘传·针验摘录》载,补肾俞穴治久痛不愈、局部冷、肾阳衰败的腰痛两例。一例为老妇人,另一例为日本东亚同文书院院长大内畅三先生。大内畅三年六十有二,病已十又三年,平日起居坐卧均感不便,阴雨之先,节气之前,不但不能转侧,且腰部肤冷如冰。中西杂至,终来离去痛苦,前曾一度归国,请其国中著名针灸家治之,亦无大效。言次即以手臂腰腿等处之灸疤出视。先父谓:腰为肾之府,转摇不能,肾将惫矣,今既不能转摇,而腰部肌肉又异常觉冷,其为肾阳衰败无疑,宜温通肾府以去寒湿而助元阳。先父根据"看准病原,针法各有不同"之意,即针肾俞;行补法后腰部立觉奇暖,去针后即起立如常,谓10余年之痛苦去于一针。大内畅三先生为此书赠"东亚神术"匾额。与此案辨证相反者,笔者少年侍诊时,曾见一形体丰腴的妇人,诉腰腿热痛来诊,自述虽在冬季,腰部所盖棉被亦不能紧覆,两足必需露被外,方能热痛稍减而入睡。先父诊得脉象洪大,舌苔黄腻,认为湿热之邪恋于下焦,亦取肾俞,行泻法。起针后,其痛立减,肤热亦散,复针三次痊愈。结合《金针秘传》所载两例,同为腰痛,辨证不同,同取肾俞,仅手法各异,均能取得不同效果,可见先父所谓针法各有不同,指强调手法,明确补泻,信非虚语也。[《海上医林·神针方慎庵》(上海文史资料选辑,第67辑)]

案2 王左,年四十五岁。旧有腰病,近日复发,右臀肩井至曲池筋掣作痛,右乳亦跳动,饮食如常,大小便亦无病,舌滑而口不干,脉沉实而带弦。按腰痛一症,十二经皆能为病,外感内伤,皆能致腰痛。此病旧疾发作,且四肢均酸,惟右臂作筋掣之痛。脾主四肢,当属脾经之病。乳部为阳明经脉所过之处,右乳既作跳动,兼有胃病可知。腰为肾府,肾将惫乏之候,腰部即不能转摇。此病前数年腰部酸痛,如忽然起立,腰痛即不能忍,据以上各症,乃由肾病而延及于脾胃两经,断然无疑,舌滑而口不干,明系寒湿为患,兹照三经病理,治之。(《福尔摩斯》1935 年 8 月 20 日 3 版)

四、余仲权

有一青年军人,患腰痛如折,坐卧不宁,食寝俱废,难以供职。经医院拍摄 X 线片,诊断为"先天性脊椎裂",多方医治无效。韶华在痛苦中流逝,患者在绝望中呻吟。后向我求治。我详细检查患者,查出痛点在第三腰椎右侧,压痛十分明显。而且患者告诉我每日凌晨 3 时加剧,至平旦稍解。经反复斟刺肺经太渊穴,1 个月以后患者症状完全消失。由此可见,针刺之术,未必没有大用!(《长江医话·余仲权顽症治验》)

五、李鼎

案 1 王某,46 岁。

初诊(2001 年 2 月 27 日) 患者患急性腰扭伤 1 日,腰部弯曲不能直伸,不能平卧,咳唾引痛,需由家属扶入病室,面容苦楚。李鼎认为应以调太阳督脉之气为治疗原则,取养老、水沟(人中)穴。由于患者痛甚,不能坐下,因此取站立位,双掌心向胸,当患者吸气时进针,得气后嘱其用力吸气并向上伸展腰部,呼气时放松,恢复原位,如此反复,使患者腰部活动范围渐渐扩大,直至可以坐下。之后加针水沟以通调督脉,同时嘱其深吸气时进一步后仰伸腰,重复数次。其后嘱患者站立,带针进行小范围内的蹲起动作,配合深呼吸,吸气时起立,呼气时下蹲。15 min 后,患者伸展已基本如常,后随呼气出针。患者连声称奇,满面笑容自行步出病室。后续治疗 1 次,痛已不甚,去水沟加委中,震颤浅刺取之,以舒展腰腿经气,病遂痊愈。

案 2 孙某,女,44 岁。

患者诉左腿前部酸痛,起于产后,伴腰楚,午后加重,上楼时感疲乏。其病位居前,应属阳明腰腿痛。李鼎嘱其俯卧针治。先针左、肾俞、气海俞,直入 2 寸,行导气法,使感应达股前,留 15 min 后起针;再加针左冲门、伏兔穴,从太阴、阳明施治,以前后上下配合而奏效。

问：本症为何取足太阴冲门而不取足阳明气冲？

答：这是因冲门更有利于行气下传，以达病症所在。《灵枢·卫气》中说："气在胫者，止之于气街。"气街应是包括腹股沟部各穴，不限指气冲。身前气街与其后的髀枢都是当髋股关节部，关系着整个下肢。阳明腰腿痛当以冲门为要穴，少阳、太阳腰腿痛以环跳为要穴（交会穴），太阳腰腿痛则以秩边为要穴。所说"承山、踝上以下"是指其下部的有关经穴，也不是只指足阳明经穴。取这些穴是为了达到"气下乃止"，以起"引而下之"的作用。（《针灸科难病》）

六、徐立孙

因思 10 余年前抗日战争期间居南通县余西区时有两个腰痛的病例附记于此，可资参考：一例是五十余岁高姓男病入，患腰痛 10 余年，仅针了 5 次而痊愈。一例是俞姓男病人，年在廿岁左右，腰痛甚剧，扶腋而来，委中出血后即行走如常，但一二日后，还是痛得很厉害，始终未能治愈。照常例来说，是年轻者易见效，老年人不易好，但这两例适得其反，我的看法是年龄大一些人，深明养身之道，可以自己注意休养，所以容易好。年纪轻（青）血气方刚，对性生活不能很好的注意，有很多的腰痛属于肾方面，中医叫作"房劳"。照中医的治疗经验腰痛治好以后，要休养 4 个月，才能有性生活。俞姓一例可能是这种关系。（《针灸探微》）

七、蔡耀明

丁某，男，58 岁，干部。

初诊（1990 年 11 月 28 日） 主诊：阵发性腰腿痛已 4 年。近半个月来左臀至膝胀痛，走路时更甚，下蹲更甚，腰膝弯曲或碰触时剧痛。X 线照片确诊为第三至第五腰椎唇状骨质增生。服药未效，改用本法。

在其左肾俞穴附近找到一个强嗜热点，施以温和灸，有热感伴麻电感经秩边穴至大腿前侧，再经殷门、委中至承山穴，然后缩矩至灸处，皮肤才感觉灼痛。完成这个过程共 75 min。灸完痛觉即消失，下蹲，弯腰和捶击原痛点，均未感不适。以后未再出现自觉症状，为了根治，患者每晚灸该嗜热点 1 次，完成上述过程的时间逐次减少，灸至第四十五次时用 30 min，灸至六十五次

时用 11 min，灸至第 183 次时只需 1 min。（《中国针灸》1994 年）

【按】此法为蔡耀明 1972 年发现，并应用于临床。1989 年受到周楣声、田从豁等灸法大家之肯定。其法：用艾条以患者出现灸感而不灼痛为度，在相关部位掠过，即出现"特殊灸感"，可分为"嗜热点""嗜热线"等。

八、垣本针源

三条街杉浦三郎兵卫家僮理兵卫，右腰痛牵足，不可俯仰，以三月十一日至。大人视之曰：是筋瑟缩，欲舒不得，是以痛。即以大针刺肾俞、腰眼、膀胱、风市、承山，又以三棱针刺委中、曲泉、行间。月余愈，血出可二合。（《熙载录》）

（叶明柱）

参考文献

1. 司马迁. 史记[M]. 长沙：岳麓书社，2001.

2. 佚名. 黄帝内经素问[M]. 北京：人民卫生出版社，2012.

3. 佚名. 灵枢经[M]. 北京：人民卫生出版社，2012.

4. 张仲景. 金匮要略[M]. 北京：中医古籍出版社，1997.

5. 王叔和. 脉经[M]. 北京：人民卫生出版社，2007.

6. 皇甫谧. 针灸甲乙经[M]. 北京：人民卫生出版社，2006.

7. 华佗. 中藏经[M]. 北京：人民卫生出版社，2007.

8. 陈延之. 小品方[M]. 北京：中国中医药出版社，1995.

9. 葛洪. 肘后备急方[M]. 北京：人民卫生出版社，1982.

10. 巢元方. 诸病源候论[M]. 北京：中国医药科技出版社，2011.

11. 孙思邈. 备急千金要方[M]. 北京：中国医药科技出版社，2011.

12. 王焘. 外台秘要方[M]. 北京：中国医药科技出版社，2011.

13. 李应存. 敦煌佛儒道相关医书释要[M]. 北京：民族出版社，2006.

14. 太平惠民和剂局. 太平惠民和剂局方[M]. 北京：人民卫生出版社，2007.

15. 王怀隐. 太平圣惠方[M]. 北京：人民卫生出版社，2016.

16. 陈言. 三因极一病证方论[M]. 北京：人民卫生出版社，2007.

17. 王惟一. 新刊补注铜人腧穴针灸图经校注[M]. 郑州：河南科学技术出版社，2015.

18. 琼瑶真人. 针灸神书[M]. 北京：中医古籍出版社，2007.

19. 赵佶. 圣济总录[M]. 北京：人民卫生出版社，1962.

20. 严用和. 严氏济生方[M]. 北京：中国医药科技出版社，2012.

21. 杨士瀛. 仁斋直指方论(附补遗)[M]. 福州：福建科学技术出版社，1989.

22. 陈自明. 妇人大全良方[M]. 北京：人民卫生出版社，2012.

23. 李东垣. 脾胃论[M]. 北京：人民卫生出版社，2005.

24. 李东垣. 东垣试效方[M]. 上海：上海科学技术出版社，1984.

25. 李东垣. 兰室秘藏[M]. 北京：人民卫生出版社，2005.

26. 李东垣. 内外伤辨惑论[M]. 北京：人民卫生出版社，2007.

27. 张子和. 儒门事亲[M]. 北京：人民卫生出版社，2005.

28. 窦材. 扁鹊心书[M]. 北京：中国医药科技出版社，2011.

29. 王执中. 针灸资生经[M]. 北京：人民卫生出版社，2007.

30. 刘完素. 素问病机气宜保命集[M]. 北京：中国中医药出版社，2007.

31. 朱丹溪. 丹溪手镜[M]. 北京：人民卫生出版社，1982.

32. 朱丹溪. 丹溪治法心要[M]. 济南：山东科学技术出版社，1985.

33. 朱丹溪. 脉因证治[M]. 北京：中国中医药出版社，2008.

34. 朱丹溪. 丹溪心法[M]. 北京：人民卫生出版社，2005.

35. 罗天益. 卫生宝鉴[M]. 北京：中国中医药出版社，2007.

36. 李鼎，评注. 子午流注针经针经指南合注[M]. 上海：上海科学技术出版社，1998.

37. 王国瑞. 扁鹊神应针灸玉龙经[M]. 北京：中医古籍出版社，1990.

38. 闻人耆年. 备急灸法[M]. 北京：人民卫生出版社，1955.

39. 杜思敬. 济生拔萃[M]. 上海：商务印书馆，1970.

40. 徐凤.针灸大全[M].北京：人民卫生出版社,1987.

41. 高武.针灸聚英[M].北京：人民卫生出版社,2006.

42. 李梴.医学入门[M].北京：人民卫生出版社,2006.

43. 楼英.医学纲目[M].重庆：重庆大学出版社,1999.

44. 徐春甫.古今医统大全[M].北京：科学出版社,1998.

45. 周慎斋.周慎斋遗书[M].上海：上海科学技术出版社,1990.

46. 李时珍.奇经八脉考[M].上海：第二军医大学出版社,2005.

47. 杨继洲.针灸大成[M].北京：人民卫生出版社,2006.

48. 吴昆.针方六集[M].北京：北京科学技术出版社,2018.

49. 徐曾.经络全书[M].北京：中医古籍出版社,1992.

50. 张介宾.类经图翼[M].北京：人民卫生出版社,1980.

51. 张介宾.景岳全书[M].北京：中国医药科技出版社,2011.

52. 江瓘.名医类案[M].北京：人民卫生出版社,2005.

53. 孙一奎.孙文垣医案[M].北京：中国中医药出版社,2009.

54. 蔺道人.仙授理伤续断秘方·正体类要[M].北京：人民卫生出版社,2006.

55. 方隅.医林绳墨[M].北京：中医古籍出版社,2012.

56. 严振.循经考穴编[M].北京：北京科学技术出版社,2016.

57. 许浚.东医宝鉴[M].太原：山西科学技术出版社,2014.

58. 吴谦.医宗金鉴[M].北京：人民卫生出版社,2007.

59. 张璐.张氏医通[M].北京：人民卫生出版社,2006.

60. 吴鞠通.吴鞠通医案[M].北京：人民卫生出版社,1985.

61. 沈宗国,注释.傅青主男科注释[M].福州：福建科学技术出版社,1984.

62. 郑树珪.七松岩集[M].石家庄：河北人民出版社,1980.

63. 尤怡.金匮翼[M].北京：中医古籍出版社,2003.

64. 魏之琇.续名医类案[M].北京：人民卫生出版社,1997.

65. 俞震.古今医案按[M].北京：人民卫生出版社,2007.

66. 周孔四.周氏经络大全[M].上海：上海科学技术出版社,1998.

67. 李学川.针灸逢源[M].北京：中国中医药出版社,2016.

68. 廖润鸿.针灸集成[M].北京：中国书店出版社,1986.

69. 陈士铎.辨证录[M].北京：中国中医药出版社,2007.

70. 沈金鳌.杂病源流犀烛[M].北京：人民卫生出版社,2006.

71. 陈念祖.医学从众录[M].天津：天津科学技术出版社,2012.

72. 叶天士.临证指南医案[M].北京：中国医药科技出版社,2011.

73. 叶天士.三家医案合刻[M].上海：上海科学技术出版社,2010.

74. 薛生白.扫叶庄医案[M].上海：上海科学技术出版社,2010.

75. 顾靖远.顾松园医镜[M].北京：中国医药科技出版社,2014.

76. 谢星焕.得心集医案[M].北京：中国中医药出版社,2016.

77. 戴麟郊.瘟疫明辨[M].北京：五洲出版社,1984.

78. 刘鸿恩.医门八法[M].北京：中医古籍出版社,1985.

79. 陈廷铨.罗遗编[M].北京：中医古籍出版社,2015.

80. 叶茶山.采艾编翼[M].北京：中医古籍出版社,2015.

81. 鲍相璈.验方新编[M].北京：中国医药科技出版社,2011.

82. 王孟英.回春录新论[M].长沙：湖南科学技术出版社,1982.

83. 郑钦安.医理真传[M].北京：学苑出版社,2009.

84. 金冶田.灸法秘传[M].深圳：初艾书斋,2000.

85. 平井庸信.海外汉文古医籍精选丛书·名家灸选三编[M].北京：北京科学技术出版社，2018.

86. 代田文志.针灸真髓[M].南京：江苏人民出版社，1958.

87. 吴亦鼎.神灸经纶[M].北京：中医古籍出版社，1983.

88. 张锡纯.医学衷中参西录[M].太原：山西科学技术出版社，2009.

89. 陈腾飞.黄石屏金针疗法传承录·针灸诠述[M].北京：中国中医药出版社，2017.

90. 张耀卿.柳宝诒医案[M].北京：人民卫生出版社，1981.

91. 张乃修.张聿青医案[M].北京：人民卫生出版社，2006.

92. 丁甘仁.丁甘仁医案[M].南京：江苏科学技术出版社，1988.

93. 唐伯渊.沈绍九医话[M].北京：人民卫生出版社，1975.

94. 承淡安.承淡安中国针灸治疗学[M].上海：上海科学技术出版社，2015.

95. 承淡安.中国针灸学讲义[M].北京：学苑出版社，2016.

96. 王仲奇.王仲奇医案[M].合肥：安徽科学技术出版社，1992.

97. 秦伯未.清代名医医话精华[M].北京：人民卫生出版社，2007.

98. 朱良春.章次公医案[M].南京：江苏科学技术出版社，1980.

99. 上海中医学院.程门雪医案[M].上海：上海科学技术出版社，1982.

100. 中国中医研究院.蒲辅周医案[M].北京：人民卫生出版社，2005.

101. 翟竹亭.湖岳村叟医案[M].郑州：河南科学技术出版社，1982.

102. 曾天治.科学针灸治疗学[M].台北：新文丰出版公司，1977.

103. 何霜梅.新针灸手册[M].上海：上海卫生出版社，1956.

104. 朱琏.新针灸学[M].南宁：广西人民出版社，1980.

105. 陆焱垚.陆瘦燕朱汝功针灸学术经验选[M].上海：上海中医药大学出版社，1994.

106. 杨永璇.针灸治验录[M].上海：上海科学技术出版社，1965.

107. 何保仪.实用针灸[M].郑州：河南人民出版社，1975.

108. 范中林.范中林六经辨证医案[M].沈阳：辽宁科学技术出版社，1984.

109. 徐春为.针灸医案集要[M].北京：医药卫生出版社，1979.

110. 于书庄.于书庄针灸医集[M].北京：北京出版社，1992.

111. 彭静山.针灸秘验[M].沈阳：辽宁科学技术出版社，1985.

112. 周仲瑛.中医内科学[M].北京：中国中医药出版社，2008.

113. 邱茂良.针灸学[M].上海：上海科学技术出版社，1984.

114. 周楣声.针灸经典处方别裁[M].合肥：安徽科学技术出版社，1992.

115. 王富春.灸法医鉴[M].北京：科学技术文献出版社，2008.

116. 孙学全.针灸临证集验[M].济南：山东科学技术出版社，1980.

117. 鲁兆麟.二续名医类案[M].沈阳：辽宁出版社，1996

118. 杨将.腰痛辨证论治[M].北京：科学出版社，1998

119. 陈怀民.腰痛病证古代文献研究[D].北京：北京中医药大学，2013.

120. 王卜雄.针灸问答[M].上海：上海科学技术出版社，1990.

121. 方幼安，陈业孟.针灸有效病症[M].上海：上海翻译出版公司，1990.

122. 孙忠年.太乙神针[M].西安：陕西科学技术出版社，1992.

123. 孙震寰.针灸心悟[M].北京：学苑出版社，2003.

124. 贺普仁.针灸三通法临床应用[M].北京：科学技术文献出版社，2002.

125. 徐恒泽.名医针刺经验用典[M].北京：科学技术文献出版社，2005.

126. 田从豁.中国灸法集粹[M].沈阳：辽宁科学技术出版社，1987.

127. 日本传统医学协会.杉山真传流·针法十八手术[M].东京：日本传统医学协会，1999.

128. 肖永芝.日本江户以来的针灸名作：十六册[M].北京：中国中医药出版社，2019.

129. 宋文靖.酸痛革命[M].太原：山西科学技术出版社,2015

130. 孙树椿.骨伤名师二十三讲[M].北京：人民卫生出版社,2008.

131. 宋民宪,郭维加.新编国家中成药[M].北京：人民卫生出版社,2002.

132. 许利平.实用中成药手册[M].北京：中国中医药出版社,2010.

133. 张大宁.常用中成药[M].天津：天津人民出版社,1973.

134. 国家药典委员会.中华人民共和国药典(第一部)(2020年版)[M].北京：中国医药科技出版社,2020.

135. 傅景华.古代验方大全[M].北京：中医古籍出版社,1990.

136. 汤一新,王瑞祥.中国当代名中医秘验方临证备要[M].成都：四川科学技术出版社,1993.

137. 胡国臣.新编偏方秘方汇海[M].北京：中医古籍出版社,1991.

138. Sarah Cuschieri, Grant M. A. Wyper, Neville Calleja, et al. Measuring disability-adjusted life years (DALYs) due to low back pain in Malta[J]. Archives of Public Health, 2020, 78 (1).

139. Alonso-García Marcos, Sarría-Santamera Antonio. The economic and social burden of low back pain in Spain: A national assessment of the economic and social impact of low back pain in Spain[J]. Spine, 2020, 45(16).

140. Alva Staufert María Fernanda, Ferreira Giovanni E, Sharma Sweekriti, et al. A look into the challenges and complexities of managing low back pain in Mexico[J]. Global Public Health, 2020.

141. Yoshimoto Takahiko. The economic burden of lost productivity due to presenteeism caused by health conditions among workers in Japan [J]. Journal of Occupational and Environmental Medicine, 2020.

142. Zenya Ito, Motohide Shibayama, Shu Nakamura, et al. Postoperative outcomes after transsacral epiduroscopic laser decompression in Japanese patients: denervation therapy for discogenic low-back pain [J]. Photobiomodulation, Photomedicine, and Laser Surgery, 2020, 38(8).

143. Gilmore Christopher A, Patel Janus, Esebua Lasha-Giorgi, et al. A review of peripheral nerve stimulation techniques targeting the medial branches of the lumbar dorsal rami in the treatment of chronic low back pain[J]. Pain Medicine(Supplement_1): Supplement_1.

144. Peigen Xie, Feng Feng, Zihao Chen, et al. Percutaneous transforaminal full endoscopic decompression for the treatment of lumbar spinal stenosis [J]. BMC Musculoskeletal Disorders, 2020, 21(1).

145. Mishriky John, Stupans Ieva, Chan Vincent. The role of the pharmacist in low back pain management: a narrative review of practice guidelines on paracetamol vs non-steroidal anti-inflammatory drugs[J]. Pharmacy Practice, 2020, 18(3).

146. Long Brit, Gottlieb Michael. Non-steroidal anti-inflammatory drugs for acute low back pain [J]. Academic Emergency medicine: Official Journal of the Society for Academic Emergency Medicine, 2020.

147. Karamanakos Petros N, Manousakis Efstratios, Rozakis Dimitrios, et al. Intradiscal platelet-rich plasma for discogenic low back pain owing to a degenerated and previously discectomized L5-S1 disc. [J]. Pain Medicine (Malden, Mass.), 2020.

148. Paulo Sérgio Teixeira de Carvalho, Max Rogério Freitas Ramos, Alcy Caio da Silva Meireles, et al. Feasibility of using intraoperative neuromonitoring in the prophylaxis of dysesthesia in transforaminal endoscopic discectomies of the lumbar spine [J]. Brain Sciences, 2020, 10(8).

参考文献

149. Saracoglu Ismail, Arik Meltem Isintas, Afsar Emrah, et al. The effectiveness of pain neuroscience education combined with manual therapy and home exercise for chronic low back pain: A single-blind randomized controlled trial[J]. Physiotherapy Theory and Practice, 2020.

150. Enrique Sanchis-Sánchez a f, Enrique Lluch-Girbés a g, Pepe Guillart-Castells b, et al. Effectiveness of mechanical diagnosis and therapy in patients with non-specific chronic low back pain: a literature review with meta-analysis[J]. Brazilian Journal of Physical Therapy, 2020.

151. Marc Karlsson, Anna Bergenheim, Maria E. H. Larsson, et al. Effects of exercise therapy in patients with acute low back pain: a systematic review of systematic reviews[J]. Systematic Reviews, 2020, 9(1).

152. Berry Michael P, Lutz Jacqueline, Schuman Olivier Zev, et al. Brief Self-Compassion Training Alters Neural Responses to Evoked Pain for Chronic Low Back Pain: A Pilot Study[J]. Pain medicine (Malden, Mass.), 2020.

153. Hennessy Rebecca White, Rumble Deanna, Christian Mike, et al. A graded exposure, locomotion-enabled virtual reality app during walking and reaching for individuals with chronic low back pain: cohort gaming design[J]. JMIR Serious Games, 2020, 8(3).

154. Jacqueline Lutz, Michael P. Berry, Vitaly Napadow, et al. Neural activations during self-related processing in patients with chronic pain and effects of a brief self-compassion training-A pilot study[J]. Psychiatry Research: Neuroimaging, 2020, 304.

155. Zemková Erika, Kováčiková Zuzana, Zapletalová Ludmila. Is there a relationship between workload and occurrence of back pain and back injuries in athletes? [J]. Frontiers in physiology, 2020, 11.

156. Heath P. Gould, Robert D. Winkelman, Joseph E. Tanenbaum, et al. Epidemiology, treatment, and performance-based outcomes in american professional baseball players with symptomatic spondylolysis and isthmic spondylolisthesis[J]. The American Journal of Sports Medicine, 2020, 48(11).

157. Hong Jong-Hwan, Han Moon-Soo, Lee Seul-Kee, et al. Is the agricultural work a risk factor for koreans elderly spinal sagittal imbalance? [J]. Journal of Korean Neurosurgical Society, 2020.

158. Waongenngarm Pooriput, van der Beek Allard J, Akkarakittichoke Nipaporn, et al. Perceived musculoskeletal discomfort and its association with postural shifts during 4-h prolonged sitting in office workers[J]. Applied Ergonomics, 2020, 89.

159. Hironobu Kakihana, Hiroshige Jinnouchi, Akihiko Kitamura, et al. Overweight and hypertension in relation to chronic musculoskeletal pain among community-dwelling adults: the circulatory risk in communities study (CIRCS)[J]. Journal of Epidemiology, 2020.

160. Ulrike H. Mitchell, Patrick J. Owen, Timo Rantalainen, et al. Increased joint mobility is associated with impaired transversus abdominis contraction[J]. Journal of Strength and Conditioning Research, 2020.

161. Nico Sollmann, Sebastian Mönch, Isabelle Riederer, et al. Imaging of the degenerative spine using a sagittal T2-weighted DIXON turbo spin-echo sequence[J]. European Journal of Radiology, 2020, 131.

162. Dong-sik Chae, Thong Phi Nguyen, Sung-Jun Park, et al. Decentralized convolutional neural network for evaluating spinal deformity with spinopelvic parameters[J]. Computer Methods and Programs in Biomedicine, 2020, 197.

163. Maldaner Nicolai, Sosnova Marketa, Zeitlberger Anna M, et al. Evaluation of the 6-minute walking test as a smartphone app-based self-measurement of objective functional impairment in patients with lumbar degenerative disc disease[J]. Journal of Neurosurgery, 2020.

164. Sean Sadler, Martin Spink, Vivienne Chuter. Reliability of surface electromyography for the gluteus medius muscle during gait in people with and without chronic nonspecific low back pain[J]. Journal of Electromyography and Kinesiology, 2020, 54.

165. Anke Hofste, Remko Soer, Etto Salomons, et al. Intramuscular EMG versus surface EMG of lumbar multifidus and erector spinae in healthy participants[J]. Spine, 2020.

166. Osborne Natalie R, Cheng Joshua C, Rogachov Anton, et al. Abnormal subgenual anterior cingulate circuitry is unique to women but not men with chronic pain[J]. Pain, 2020.

167. Banimostafavi Elham Sadat, Fakhar Mahdi, Abediankenari Saeid, et al. Determining serum levels of IL-10 and IL-17 in patients with low back pain caused by lumbar disc degeneration[J]. Infectious Disorders Drug Targets, 2020.

168. B Ogunlade, O P Fidelis, S A Adelakun, et al. Grape seed extract inhibits nucleus pulposus cell apoptosis and attenuates annular puncture induced intervertebral disc degeneration in rabbit model[J]. Anatomy & cell biology, 2020.

参考文献